AMC KUNSTBOEK
AMC ART BOOK

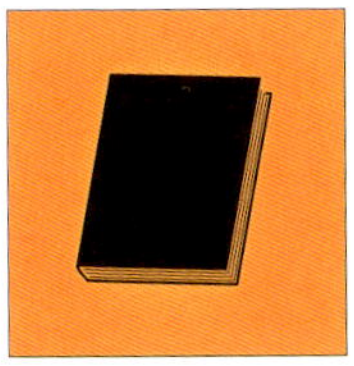

AMC KUNSTBOEK
AMC ART BOOK

Samenstelling en redactie
Compiled and edited by

Sabrina Kamstra
Simon Knepper
Johan Kortenray

Amsterdam University Press Salomé

Ernst & Young

Met gepaste bescheidenheid maar niet zonder trots presenteert Ernst & Young zich in dit bijzondere kunstboek. Bescheiden, omdat de kunstwerken in deze uitgave hun eigen verhaal vertellen. Niet zonder trots, omdat wij een bijdrage konden leveren aan de totstandkoming van dit boekwerk.

Ernst & Young voelt zich geestverwant van het AMC en in zeker opzicht ook van de betrokken kunstenaars. Wij ondersteunen graag mensen en instellingen bij het verwezenlijken van topprestaties. Prestaties waar talent, ambitie, durf en – in organisaties – ook vaak teamwork voor nodig zijn.

In dit boek zijn kunstwerken opgenomen van talentvolle kunstenaars die hun artistieke grenzen hebben opgezocht. Maar ook hun collectioneur, het AMC, verlegt als wetenschappelijke instelling voortdurend zijn grenzen.

Topprestaties verdienen steun. Dat geldt voor de beeldende kunst maar ook voor de gezondheidszorg. De medische sector staat in het brandpunt van de maatschappelijke en politieke aandacht. Om onze cliënten, waaronder het AMC, in dit complexe veld optimaal te ondersteunen, investeert onze sectorgroep Ernst & Young Health Sciences structureel in onderzoek en kennis. Wij wensen het AMC veel succes met het beheren van zijn bijzondere kunstcollectie en met dit nieuwe kunstboek, gepresenteerd tijdens de tiende Anatomische Les in het Concertgebouw op 6 november 2003.

Namens Ernst & Young,
mr.drs. F.A.L. van der Bruggen RA,
voorzitter kantoor Amsterdam
drs. J. Verhagen RA,
voorzitter bestuur sector Health Sciences

TABLE OF CONTENTS
INHOUDSOPGAVE

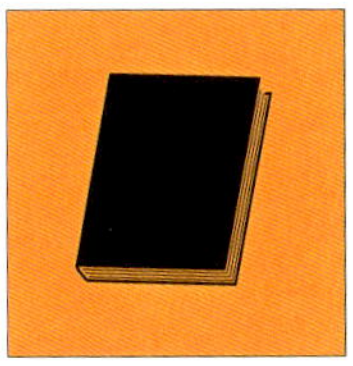

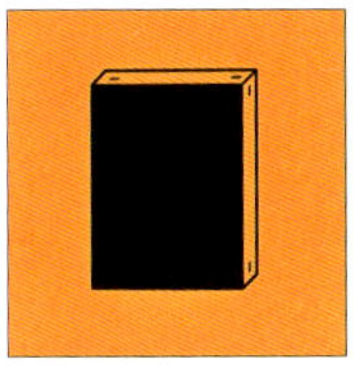

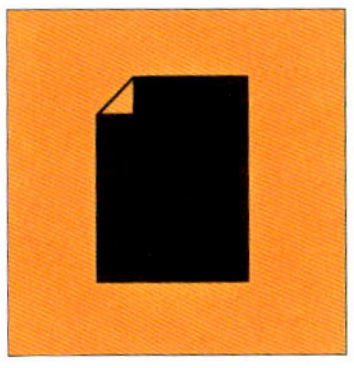

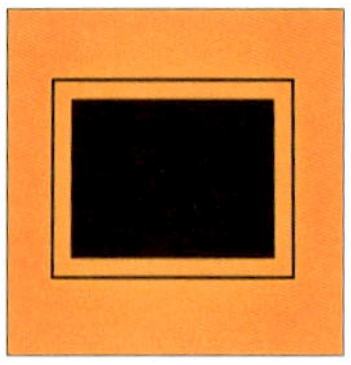

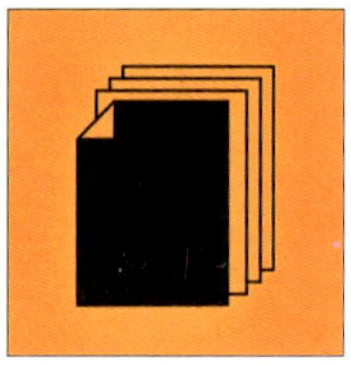

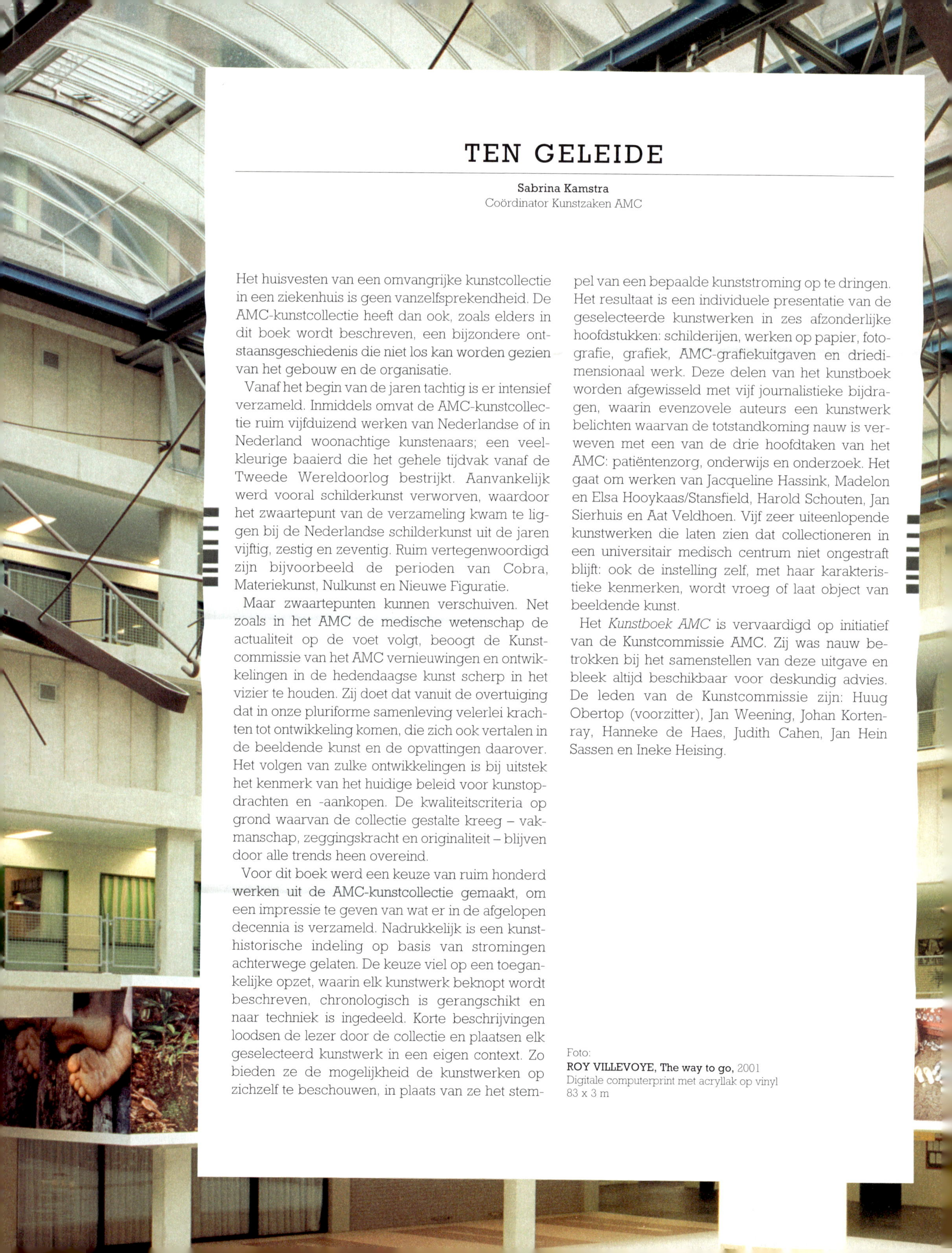

TEN GELEIDE

Sabrina Kamstra
Coördinator Kunstzaken AMC

Het huisvesten van een omvangrijke kunstcollectie in een ziekenhuis is geen vanzelfsprekendheid. De AMC-kunstcollectie heeft dan ook, zoals elders in dit boek wordt beschreven, een bijzondere ontstaansgeschiedenis die niet los kan worden gezien van het gebouw en de organisatie.

Vanaf het begin van de jaren tachtig is er intensief verzameld. Inmiddels omvat de AMC-kunstcollectie ruim vijfduizend werken van Nederlandse of in Nederland woonachtige kunstenaars; een veelkleurige baaierd die het gehele tijdvak vanaf de Tweede Wereldoorlog bestrijkt. Aanvankelijk werd vooral schilderkunst verworven, waardoor het zwaartepunt van de verzameling kwam te liggen bij de Nederlandse schilderkunst uit de jaren vijftig, zestig en zeventig. Ruim vertegenwoordigd zijn bijvoorbeeld de perioden van Cobra, Materiekunst, Nulkunst en Nieuwe Figuratie.

Maar zwaartepunten kunnen verschuiven. Net zoals in het AMC de medische wetenschap de actualiteit op de voet volgt, beoogt de Kunstcommissie van het AMC vernieuwingen en ontwikkelingen in de hedendaagse kunst scherp in het vizier te houden. Zij doet dat vanuit de overtuiging dat in onze pluriforme samenleving velerlei krachten tot ontwikkeling komen, die zich ook vertalen in de beeldende kunst en de opvattingen daarover. Het volgen van zulke ontwikkelingen is bij uitstek het kenmerk van het huidige beleid voor kunstopdrachten en -aankopen. De kwaliteitscriteria op grond waarvan de collectie gestalte kreeg – vakmanschap, zeggingskracht en originaliteit – blijven door alle trends heen overeind.

Voor dit boek werd een keuze van ruim honderd werken uit de AMC-kunstcollectie gemaakt, om een impressie te geven van wat er in de afgelopen decennia is verzameld. Nadrukkelijk is een kunsthistorische indeling op basis van stromingen achterwege gelaten. De keuze viel op een toegankelijke opzet, waarin elk kunstwerk beknopt wordt beschreven, chronologisch is gerangschikt en naar techniek is ingedeeld. Korte beschrijvingen loodsen de lezer door de collectie en plaatsen elk geselecteerd kunstwerk in een eigen context. Zo bieden ze de mogelijkheid de kunstwerken op zichzelf te beschouwen, in plaats van ze het stempel van een bepaalde kunststroming op te dringen. Het resultaat is een individuele presentatie van de geselecteerde kunstwerken in zes afzonderlijke hoofdstukken: schilderijen, werken op papier, fotografie, grafiek, AMC-grafiekuitgaven en driedimensionaal werk. Deze delen van het kunstboek worden afgewisseld met vijf journalistieke bijdragen, waarin evenzovele auteurs een kunstwerk belichten waarvan de totstandkoming nauw is verweven met een van de drie hoofdtaken van het AMC: patiëntenzorg, onderwijs en onderzoek. Het gaat om werken van Jacqueline Hassink, Madelon en Elsa Hooykaas/Stansfield, Harold Schouten, Jan Sierhuis en Aat Veldhoen. Vijf zeer uiteenlopende kunstwerken die laten zien dat collectioneren in een universitair medisch centrum niet ongestraft blijft: ook de instelling zelf, met haar karakteristieke kenmerken, wordt vroeg of laat object van beeldende kunst.

Het *Kunstboek AMC* is vervaardigd op initiatief van de Kunstcommissie AMC. Zij was nauw betrokken bij het samenstellen van deze uitgave en bleek altijd beschikbaar voor deskundig advies. De leden van de Kunstcommissie zijn: Huug Obertop (voorzitter), Jan Weening, Johan Kortenray, Hanneke de Haes, Judith Cahen, Jan Hein Sassen en Ineke Heising.

Foto:
ROY VILLEVOYE, The way to go, 2001
Digitale computerprint met acryllak op vinyl
83 x 3 m

FOREWORD

Sabrina Kamstra
Art Coordinator for the Academic Medical Center

Accommodating a large art collection in a hospital is no simple matter. So it's hardly surprising to learn that the Academic Medical Center's art collection has a remarkable history, described elsewhere in this book, which is part and parcel of the building and the organization of the hospital.

Intensive collecting began in the early 1980s. Over the years the AMC art collection has grown to comprise around five thousand works by Dutch artists or artists living in the Netherlands – a multicoloured whirligig illustrating the entire period from the Second World War onwards. Initially, the acquisitions were paintings and the focus of the collection came to lie on Dutch painting of the 1950s, 60s and 70s. Thus there is a generous selection of work representing such styles as CoBrA, Mixed-Media Art, Zero Art and New Figuration.

But emphases shift. Just as in the Academic Medical Center scientific research follows hot on recent developments, so the hospital's art committee keeps a sharp eye on developments and innovations in contemporary art. The committee is convinced that in a pluriform society like ours many different strengths may develop which are then reflected in the visual art of the period and in people's attitudes towards it. The present policy of the art committee is to follow such developments closely when commissioning and acquiring works. The collection is compiled according to certain criteria, namely, craftsmanship, expressiveness and originality, and these requirements are maintained though trends and fashions change.

A selection was made for this book of about one hundred works from the AMC art collection, providing a flavour of the kind of work that has been acquired over the past decades. The compilers of the book have deliberately rejected an art-historical systemization of the material, based on movements and streams in art. Instead, they decided to make the book accessible, providing a brief description of each work and placing it in a chronological context according to the technique it uses. The succinct descriptions steer the reader through the collection, offering a framework for each selected work. Thus they make it possible to consider each work of art in its own right, rather than rigidly confining the works to an artistic group or movement.

The result is a fresh and individualized presentation of the selected works of art, divided into six chapters: paintings, works on paper, photographs, graphic art, AMC publications of graphic art and three-dimensional art. The book's six chapters are interspersed with five contributions of a journalistic nature. The five writers each discuss the work of one particular artist. The artists were chosen because the work they created tied in closely with one of the three major tasks of the Academic Medical Center, these being care of patients, education, and research. The works of art discussed are by Jacqueline Hassink, Madelon and Elsa Hooykaas/Stansfield, Harold Schouten, Jan Sierhuis and Aat Veldhoen. Five highly divergent works of art that serve to illuminate how compiling an art collection in a university hospital cannot be done with impunity – even the institution itself, with its typical characteristics, sooner or later becomes the subject matter of visual art.

The Academic Medical Center Art Book is an initiative of the AMC Art Committee. The committee was closely involved in its compilation and was always on hand to offer expert advice. The members of the committee are: Huug Obertop (chairman), Jan Weening, Johan Kortenray, Hanneke de Haes, Judith Cahen, Jan Hein Sassen and Ineke Heising.

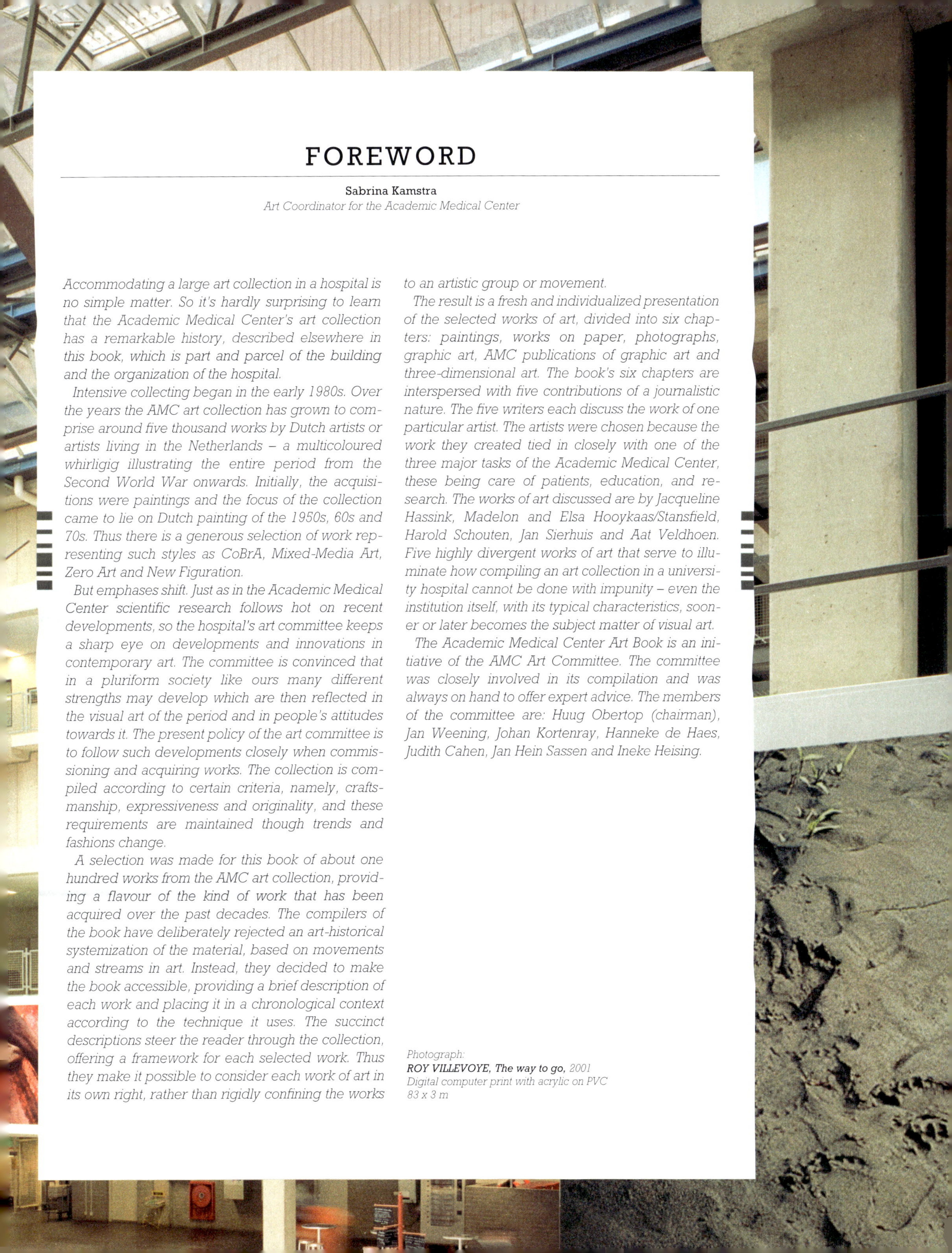

Photograph:
***ROY VILLEVOYE, The way to go,** 2001*
Digital computer print with acrylic on PVC
83 x 3 m

EEN GROTE DROOM IN EEN HARDE WERKELIJKHEID

Tineke Reijnders
Kunsthistorica en onafhankelijk kunstcriticus

Van een kinderlijke eenvoud is *Stella Maris*, de monumentale sculptuur in een van de lichthoven van het AMC. Op een flinke sokkel prijkt een fantasieboot, zo'n schuitje dat je opa vroeger uit papier voor je vouwde. Hier is het uitvergroot, waardoor het gewicht en betekenis krijgt.

Stella Maris of Noorderzon, zo heten veel boten. Ze zijn genoemd naar de heldere ster die op het noordelijk halfrond een vaste plek heeft aan de nachtelijke hemel en daardoor een oriëntatiepunt vormt voor zeevarenden. Sigurdur Gudmundsson, die zijn Stella Maris in 1981 maakte, komt uit IJsland. Het verlangen om de wereld te leren kennen staat daar van oudsher, net als in Nederland, gelijk aan het denken aan de zee. Zelden zal de existentiële zoektocht naar onze bestemming, de droom van de juiste koers, zo lichtvoetig verbeeld zijn als hier, op de stille, lichtovergoten binnenplaats van het Academisch Medisch Centrum.

In een andere hoek van het gebouw doet de zee veel directer van zich spreken. Niet de droom om het water te bedwingen, maar het griezelige genot van het onderzeese springt hier in het oog. Elspeth Diederix heeft de hoge hal van de polikliniek met een betoverende reeks foto's getransformeerd tot een zone van exotische dagdromen. Een overvloed aan groenblauwe tonen wordt door het invallende licht in zachte schittering gebracht. De waterlelies van Monet schieten door je gedachten, maar door de geperfectioneerde techniek wekken de foto's vooral een koele en esthetische indruk, zonder daarbij de fysieke associaties prijs te geven. In gedachten glijd je door het water, dat je lichaam omspoelt, optilt en in opwinding brengt.

Maar water is ook bedreigend. Als je niet actief tegensputtert, kan het je verzwelgen. De foto's geven uitdrukking aan zulke tijdloze gevoelens en illustreren tegelijk het westerse levensgevoel aan het begin van de eenentwintigste eeuw, dat onbelemmerd reizen en diepzeeduiken tot de normale levensstijl rekent.

Twintig jaar ligt er tussen het werk van de gerenommeerde Gudmundsson en dat van de jonge, veelbelovende Diederix. Beide werken vormen pronkjuwelen in de kunstcollectie van het AMC. Ze zijn gemaakt voor een bepaalde plek en tekenen het overwegend hoge niveau van de verzameling, die net als het gebouw immens van omvang is. Locatiegebonden werk is prominent aanwezig, maar verreweg het grootste gedeelte bestaat uit schilderijen, tekeningen en grafiek. Met name deze werken 'voor aan de wand' zijn van een ongelooflijke diversiteit en ze vormen daarmee een mooie dwarsdoorsnede van de naoorlogse Nederlandse beeldende kunst.

Die toespitsing op het werk van Nederlandse kunstenaars betekent niet dat we te maken hebben met een provincialistische collectie. Dat de verzameling van zo'n verrassende allure is, komt door het beweeglijke culturele klimaat. Dankzij een grote artistieke vrijheid en een van overheidswege stimulerende kunstomgeving hebben Nederlandse kunstenaars regelmatig deel uitgemaakt van internationale bewegingen. Velen van hen woonden langere tijd in het buitenland. Omgekeerd oefent vooral Amsterdam sinds de jaren zeventig grote aantrekkingskracht uit op buitenlandse kunstenaars, zoals Gudmundsson, Nikolaus Urban, Ulay en Fiona Tan.

Democratiserende werking

Het AMC is een openbaar gebouw, een overdekte stad haast, waarvan alleen al het aantal medewerkers de zesduizend overstijgt. Omdat zowel de twee centrale pleinen als de vele permanent toegankelijke gangen zicht bieden op tal van mooie stukken, kan de bezoeker zich in dit medisch centrum een goed beeld vormen van de Nederlandse beeldende kunst van na de Tweede Wereldoorlog. Dat is vooral zo bijzonder omdat de grote Nederlandse musea zich concentreren op internationale kunst. Daardoor ontbreekt op plaatsen waar je dat eigenlijk zou verwachten een beeld van de kunsthistorische ontwikkelingen in eigen land. In het AMC zijn zo goed als alle naoorlogse tijdvakken vertegenwoordigd, met hun eigen stromingen en hoofdrolspelers. Het publiek heeft er de unieke mogelijkheid om langs uiteenlopende perioden en opvattingen te dwalen. In kort bestek kun je hier de meest actuele kunst bewonderen, maar ook zien of terugzien wat langer geleden is gemaakt.

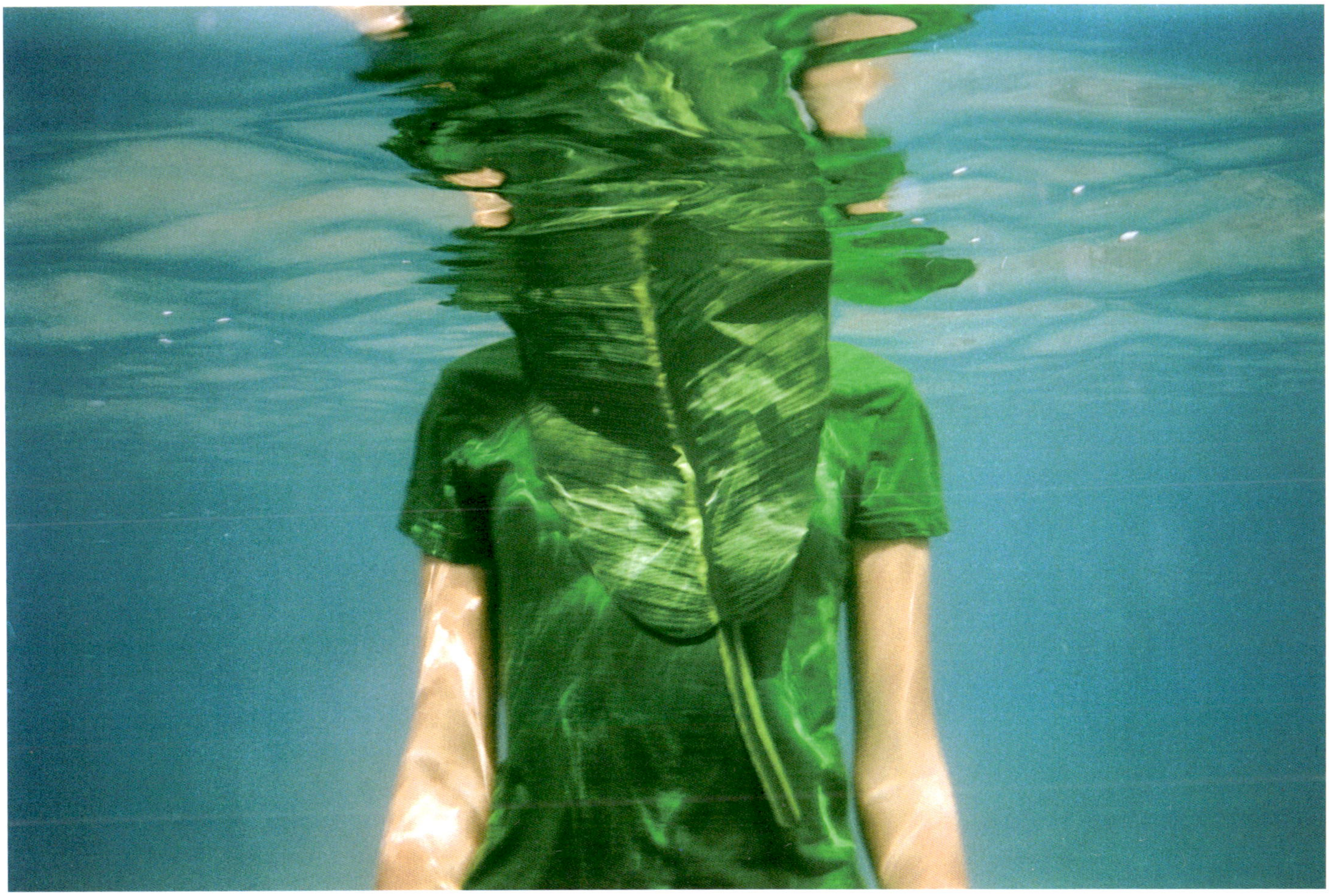

ELSPETH DIEDERIX

Zonder Titel
Untitled
2000

Uit negenluik, foto geplakt op MDF-plaat
From a series of nine, photograph pasted onto MDF board
150 x 225 cm

Zo is het spannend om de zonnige, lyrisch-abstracte litho van de Nederlandse Fransman Bram van Velde te vergelijken met de kleurrijke, postmoderne sculptuur van Peer Veneman bij de medische faculteit. Of de geabstraheerde landschappen van de Fries Gerrit Benner te verbinden met de keramische sculpturen van de Zeeuw David Vandekop. Wat levert het op als je het illusionistische spel in de schilderijen van Suzan Drummen relateert aan de foto's van Désirée Palmen, de verontrustende, kwetsbare mens in de tekeningen van Co Westerik in verband brengt met de sculpturen van Henk Visch, Dibbets' camera-oog afzet tegen dat van Gerco de Ruijter, of Marc Mulders' bedwelmend vitalistische bloemen van olieverf tegen een abstract-expressionistisch schilderij van Karel Appel?

Toch is hier geen sprake van een kunsthistorische studiecollectie – het AMC wil geen tegenhanger zijn van de Londense Tate Britain. Het is een medisch bedrijf, gehuisvest in een gebouw dat zijn kwaliteit ontleent aan de bijzondere omstandigheid dat het rijk van kunst voorzien is. Wie daar oog voor heeft, wie zich op de kunstwerken concentreert, raakt ongemerkt los van het dagelijkse werk of de bezorgdheid om ziekte en laat zich meeslepen op de vleugels van de verbeeldingskracht. Onloochenbaar is daarbij de democratiserende werking van de verzameling: student en specialist, patiënt en dokter, behandelde en behandelaar, bezoeker en winkelbediende – in het AMC maken ze allemaal deel uit van het kunstpubliek.

Mooie prijsjes

Iedere openbare kunstcollectie heeft haar eigen geschiedenis en ook de AMC-verzameling is niet uit de lucht komen vallen. Zoals dat bij grotere collecties vaak het geval is, ligt er een ambitie aan ten grondslag die teruggevoerd kan worden op één gedreven persoon: in dit geval de chirurg prof.dr. W.H. (Pim) Brummelkamp. Deze kunstverzamelaar had de goede gewoonte de plekken waar hij werkte op te luisteren met kunstwerken uit zijn eigen collectie. In de aanloop tot het nieuw te verrijzen AMC moet Brummelkamp zich hebben gerealiseerd, dat de eindeloze grijze vierkante meters wand en vloer zouden smeken om een identificerende, humanistische, kleurrijke en verbeeldingskrachtige articulering.

Nu circuleerden er al enkele honderden werken in de ziekenhuizen die samen het AMC zouden gaan vormen: het Wilhelmina Gasthuis en het Binnengasthuis. Het ging om schilderijen, prenten en tekeningen die door wisselende groepjes geïnteresseerden waren geleend uit het grote bestand van Beeldende Kunst Beheer, het Amsterdamse depot van de Beeldende Kunst Regeling (BKR). Deze werken gingen de ruggengraat van de AMC-collectie uitmaken, samen met bruiklenen uit de privé-collecties van Brummelkamp, hoogleraar Orthopedie René Marti en anderen. Maar er moest nog veel meer komen. Het idee was de collectie sterk uit te breiden en toe te spitsen op een aantal onderscheiden stromingen. Bij de inrichting van het nieuwe gebouw zouden stijlverwante kunstwerken dan bij elkaar komen te hangen.

Die inrichting werd met geestdrift ter hand genomen door Cor Couveld, van origine stoffeerder, wiens passie voor kunst hem de ideale kompaan van Brummelkamp maakte. De gedistingeerde professor en de rondborstige Amsterdammer ontwikkelden het gebruik gezamenlijk de kunsthandel te frequenteren en mooie prijsjes voor het AMC te bedingen. Uitgangspunt bij hun aankopen was een *masterplan* met wenslijstjes, gekoppeld aan vijftien onderscheiden stilistische categorieën. Waar anderen zich allang hadden neergelegd bij de vaststelling dat een overzicht zoals beoogd nooit te financieren zou zijn, wist rascollectioneur Brummelkamp doeltreffend gebruik te maken van twee bestaande rijksregelingen: de percentage-regeling en – opnieuw – de BKR. Die laatste regeling stelde kunstenaars destijds in staat hun werk, na beoordeling door een selectiecommissie, aan de overheid te verkopen. De koopsom werd omgerekend in een weekgeld: hoe duurder het werk, hoe langer de gesalarieerde periode. Uitvoering van de regeling alsook de selectie behoorden tot de verantwoordelijkheid van de gemeente, en daar bleef ook de ene helft van de aangeschafte werken. De andere helft ging naar het rijk, dat de regeling financierde.

Omdat Amsterdam altijd heel veel kunstenaars heeft geherbergd, en niet de minsten, was het aantal door de overheid verworven werken juist in de hoofdstad uitzonderlijk groot. Allengs zelfs zo onbeheersbaar groot dat de regeling uit haar voegen barstte: in 1983 werd de BKR met al haar gemeentelijke uitlopers afgeschaft. Een buitenkans voor het AMC, want de beheerder van het Amsterdamse BKB-depot had wel oren naar het verzoek van Couveld en Brummelkamp om een deel van de kunstverzameling in langdurig bruikleen te geven.

Een tweede gouden kans om de AMC-collectie te vergroten, bood de uit 1952 daterende percentageregeling, ook al was deze allerminst bedoeld voor het kopen van verplaatsbare werken voor aan de wand. De percentageregeling behelsde de verplichting om de bouwsom van een nieuw gebouw met openbare bestemming voor een klein gedeelte (bij scholen 2%, bij een ziekenhuis 1%) aan kunst te besteden. Het ideaal was de kunstenaar(s) in samenspraak met de architect een samenhangend plan te laten ontwikkelen, zodat de kunst integraal deel uit zou maken van de architectuur of van de directe omgeving.

Dat de bouwers van het AMC er destijds niet helemaal in slaagden de kunst vroegtijdig in de architectuur te integreren, kwam niettemin wonderwel uit. Allereerst omdat verschillende belangrijke beeldhouwwerken wel degelijk een passende plek kregen. Zo is de buitensculptuur van David Vandekop uit de percentageregeling voortgekomen, net als het buitelende, in de ruimte gespannen staal van Auke de Vries. Ook de abstracte vormenparen van ijzer op het centrale plein (Carel Visser) en de sculpturen in de lichthoven zijn kinderen van de regeling. Maar daarnaast slaagde de Kunstcommissie erin bij wijze van uitzondering nog eens een fors bedrag te mogen bestemmen voor 'losse' kunstwerken, ten behoeve van de kilometers lange muren. Het maakte de professor tot een geziene bezoeker van de Amsterdamse kunsthandel.

Mede met adviezen van de toenmalige Stichting Kunst en Bedrijf werden zo tal van hiaten gedicht in het masterplan, dat niets meer of minder behelsde dan een overzicht van de Nederlandse beeldende kunst vanaf de tweede helft van de twintigste eeuw. Zonder de beide overheidsregelingen hadden er bijvoorbeeld nooit zoveel schilderijen en prenten van vroegere Cobraleden kunnen worden aangeschaft. Het spontane expressionisme van schilders als Appel, Constant, Corneille, Rooskens en Wolvecamp, aanvankelijk verguisd, genoot inmiddels groot prestige bij een breed publiek – een prestige waarin ook de collectie in veler ogen ging delen.

Maar ook in de categorie 'Nieuwe Wilden' is veel aangekocht. Begin jaren tachtig leefde er onder jongere kunstenaars een groot enthousiasme om te schilderen. Van de spontaan geschilderde figuratie was niet zozeer de werkelijkheid het motief, als wel een droombeeld, een idee, een hersenspinsel. In een tekening vol ritmische vibratie van René Daniëls laten twee door een as verbonden wielen zich 'lezen' als grammofoonplaten, een van Daniëls' favoriete thema's. Ook de speelse Rode Ridder van Maarten van der Ploeg refereert aan jongensromantiek.

Vindingrijkheid

Als éénprocentsaankoop kreeg Stella Maris zijn plaats in 1982, ten tijde van de nieuwbouw. De zes lichthoven in het AMC vormen voor zulke beelden een ideale omgeving. In de bedrijvige ziekenhuiswereld bieden ze onverwachte rust en aanleiding tot fantasie en reflectie. Het is alsof de architecten Duintjer, Istha, Kramer en Van Willegen onbewust toch rekening hebben gehouden met de inbreng van kunst.

Een van de andere AMC-lichthoven bevat een kleine beeldentuin. Hier staan werken van Hildo Krop en tijdgenoten, sculpturen die vroeger het Wilhelmina Gasthuis en het Binnengasthuis sierden. Ze vormen een mooie stilistische link met de binnenstad, waar diezelfde Krop onder meer een aantal bruggen van beelden en ornamenten heeft voorzien. Het idee om de beelden zo bij elkaar te plaatsen komt van Eugène Terwindt. Deze kunstenaar, die als rijksadviseur het plan voor de binnenhoven bedacht, heeft altijd op de bres gestaan voor een optimaal verbond tussen beeldende kunst en architectuur. Zijn werkwijze heeft vaak iets landschappelijks: indertijd noemde men deze aanpak, die als *Arnhemse School* in de kunstgeschiedenis is bijgezet, wel 'omgevingsvormgeving'. Met de wijze waarop Terwindt zijn ideeën hier heeft toegepast, binnen een bestek van tien bij twintig meter, brengt hij een hommage aan zijn achtenswaardige voorgangers uit de eerste helft van de twintigste eeuw.

De droom van een uitvoerig Nederlands overzicht, dat meer dan 5000 werken zou gaan omvatten, was gebaat bij een ruimtelijke afbakening op basis van stilistisch onderscheid. Zo werd de Nulkunst (Schoonhoven, Peeters, Henderikse) verre gehouden van de Pop Art, vertegenwoordigd door onder meer Gustave Asselbergs en Woody van Amen. De Nieuwe Figuratie (Lucassen, Raveel, Elias) typeert een heel andere AMC-etage en medische afdeling dan het realisme (Erfmann, Veldhoen, Bierenbroodspot), de geometrisch abstracte kunst (Domela, Van den Berg, Loeber) of de Nieuwe Wilden (Daniëls, Ploeg, Klashorst). In het ruim bemeten stelsel van straten, pleinen en loopbruggen zijn zulke clusters bijzonder doeltreffend.

Voor het uitwerken van deze benadering werd in 1984 voor het eerst een deskundige aangetrokken: kunsthistorica Elmyra van Dooren verschafte de verschillende tendensen een fundament in haar uitvoerige inleiding voor het boek 'AMC Collectie. Vijftien stromingen in de Nederlandse schilderkunst na 1945'. Daarmee was het expansieve tijd-

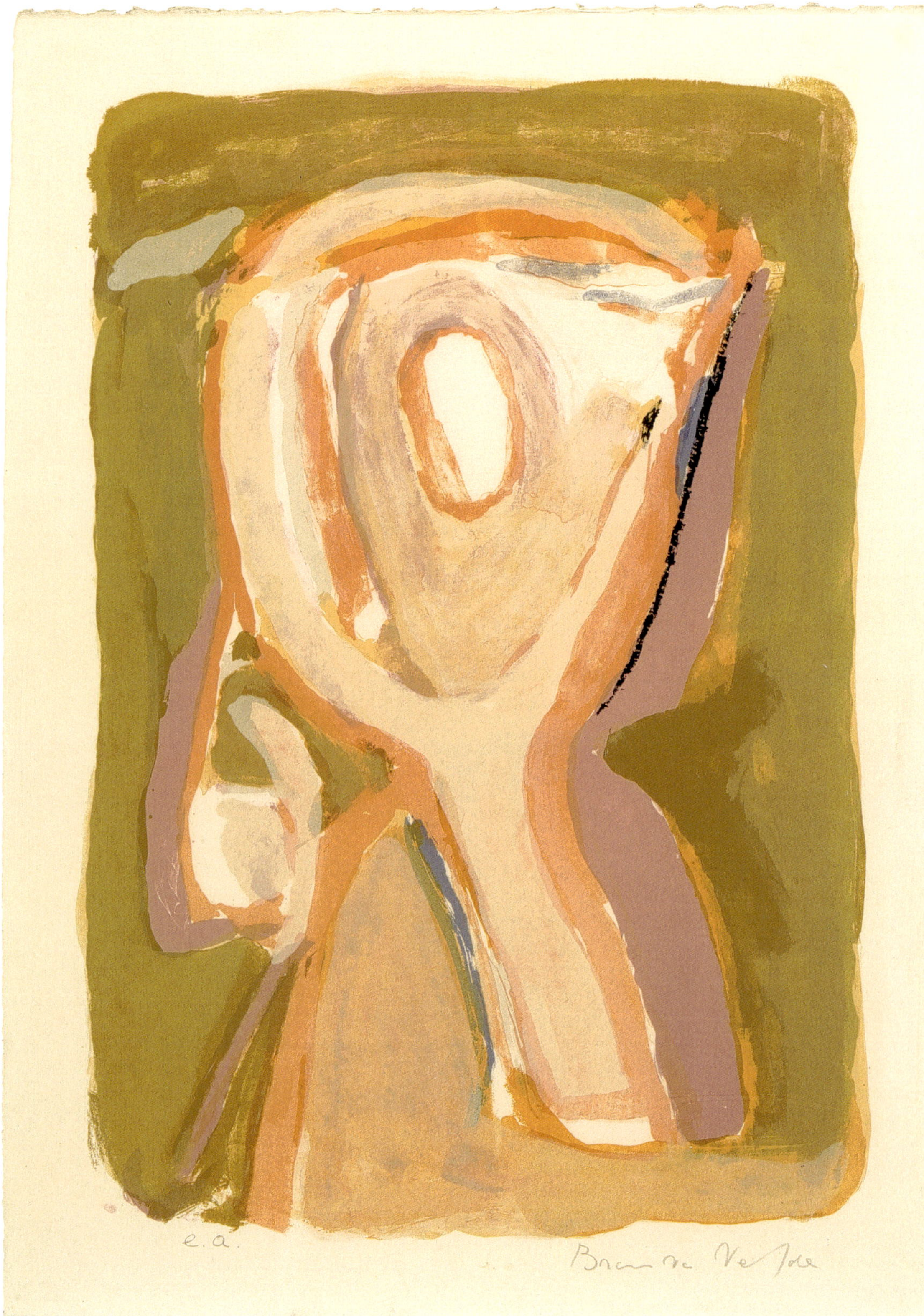

BRAM VAN VELDE

Zonder titel
Untitled
Ongedateerd, *Undated*

Litho e.a.
Lithograph e.a.
66 x 48 cm

perk Brummelkamp passend geboekstaafd. Maar toen de uitgave in 1989 verscheen, sloot het denken in stromingen nauwelijks meer aan bij de actualiteit. Groepstentoonstellingen in het Amsterdamse Stedelijk Museum heetten niet meer Fundamentele Schilderkunst, maar *Horn of Plenty* en *Energieën*. Het eigen standpunt, het individuele oeuvre, sprak inmiddels meer tot de verbeelding dan de inbedding in de tijdgeest, en de middelen waarvan een kunstenaar zich bediende werden vóór alles gezien als uitdrukkingsvorm van persoonlijke ideeën. Daarbij bleef het schilderen weliswaar een van de mooiste vormen van kunst, maar de discipline werd in toenemende mate aangevuld door video, installaties, film en fotografie.

Voor de openbare ruimten van een medische instelling zijn bewegende beelden echter te weinig terughoudend. Uitbreiding van de AMC-collectie is begin jaren negentig dan ook vooral gezocht in de grafiek en de schilderkunst. Afgezien van de incidentele schenkingen ging het vaak om werk dat eerder te zien was geweest in de eigen wissel-tentoonstellingsruimte. Een vaste afspraak met de veelal jonge kunstenaars die daar exposeren is dat er 'iets' van ze wordt aangekocht. Maar de grote bronnen waren inmiddels uitgeput, zodat er een steeds groter beroep werd gedaan op de vindingrijkheid van de collectioneurs.

Beproefde methode

Na het emeritaat van Pim Brummelkamp in 1992 nam prof.dr. Tom Voûte, zelf een gedreven verzamelaar, de zorg voor de collectie over. Als voorzitter van de Kunstcommissie die de aankopen secondeert, vatte deze vooraanstaande kinderarts – wiens Emma Kinderziekenhuis inclusief de kunstcollectie in 1988 in het AMC was opgenomen – zijn artistieke verantwoordelijkheid niet lichtvaardig op. Voûte zou enkele belangrijke stukken aan de verzameling toevoegen, zoals het opvallende schilderij met het speelse ezeltje van Fons Haagmans, en droeg bovenal bij aan een professioneel beheer.

Nog met de warme instemming van Pim Brummelkamp werd in het AMC de kunsthistorica Marisa Melchers aangesteld tot kunstcoördinator. Bij bedrijfscollecties was zo'n conservator al veel langer in zwang, maar in de medische wereld hadden tot dan toe de commissies geregeerd. Ook de nieuw aangetreden coördinator zag zich echter geconfronteerd met het slepende geldprobleem. Nu was de uitgifte van een grafiekmap in het verleden zeer profijtelijk gebleken voor het bekostigen van het collectieboek. Door toedoen van Voûte en Melchers werd het uitgeven van grafiek in opdracht een beproefde methode om het schrale kunstbudget – voor conservering en aankopen krijgt de Kunstcommissie jaarlijks enkele tienduizenden euro's – aan te vullen. Zo zette het duo het jubileum van 325 jaar academische geneeskunde in Amsterdam, dat het AMC in 1994 groots vierde, luister bij met de uitgifte van vier fraai verzorgde grafiekcassettes.

Het was Sabrina Kamstra die Marisa Melchers in 1998 opvolgde. Met een naar omstandigheden redelijk gevulde kas kon deze kunsthistorica, onder het toeziend oog van de Kunstcommissie, haar expertise gebruiken om de collectie een nieuwe impuls te geven.

Onmiddellijk zichtbaar is Kamstra's invloed in de gangen rond de centrale pleinen, die sprankelende voorbeelden bieden van de bloei waarin de hedendaagse kunst verkeert. Vooral op het gebied van de fotografie zijn de afgelopen jaren uiteenlopende aankopen gedaan. Sommige jonge kunstenaars passen in de eerbiedwaardige traditie van de fotografie, omdat de camera hun specifieke waarneming volgt – niet *à l'improviste*, maar dikwijls in reeksen waaraan een concept ten grondslag ligt. Jacqueline Hassink, Marnix Goossens, Wout Berger, Germaine Kruip en Gerco de Ruijter zijn zulke fotografen. Anderen benutten de fotografie omdat ze er een idee of een vluchtig project mee weer kunnen geven. Er gaat dan altijd een setting, een gebeurtenis, een enscenering aan vooraf. Op die manier werken onder meer Job Koelewijn, Fiona Tan, Désirée Palmen en Lin de Mol. Vast staat dat fotografie in onze tijd een geliefd medium is. De zakelijke precisie van de techniek laat elementen toe die in andere media gaandeweg verbleekt waren, zoals pure schoonheid, aandacht voor de ander, kinderlijke verwondering, de zoektocht naar levensruimte.

Een beperkt budget verhoogt de noodzaak om werken van talentvolle kunstenaars tijdig aan te kopen, dat wil zeggen: tussen het moment waarop ze hun potentie bewijzen en het moment waarop de prijzen stijgen. Voor foto's van de wereldberoemde Rineke Dijkstra was het bij Kamstra's aantreden jammer genoeg te laat. Zo weerspiegelt ook de AMC-collectie op elk moment haar wordingsgeschiedenis en de veranderende tijdsgeest.

Borrel

Wat opvalt aan de recente aanwas van de collectie is het grote aantal vrouwelijke kunstenaars, een fenomeen dat parallel loopt aan de internationale ontwikkeling van de kunst. Eerder oversteeg het vrouwelijke aandeel in de collectie nauwelijks het aantal vingers op één hand. Van de eigenzinnige expressioniste Frieda Hunziker bezat het AMC alleen een mooi stadspanorama en van Lou Loeber een geometrisch abstract rotsgezicht, en dan waren er nog de subtiele abstracte werken van Nono Reinhold en van Karin Carpay.

Maar vrouwen die zich op de traditioneel door mannen beheerste terreinen waagden, werden destijds bepaald niet aangemoedigd. Dat bleek op de universiteit en het bleek evenzeer in de kunst. Eind jaren zeventig, begin jaren tachtig kwamen de vrouwelijke kunstenaars, ook in Nederland, tegen die situatie in het geweer. Om de achterstand in te lopen werden tentoonstellingen georganiseerd en tijdschriften opgericht, juist in de periode dat in het AMC de ambitie ontstond om een overzicht van de naoorlogse beeldende kunst te maken. Dat vrouwelijke kunstenaars daar vrijwel buiten werden gelaten, betekende het inbouwen van een leemte. Rond het AMC-collectioneren hing ontegenzeglijk een geur van mannencultuur, daarvan getuigt ook de vrolijke nadruk die Brummelkamp en Couveld in interviews steevast legden op de 'borrel' (het glaasje jenever) waarmee hun aankopen werden bezegeld.

In de loop van de jaren tachtig zouden vrouwelijke kunstenaars veel gemakkelijker het onthaal krijgen dat ze verdienden, sommigen met terugwerkende kracht. Het was de periode waarin standaardwerken werden herschreven en waarin het kunstonderwijs steeds meer zelfbewuste kunstenaressen ging afleveren. Hun frisse, soms half spottende, soms oprecht feminiene taal en hun anderzijds vaak stoere concepten staan garant voor een zeer oorspronkelijke bijdrage aan de kunst. Tentoonstellingen zonder die inbreng doen sindsdien vanzelf een beetje ouderwets aan. Geen wonder dat sommige oudere delen van de AMC-collectie door de nieuwe aankopen een enigszins belegen uitstraling krijgen. Maar zeker niet álle delen. Echt grote kunstwerken bieden immers altijd nieuwe gezichtspunten. Hun betekenis fluctueert naar gelang de toeschouwer en diens relatie tot de tijd en de kunst van die tijd.

Gekke bekken

Sabrina Kamstra is niet alleen betrokken bij het verwerven van losse kunstwerken, ze initieert ook projecten in opdracht. Tot de fijne kneepjes van haar professie behoort het op elkaar afstemmen van beoogde kunstenaars en betrokken AMC-afdelingen. De ruimtelijke suspense van de foto-installatie van Elspeth Diederix vormt een hedendaagse tegenhanger van Auke de Vries' over het plein gespannen metaal van twintig jaar eerder. Een werk van dit formaat is tegenwoordig alleen nog te verwezenlijken met een fikse dosis financiële creativiteit en hulp van derden. Bij de herinrichting van de polikliniek heeft het Amsterdamse Fonds voor de Kunst (AFK) de opdracht aan Diederix voor zijn rekening genomen. Het potje dat ter gelegenheid van het afscheid van professor Voûte was bijeengebracht, kon worden besteed aan het realiseren van Harold Schoutens *Teleted* voor de kinderpolikliniek.

Jacqueline Hassink verwierf internationale aandacht met haar fotoreeksen van prestigieuze bedrijfsruimten. Voor de nieuwe inrichting van het in het AMC gevestigde Nederlands Centrum voor Beroepsziekten maakte zij in 2002 een imponerende serie foto's van bedrijfsinterieurs. Haarscherp heeft Hassink de majesteitelijke werkvloeren vereeuwigd, als een panoramisch vergezicht. Ook bij de verbouwing van de afdeling Spoedeisende Hulp is met AFK-steun een budget voor een opdracht gecreëerd. In dit geval werd de Amsterdammer Jan van der Ploeg om een bijdrage gevraagd, een schilder die op verbluffende wijze een paar simpele vormen van kleur in een onderling gespannen relatie weet te brengen.

Maar ook de emoties die in het AMC vaak onzichtbaar de dagelijkse gang van zaken bepalen, kunnen voor nieuwe kunstaanwas zorgen. Zo schonk de internationaal gerespecteerde schilderes Marlene Dumas een serie tekeningen uit eigen bezit aan Voûtes afdeling Kinderoncologie. Het idee dat haar werk iets zou betekenen voor de erg zieke patiëntjes maakte haar verlegen, liet Dumas weten. 'Wie ben ik dat ik iets voor ze zou kunnen doen?' Ze selecteerde een aantal 'gekke bekken' voor de kinderen, die immers houden van het trekken van rare grimassen, en voor hun ouders twee serieuzere portretten. Ook het schilderij *Pioenrozen* van Marc Mulders is zo'n dankbaar in ontvangst genomen schenking.

Visueel geschenk

Je kunt je afvragen of kunst in een omgeving waar ziekte en bezorgdheid voor bezoekers en patiënten de toon zetten, aan bepaalde criteria moet voldoen. Al te provocerende of deprimerende werken zijn wellicht minder geschikt, maar doorslaggevend mag toch de onmiskenbaar hoge standaard zijn. Die hoge standaard bezorgt iedere voorbijganger een visueel geschenk dat het leven kostbaarder maakt.

Wie de superieure kwaliteit van de meeste AMC-kunst in ogenschouw neemt, krijgt niet de indruk dat er bangelijk en omzichtig verzameld is. Integendeel, het lidmaatschap van de Nederlandse Museum Vereniging accentueert de museale aspiraties. Toch raakt de bezoeker in deze medische omgeving gemakkelijk gefocust op de fysieke gedaante van de mens. En op werken die refereren aan zijn kwetsbare positie: welke plek hebben we op aarde, wat is onze richting, welke ontplooiingsmogelijkheden benutten we, hoe gaan we om met onze obsessies, hoe zetten we onze zorgen van ons af?

Een kunstenaar als Teun Hocks etaleert zijn angsten met inventieve humor, Désirée Palmen door zich voor anderen onzichtbaar te maken. De litho New Babylon uit 1963 van Constant schetst een utopische nieuwe wereld, een leven vol verbeeldingskracht voor een mens bevrijd van de noodzaak tot werken. Soms vertelt een uiterlijke vorm pas in tweede instantie iets over pogingen om in onze maatschappij richting te vinden. Stanley Brouwn beschreef het verschil tussen zijn eigen schrede en de gestandaardiseerde meter op systeemkaartjes. Twee van Brouwns vier kaartenbakken bevatten kaartjes met hetzij de aanduiding van de onderverdeelde meter, hetzij die van 'zijn' meter, een stap van 991 millimeter lang. De overige twee bakken bevatten dezelfde vergelijking in omgekeerde volgorde. Dit conceptuele werk dateert uit 1977. Job Koelewijn demonstreert in zijn foto *Balancing Act* uit 1999 de overmoed en handigheid die vereist zijn om je in de *big city* staande te houden.

Een van de meest subtiele vormen van existentiële preoccupaties en van mijmeringen over het leven in de 'global village' werd in 2001 gecreëerd door Roy Villevoye. Het is tevens een van de grootste artistieke bijdragen aan de collectie van de laatste tien jaar. Villevoye maakte een fotografische 'fries' voor het tweede centrale plein, waar het personeelsrestaurant op uitkomt. Deze bestaat uit een aaneengesloten reeks uitvergrotingen van voeten. Voeten van mensen in verschillende werelddelen, van verschillende rassen en van verschillende bevolkingslagen. Ze zijn in rust of stappen ergens heen, we zien net voldoende van de omgeving om ons een beetje een voorstelling van hun leven te kunnen maken. De voeten van de Papoea's bevinden zich in hun paalwoning, ze dragen de tekens van een ongeschoeid leven in de natuur. Andere voeten laten zich associëren met heilige grond in India, weer andere reppen zich voort over een zebrapad.

Wie bedenkt dat de wanden van de ziekenhuizen eertijds versierd waren met portretten van beroemde medici, realiseert zich dat een portrettengalerij van deze 'onderdanen' haast subversief is in haar verbroederende kracht. De context van een zorginstelling die geen onderscheid maakt tussen soorten mensen, noch qua kleur, noch qua ouderdom of financiële draagkracht, geeft deze fotoreeks een toegevoegde waarde.

'Museaal' is vaak de kwalificatie die valt als de collectie van het AMC ter sprake komt. En het is waar dat de collectie met kop en schouders uitsteekt boven vergelijkbare verzamelingen. Het is waar dat een flink deel van het bezit een plaats zou verdienen in een museum voor hedendaagse kunst. Maar het zijn vooral de plaatsgerelateerde werken in de AMC-collectie die van ongeëvenaarde kwaliteit zijn. En dat komt omdat ze onvervreemdbaar horen bij die stad die een universitair medisch centrum is, de stad waarvan de straten rijkelijk voorzien zijn van kunstwerken – de stad bestemd voor de harde werkelijkheid, maar tevens vervuld van een grote droom.

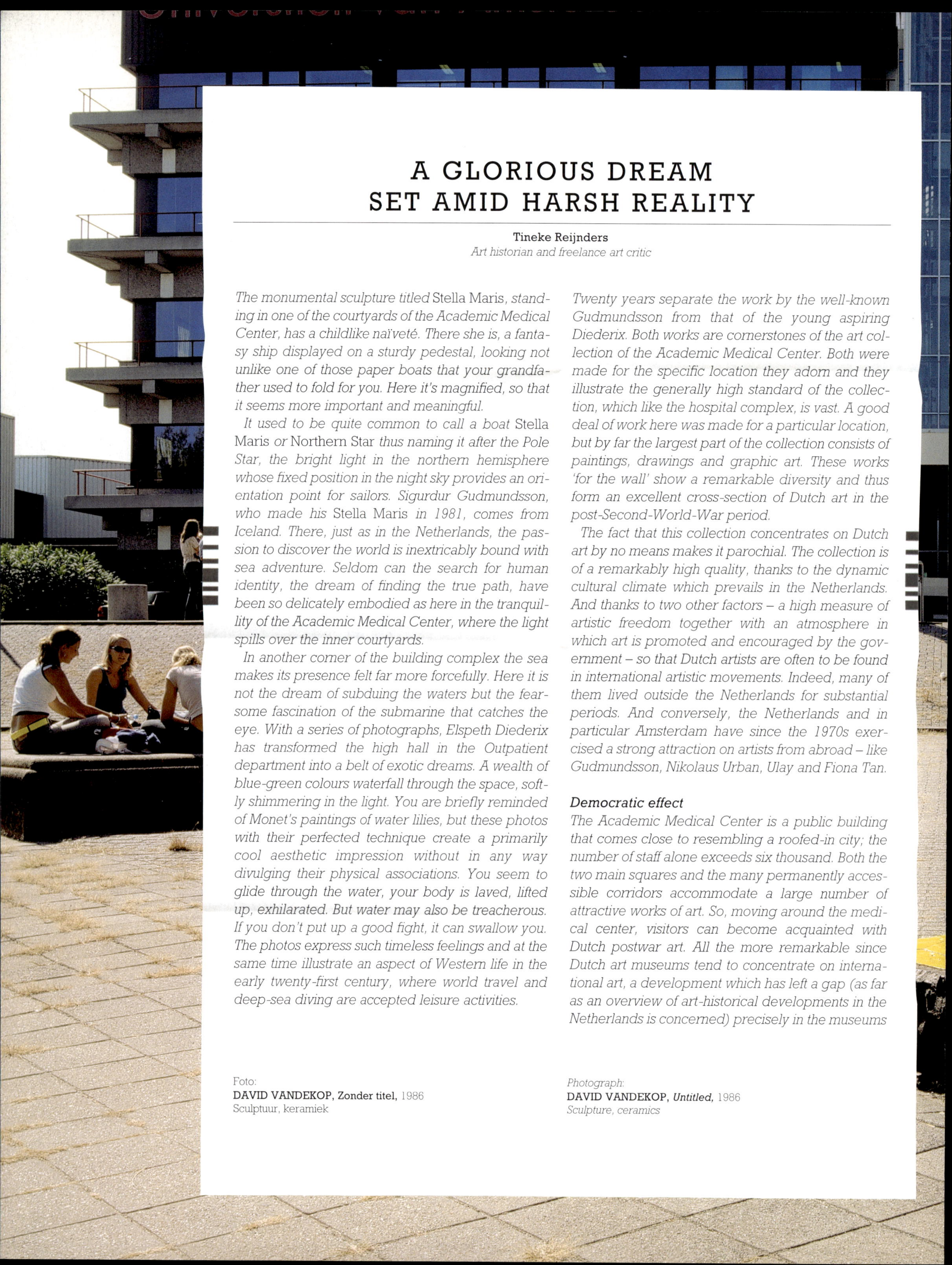

A GLORIOUS DREAM SET AMID HARSH REALITY

Tineke Reijnders
Art historian and freelance art critic

The monumental sculpture titled Stella Maris, standing in one of the courtyards of the Academic Medical Center, has a childlike naïveté. There she is, a fantasy ship displayed on a sturdy pedestal, looking not unlike one of those paper boats that your grandfather used to fold for you. Here it's magnified, so that it seems more important and meaningful.

It used to be quite common to call a boat Stella Maris or Northern Star thus naming it after the Pole Star, the bright light in the northern hemisphere whose fixed position in the night sky provides an orientation point for sailors. Sigurdur Gudmundsson, who made his Stella Maris in 1981, comes from Iceland. There, just as in the Netherlands, the passion to discover the world is inextricably bound with sea adventure. Seldom can the search for human identity, the dream of finding the true path, have been so delicately embodied as here in the tranquillity of the Academic Medical Center, where the light spills over the inner courtyards.

In another corner of the building complex the sea makes its presence felt far more forcefully. Here it is not the dream of subduing the waters but the fearsome fascination of the submarine that catches the eye. With a series of photographs, Elspeth Diederix has transformed the high hall in the Outpatient department into a belt of exotic dreams. A wealth of blue-green colours waterfall through the space, softly shimmering in the light. You are briefly reminded of Monet's paintings of water lilies, but these photos with their perfected technique create a primarily cool aesthetic impression without in any way divulging their physical associations. You seem to glide through the water, your body is laved, lifted up, exhilarated. But water may also be treacherous. If you don't put up a good fight, it can swallow you. The photos express such timeless feelings and at the same time illustrate an aspect of Western life in the early twenty-first century, where world travel and deep-sea diving are accepted leisure activities.

Twenty years separate the work by the well-known Gudmundsson from that of the young aspiring Diederix. Both works are cornerstones of the art collection of the Academic Medical Center. Both were made for the specific location they adorn and they illustrate the generally high standard of the collection, which like the hospital complex, is vast. A good deal of work here was made for a particular location, but by far the largest part of the collection consists of paintings, drawings and graphic art. These works 'for the wall' show a remarkable diversity and thus form an excellent cross-section of Dutch art in the post-Second-World-War period.

The fact that this collection concentrates on Dutch art by no means makes it parochial. The collection is of a remarkably high quality, thanks to the dynamic cultural climate which prevails in the Netherlands. And thanks to two other factors – a high measure of artistic freedom together with an atmosphere in which art is promoted and encouraged by the government – so that Dutch artists are often to be found in international artistic movements. Indeed, many of them lived outside the Netherlands for substantial periods. And conversely, the Netherlands and in particular Amsterdam have since the 1970s exercised a strong attraction on artists from abroad – like Gudmundsson, Nikolaus Urban, Ulay and Fiona Tan.

Democratic effect

The Academic Medical Center is a public building that comes close to resembling a roofed-in city; the number of staff alone exceeds six thousand. Both the two main squares and the many permanently accessible corridors accommodate a large number of attractive works of art. So, moving around the medical center, visitors can become acquainted with Dutch postwar art. All the more remarkable since Dutch art museums tend to concentrate on international art, a development which has left a gap (as far as an overview of art-historical developments in the Netherlands is concerned) precisely in the museums

Foto:
DAVID VANDEKOP, Zonder titel, 1986
Sculptuur, keramiek

Photograph:
DAVID VANDEKOP, *Untitled,* 1986
Sculpture, ceramics

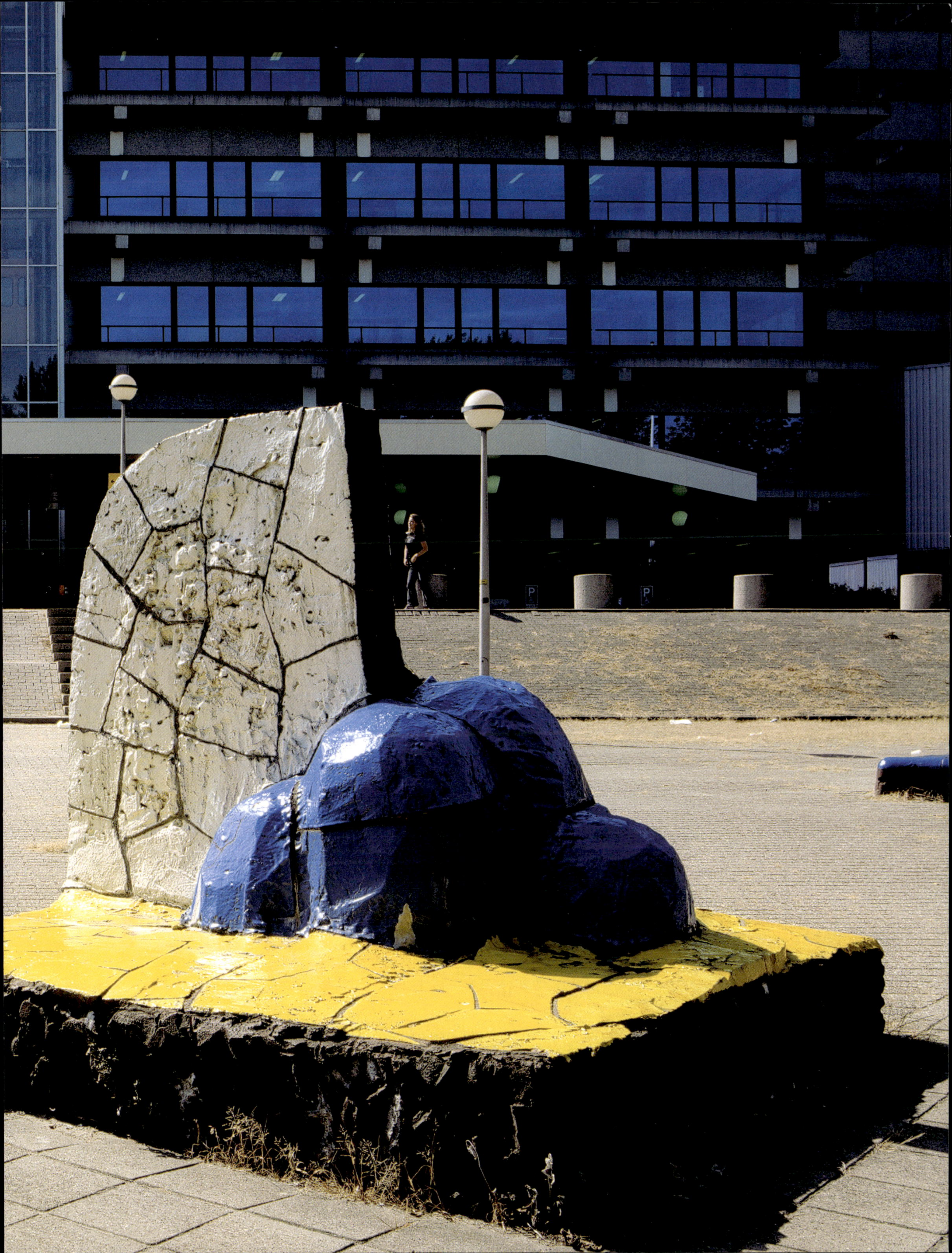

where one would expect to find these works represented. However, the Academic Medical Center's collection makes no omissions and shows work representing almost every post-Second-World-War period, embracing the artistic movements and the major actors of each epoch. The general public is offered the unique opportunity of roaming through contrasting periods and art styles. In a short space of time you can see both the most up-to-date artworks and revisit pieces from the recent past.

Exciting, sometimes provocative, comparisons and contrasts can be made: look at the sunny lyrical-abstract lithograph of the Dutch-French Bram van Velde and compare it with the richly-coloured post-modern sculpture of Peer Veneman displayed next-door to the medical faculty; or the abstract landscapes of the Frisian Gerrit Benner set beside the ceramic sculptures of David Vandekop, a native of Zeeland. And how about considering the illusionist playfulness in Suzan Drummen's paintings compared with Désirée Palmen's photos; or the disturbing, vulnerable characters in Co Westerik's drawings in relation to the sculptures by Henk Visch; the photographic eye of Dibbets as opposed to that of Gerco de Ruijter; or Marc Mulders's intoxicating blooms in vivid oils set against an Abstract Expressionist painting by Karel Appel?

But this collection is not an art-historical study source – the Academic Medical Center doesn't wish to imitate London's Tate Britain. After all, it is a hospital, housed in a building that has its superb art collection to thank for its quality. Those who can see this, who are open to the visual and able to concentrate on the works of art, find they can let the daily concerns for the care of the sick and ailing just fade away and allow themselves to be borne aloft on the wings of fancy. And indisputably, the collection has a democratic aspect, appealing alike to student and specialist, patient and doctor, hospital visitor and shop assistant – all of them forming the spectators of the AMC art collection.

Great bargains

Every public art collection has its own story and this is equally true of the AMC. As is often the case with larger collections, the origins can be traced back to one particular inspired person: here it was the surgeon Professor W.H. (Pim) Brummelkamp. This art collector had the fortunate habit of adorning the locations where he worked with pieces from his private collection. In the period running up to the construction of the new Academic Medical Center, Brummelkamp must have realized that the grey unending walls and the endless stretches of floor would soon beg and beseech a human voice – some means of articulation, colour to awaken the imagination.

In the hospitals which were to combine and form the new AMC, namely the Wilhelmina Hospital and the Inner City Hospital (Binnengasthuis)*, there was already a substantial art presence consisting of paintings, prints and drawings. These came from the very sizeable stock supervised by the* Beeldende Kunst Beheer*, which was the Amsterdam depot of the* Beeldende Kunst Regeling *(BKR) the Dutch organization dealing with works of art made by living Dutch artists. Various interested parties at the hospitals would borrow the pieces from time to time. These works went on to form the backbone of the new AMC collection, together with pieces on loan from private collections – those from Brummelkamp, René Marti, Professor of Orthopaedics, and others. But there had to be much more. The idea was to expand the collection considerably and to concentrate on several distinct artistic movements. When works were hung in the new building, pieces that related stylistically would be given a home together.*

The furnishing of the new hospital complex was undertaken with great expertise by Cor Couveld, originally an interior decorator, whose passion for art made him the ideal partner for Brummelkamp. The cultured professor and the down-to-earth Amsterdammer developed the habit of frequenting art dealers and auctions together, and acquiring works at bargain prices for the AMC. Their buying policy was determined by a master plan containing lists of what they'd like to have, linked to fifteen distinct stylistic categories. Brummelkamp was a born collector and managed to make use of two phenomena in the Dutch system, namely, the percentage ruling (see below) and – once again – the BKR, or scheme for the Visual Arts. Under this ruling, artists at that time could submit their work to a jury, after which, if it passed muster, it could be sold to the government. The amount the artist was paid was then converted into a weekly 'salary' – the higher the fee for the work, the longer this weekly payment lasted. The municipality was responsible for the implementation of this ruling and half of the works bought were then stored in a municipal depot. The other half went to the central government which took care of the financial side of matters.

The city of Amsterdam has traditionally been home to many artists, some of great renown, and not surprisingly the number of artworks that the government acquired from the capital was exceptionally large. Indeed, this gradually grew to such

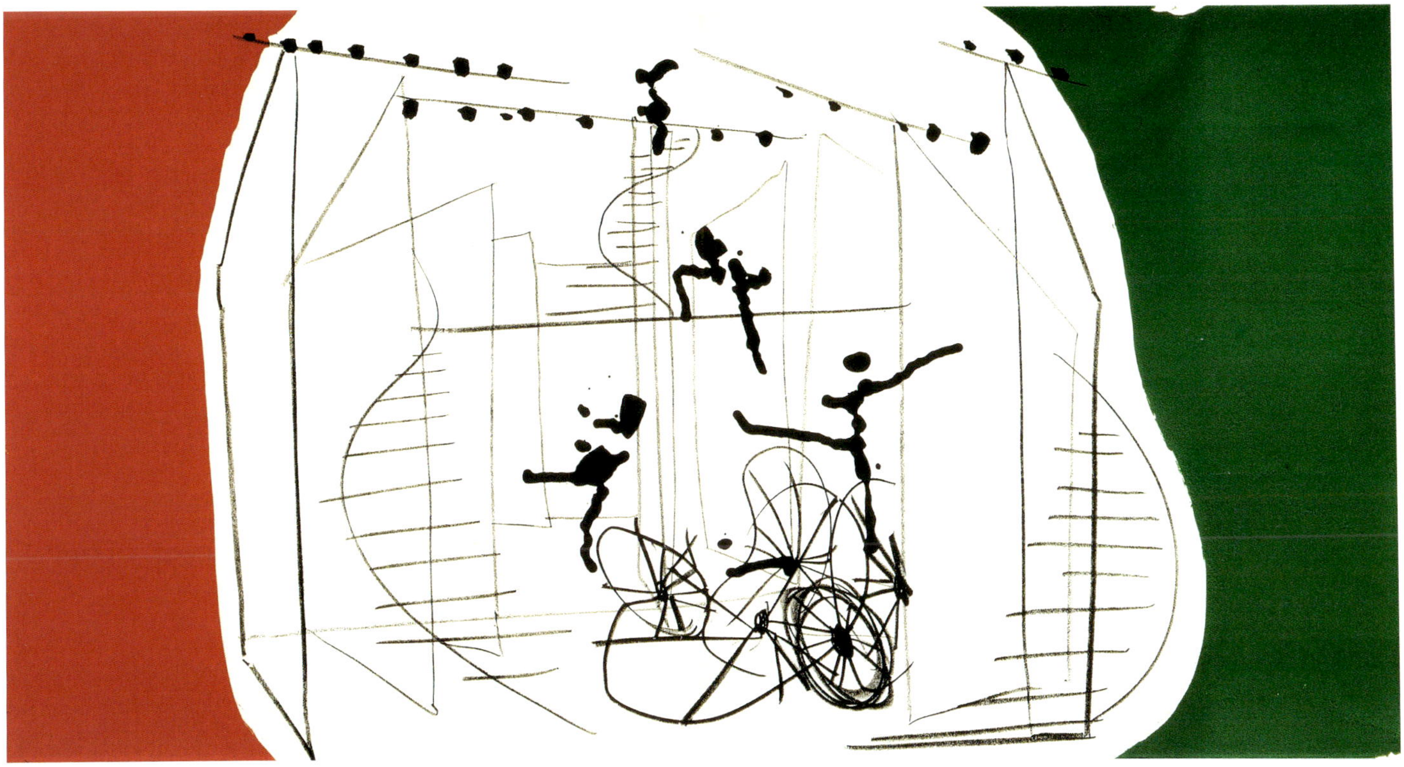

CONSTANT

New Babylon no. 10
New Babylon no. 10
1963

Litho 6/60
Lithograph 6/60
41 x 77 cm

proportions that the ruling burst its seams, so to speak – and in 1983 the BKR, Visual Arts Ruling, was drastically lopped. This meant that the curator of the Amsterdam BKR depot was favourably disposed towards Couveld and Brummelkamp's request to house part of the art collection on a long-term loan. A second golden opportunity to enhance the AMC collection arose out of the so-called percentage ruling dating from 1952. This government scheme enabled contractors when building for public purposes to spend a small percentage (two percent in the case of schools, in the case of hospitals, one percent) of the total cost on art for the building. The visionary aim of this scheme was that the artist(s) would enter into dialogue with the architect and develop a coherent plan together whereby the art produced would form an integral part of the immediate surroundings.

It turned out an unexpected boon that the new Academic Medical Center hadn't entirely succeeded in integrating the art with the architecture at an earlier stage. First, because several important sculptures could in fact be allotted a most appropriate place. For instance, the outdoor sculpture by David Vandekop was created thanks to the percentage ruling, as was the steel structure tumbling through space, made by Auke de Vries. Further offspring of the percentage ruling are the abstract coupled shapes in iron on the central square, by Carel Visser, and the sculptures in the courtyards. Furthermore, the hospital's art committee succeeded in acquiring a considerable sum (by way of exception) which could be used for 'movable' artworks to brighten up the endless miles of hospital walls. All this turned the professor into a welcome figure with Amsterdam art dealers.

Thus numerous lacunae in the masterplan were filled. The plan was grandiose: a scheme aiming at nothing more nor less than an overview of Dutch visual art from the second half of the twentieth century. For instance, paintings and prints from former members of the CoBrA group were acquired. The initially decried spontaneous expressionism of such artists as Appel, Constant, Corneille, Rooskens and Wolvecamp was now enjoying great popularity among a broad public. For many people the collection shared in this prestige. A fair number of works of the Nieuwe Wilden *(New Savages) were also acquired. In the early 1980s many young artists displayed a great enthusiasm for painting. The spontaneous figurative art didn't so much look to reality for its motifs, but rather to dreams, ideas and fantasies. In a drawing full of rhythmical vibrancy by René Daniëls we see two wheels joined by an axle, suggesting two gramophone records – one of Daniëls's favourite themes. And Maarten van der Ploeg's amusing* Rode Ridder *(Red Knight) evokes associations with the tales of chivalry enjoyed in childhood.*

Imaginative

Bought as part of the percentage ruling, Stella Maris, *Star of the Sea, took its place in the hospital complex in 1982 when the new building was under construction. The six 'light' courtyards in the AMC offer an ideal setting for sculptures of this sort. Amid the hurly-burly of hospital life they offer an unexpected haven of rest and tranquillity, a corner in which to imagine and reflect. As if the architects Duintjer, Istha, Kramer and Van Willegen had in fact unconsciously included art in their plans.*

One of the other 'light' courtyards in the AMC contains a small sculpture garden. Work by Hildo Krop and his contemporaries can be seen here, sculptures that formerly graced the gardens of Wilhelmina Hospital and the Inner City Hospital, Binnengasthuis. *They form a pleasing stylistic link with the old city of Amsterdam, which has several bridges enlivened by sculptures and decorative work carved by this same Hildo Krop. The idea of placing the sculptures together in this way originated with the artist Eugène Terwindt. In his capacity of government advisor he conceived the plan for the courtyards, and has always been staunchly in favour of an optimal working relationship between the visual arts and architecture. His manner of working often reveals something of the landscape, an approach formerly known as 'environmental design'. The way in which Terwindt has projected his ideas here, within a space of ten by twenty metres, is a homage to his honoured predecessors from the first half of the twentieth century.*

The dream of an extensive overview of Dutch art

MARLENE DUMAS

Zonder Titel
Untitled
1993 - 1994

Oostindische inkt en aquarelverf op papier
Indian ink and watercolour on paper
62 x 50 cm

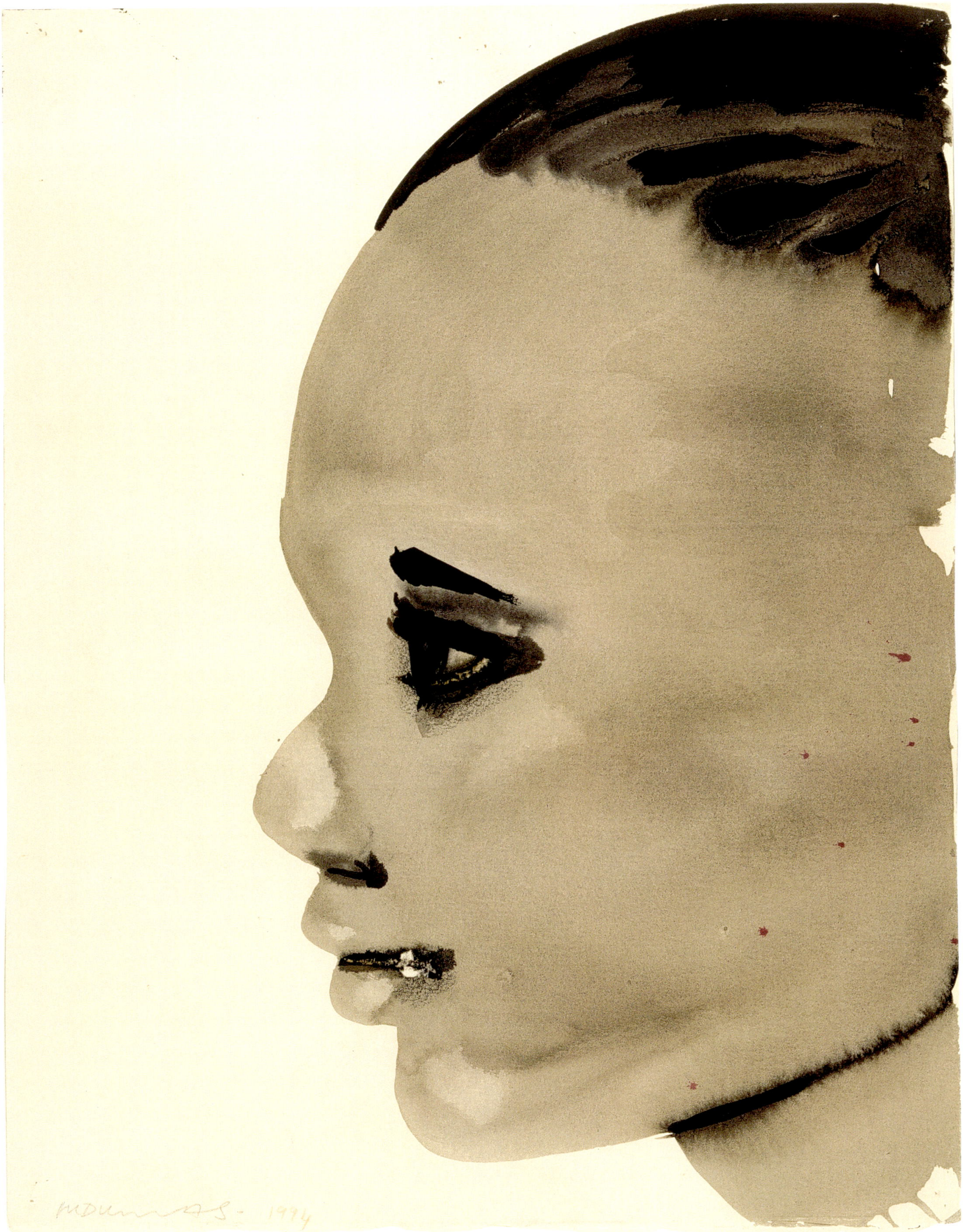

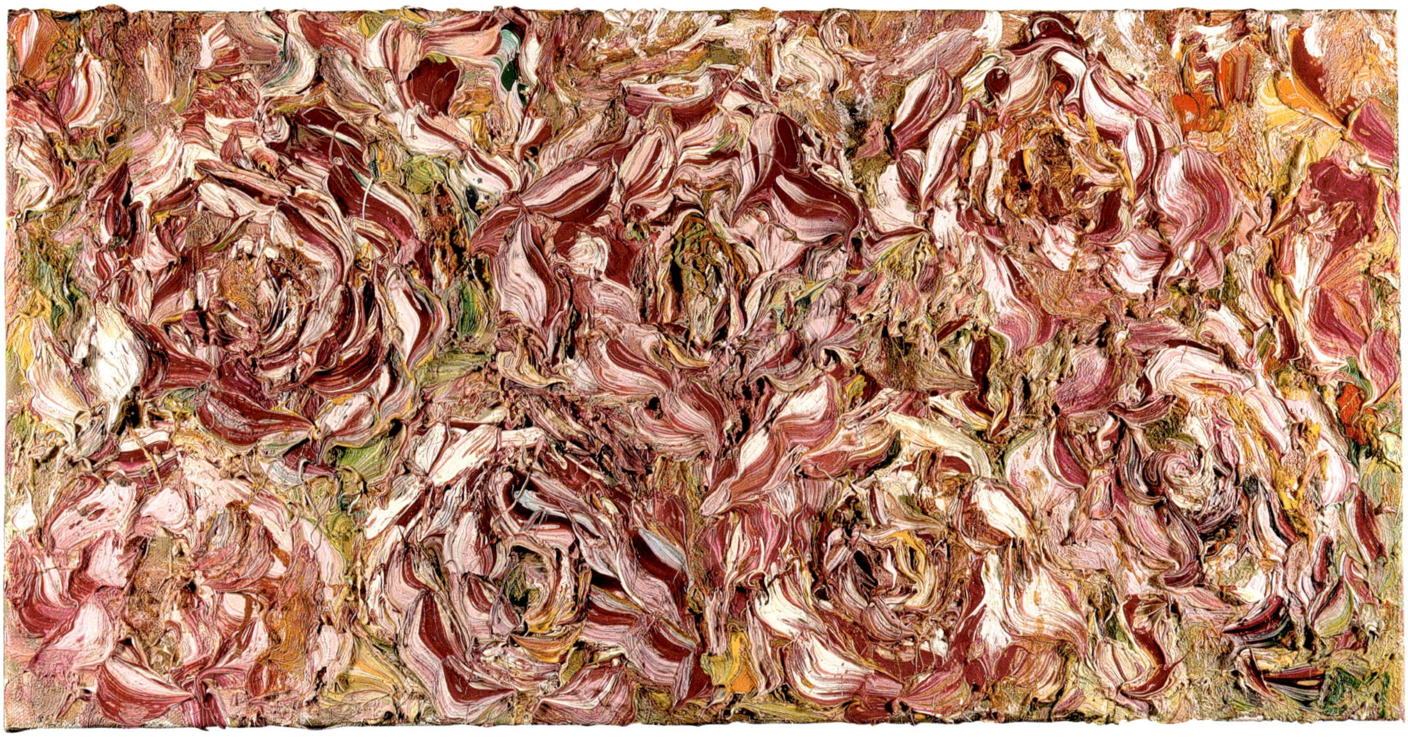

MARC MULDERS

Pioenrozen
Peonies
2001

Olieverf op doek
Oil on canvas
40 x 80 cm

containing more than five thousand works was assisted by a spatial division into entities based on stylistic distinctions. Thus the Zero artists (Dutch Nul kunst*) such as Schoonhoven, Peeters and Henderikse found their home far away from Pop Art, featuring for instance Gustave Asselbergs and Woody van Amen. The New Figurative movement (Lucassen, Raveel, Elias) enlivens a completely different floor and medical department from Realism (Erfmann, Veldhoen, Bierenbroodspot) or Geometric Abstract Art (Domela, Van den Berg, Loeber) or again, the New Savages* (Nieuwe Wilden*) such as Daniëls, Ploeg or Klashorst. In the spacious system of streets, squares and footbridges it is particularly helpful to have clusters like this.*

The organization of the Medical Center's art collection had become complex and so in 1984 the first art expert was appointed to the staff in the person of Elmyra van Dooren. Art historian by training, she wrote a thorough study providing an underlying cornerstone for the variety in the hospital's art collection, titled AMC Collectie. Vijftien stromingen in de Nederlandse schilderkunst na 1945 *(AMC Collection. Fifteen currents in Dutch post-1945 art). This proved a fitting record of the expansionist period under Brummelkamp. But when the publication appeared in 1989, the way of thinking about art history in terms of movements had become passé. Group exhibitions in Amsterdam's Stedelijk (Municipal) Museum for modern art no longer bore such titles as* Fundamental Painting, *but* Horn of Plenty *or* Energies. *The personal point of view, the individual oeuvre, now had greater appeal than the place occupied in the Zeitgeist. The materials that an artist would choose depended on their ideas and feelings – sometimes it would be a photo, at other times something sculptural would emerge. Undoubtedly, painting remained one of the most exacting forms of art, but the discipline became one of many others such as video, installations, film and photography.*

However, moving images are sometimes a little too ebullient to occupy the public spaces of a hospital complex. Thus in the 1990s the hospital's art collection concentrated on acquiring graphic work and paintings. Apart from incidental donations, these works had often previously been on show in the hospital's own temporary exhibition area. There was an agreement with the often young exhibiting artists that the hospital would buy 'some' of their work. But by now the generous funds were largely depleted and the inventiveness of the collectors was increasingly put to the test.

Tried and tested

When Pim Brummelkamp retired in December 1992, Professor Tom Voûte, another passionate collector, took over the captaining of the Medical Center's art collection. This eminent paediatric specialist, now chair of the Art Committee, took his artistic responsibilities most seriously. The hospital where he had worked, Emma Children's Hospital, had been incorporated into the Academic Medical Center in 1988, bringing with it its own art collection. Voûte was to add some major works to the AMC's collection, including the notable painting by Fons Haagmans depicting a prancing donkey. Above all, he contributed to the professionalization of the hospital's art management.

With the warm approval of the retiring Pim Brummelkamp, the art historian Marisa Melchers was appointed to the Academic Medical Center as Art Coordinator in 1993. Companies had long employed curators for their art collections but in the medical world up until then the committees had held sway. The newly appointed Art Coordinator, however, immediately came up against a problem: there was a chronic lack of funding. It so happened that in the past the hospital had produced a portfolio containing graphic work and the sale of this had proved a highly successful means of funding the publication of the above-mentioned book about the art collection. Together, Tom Voûte and Marisa Melchers worked out a scheme to publish commissioned graphic work; this would help augment the shoestring budget and could be used for conservation and preservation of artworks in the collection, as well as for new acquisitions. The Art Committee receives some ten thousand Euros annually for these expenses. So when in 1994 the Academic Medical Center held a grand celebration to mark the 325th anniversary of the beginnings of academic medical studies in Amsterdam, an attractive series of four portfolios of graphic work was published. This proved once again to be a highly lucrative undertaking.

Marisa Melchers was succeeded in 1998 by Sabrina Kamstra, the present incumbent. By now the finances were in a pretty healthy state, all things considered, and under the watchful eye of the Art Committee Ms Kamstra soon brought her expertise to bear. She gave the art collection a new impetus, and her influence was immediately to be seen in the corridors close to the central square, offering a scintillating show of the flourishing state of contemporary Dutch art.

In the field of photography, in particular, quite divergent acquisitions have been made over the past few years. Some younger artists, for instance, fit into the time-honoured traditions of photography, their work recording a specific planned moment and often producing a series of shots linked by a certain idea or theme. Such photographers include Jacqueline Hassink, Marnix Goossens, Wout Berger, Germaine Kruip and Gerco de Ruijter. Still others use the camera to capture an idea or a fleeting concept. Such cases are always preceded by the introduction of a setting or an event. Artists such as Job Koelewijn, Fiona Tan, Désirée Palmen and Lin de Mol work in this way. Undeniably, photography has become a much-loved medium. Because it can provide such objective precision it admits elements that have sometimes paled over the years in other artistic media; it offers room for untarnished beauty, for the wonder of the small child, for involvement with others, for the quest for room to live and breathe.

Budget limitations increase the need to buy the work of promising young artists before their prices have rocketed sky-high. That is, to buy at a point between the moment when they reveal their potential and the moment when their prices start to boom. The now world-famous photographer Rineke Dijkstra was already a rising star when Kamstra arrived – too late to join the AMC's collection. Interestingly, the pieces in this collection thus reflect the ever-changing pattern of tastes and fashions in twentieth-century art.

Glass of gin

What is perhaps most striking about the recent growth in the collection is the high number of women artists, a phenomenon that parallels international developments in art. Formerly, the female contribution to the collection could almost be counted on the fingers of one hand. There is a fine cityscape by the unconventional Expressionist Frieda Hunziker in the AMC collection and a Geometric Abstract picture of a cliff by Lou Loeber, besides some subtle abstract works of Nono Reinhold and Karin Carpay. That was almost the entire female contribution. In those days women who ventured onto male-dominated territory were far from welcome. This was evident at the Dutch universities and equally in the world of art. But towards the close of the 1970s and in the early 1980s women artists, also in the Netherlands, began to protest about this situation. They had a lot of catching up to do, and to this end exhibitions were organized and professional journals and newspapers started to circulate. All this happened at the same time as the AMC was giving birth to its idea of creating an overview of Dutch postwar art. The fact that women artists were almost totally excluded from this suggested an inherent lacuna in the collection. It cannot be denied that the AMC's collecting process at that time reeked of the man's world. For instance, there was the jolly tradition recalled in interviews given by Brummelkamp and Couveld, of drinking a glass of gin to celebrate a successful transaction.

In the course of the 1980s women artists began to find the art world a little less unfriendly, and they gradually received the welcome they deserve – sometimes with retrospective action. It was a time in which standard art-historical books were being rewritten and when increasingly self-confident young women artists were being trained. Their work is refreshing, sometimes somewhat derisive, sometimes downright feminine or feminist, while their concepts are often gritty; this combination produces highly original contributions to the art scene. Indeed, since then exhibitions that lack this tough yet cool input have an old-fashioned, somewhat tired flavour. Small wonder that older pieces in the AMC collection appear a little jaded in contrast to the new acquisitions. However, this certainly isn't true of all the works. Really great art will always provide new angles of enquiry. It means different things to different people depending on their age and their relation to the art of the period.

Funny faces

Not only is Sabrina Kamstra involved in acquiring individual pieces of art, she is also the moving force initiating various projects. With consummate skill she ensures that a harmonious balance is created between the work of art in question and the AMC department where it is placed. The photo installation by Elspeth Diederix has a spatial suspense that forms a contemporary counterpart to the twenty years older work by Auke de Vries – stretched metal criss-crossing the hospital square. Such a large work could only be contemplated today if there were a substantial dose of financial creativity together with outside funding. When the hospital's policlinic was refurbished the Amsterdam Art Fund assumed the responsibility of financing Diederix's commission. The nest egg that had been created against Professor Voûte's retirement could be spent to finance Harold Schouten's Teleted *for the children's policlinic.*

With her photo series showing the interiors of prestigious company board rooms, Jacqueline Hassink gained international fame. In 2002, for the newly furnished Netherlands Center of Occupational Diseases, she made an impressive series of photos showing interiors of factories and firms. Inimitably, she has registered the imposing work floors, giving them the majesty of a panoramic view. When the Emergency Wards were refurbished, a special budget was also created. Here it was the Amsterdam painter Jan van der Ploeg who was called upon; the result was staggering – a few simple coloured shapes joined in tense juxtaposition.

The emotionality of everyday life in the hospital isn't always visible but it may also lead indirectly to new art. For instance, the internationally respected artist Marlene Dumas donated some work to Professor Voûte's wards for children with cancer. Dumas admitted feeling humbled by the idea that her work, a series of drawings, might mean something for the terminally-ill young patients. 'Who am I, how could I possibly do something to help them?' She selected some 'funny faces' she had drawn. After all, children love grimacing. For their parents she chose two more serious portraits. Another much-appreciated gift came from Marc Mulders – the painting titled Peonies.

Visual gift

A valid question to ask is whether, in a setting dominated by sickness and concern, where visitors and patients are often suffering in some way, there are certain criteria to be met by the art that is on show. Clearly, work that is too depressing or too confrontational is not very suitable but the final test should always be that of quality. The art must be excellent. And this excellence provides a life-enhancing gift to every passer-by.

When you consider the superior quality of much of the art in the Academic Medical Center's collection, you certainly don't get the impression that these works were gleaned in a timorous or circumspect manner. Quite the contrary – the fact that this collection is honoured by being included in the Netherlands Museum Association, accentuates the high aspirations. Nevertheless, the spectator in these medical surroundings could easily become fixated on the human form (divine or otherwise). Indeed, there are ample works referencing people's vulnerability – what is our place in the world, where are we going, how are we developing our talents, how do we cope with our obsessions, how do we deal with stress and tensions?

An artist like Teun Hocks displays his angst with a delightfully inventive humour. Désirée Palmen does it by making herself invisible. The lithograph by Constant titled New Babylon, made in 1963, sketches a Utopian world, life bursting with the power of imagination for people set free from the need to work. In some cases an outward form only reveals shyly the attempt to find direction in our tangled society. Stanley Brouwn described the difference between his own footstep and the standard measure by way of a reference-card system. Two of Brouwn's four card-index boxes contain cards with either a fraction of a metre, or else a measurement using his own footstep – which is 991 millimetres long – as the standard. The other two boxes contain the same comparison, but then in reverse order. This Conceptual work dates from 1977. Job Koelewijn demonstrates with his photo Balancing Act from 1999 the combination of hubris and agility that is required of people in order to survive in the big city.

One of the most subtle projections of existential preoccupation and musings about life in the 'global village' is Roy Villevoye's creation from 2001. It is also one of the major artistic contributions to the collection from the past ten years. Villevoye has constructed a photographic 'frieze' for the second central square in the hospital complex, which is overlooked by the staff restaurant. It consists of a long connected series of enlargements of feet. The feet of people from all corners of the world. They are relaxed or in motion and we are given just enough context to imagine where they come from and the life they lead. The feet belonging to Papuan folk are glimpsed in their stilt-houses, telling of a life that goes unshod through the jungle. Other feet carry associations with holy ground in India, yet others march across a zebra crossing in a city.

Just imagine – once upon a time the walls of hospitals were hung with portraits of famous men of medicine. Then you might suspect that this portrait gallery with its display of the universal family of humankind is almost subversive in its globally uniting power. In its setting of a medical institution that makes no distinction between people as to race or age or gender or financial means, this photo series gains an added impact.

'A museum collection' is how the art in the Academic Medical Center is often described. Certainly, this collection stands head and shoulders above many comparable ones. Indeed, a large number of the pieces here would not shame a museum of contemporary art. Yet, interestingly, the most unrivalled works would seem to be those made for a specific location in this medical centre. And this is because they are intrinsically related to the site, to this hospital resembling a city. A city whose streets, whose corridors, gleam richly with works of art. A city built to house a harsh reality yet at the same time harbouring a glorious dream.

SCHILDERIJEN

PAINTINGS

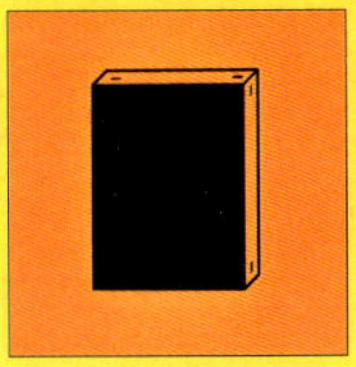

HOOFDSTUK 1
CHAPTER 1

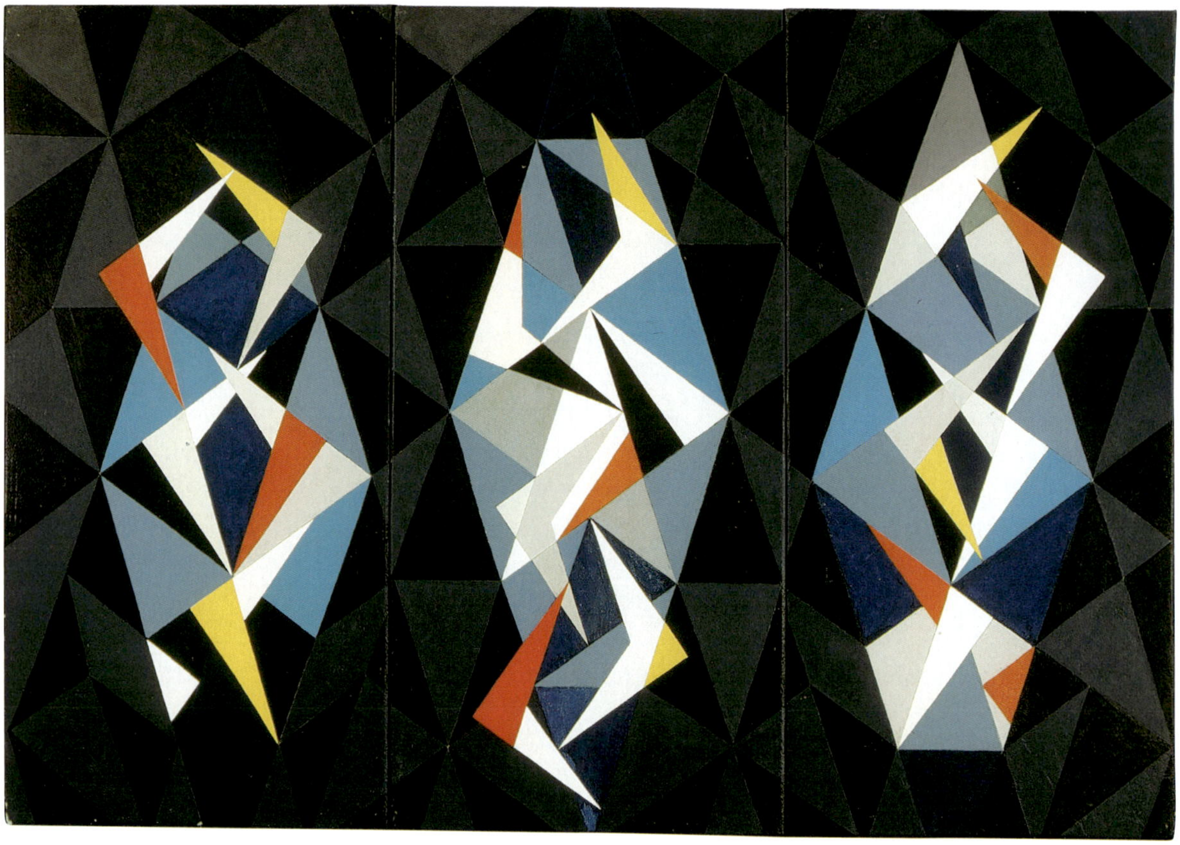

110665/7

PIETER DE HAARD
1914 – 2000

Zonder Titel
Untitled
1949

Olieverf op paneel
Oil on panel
Triptiek, *Triptych* 93 x 132 cm

Het werk van Pieter de Haard, doordrongen van meetkundige figuren die gebaseerd zijn op eeuwenoude maatsystemen, kan gelden als een schoolvoorbeeld van geometrische abstractie. De Haards favoriete maatsysteem is de gulden snede. Hierbij wordt een lijn zodanig in tweeën verdeeld dat het kleinste stuk staat tot het grootste zoals het grootste tot het geheel. De verhoudingen die daaruit voortvloeien, ogen altijd harmonieus. Vandaar dat de gulden snede al eeuwenlang geliefd is bij de meest uiteenlopende architecten en schilders.

Ook De Haards figuratieve werk van voor 1940 is gebaseerd op wiskundige maatsystemen. In die periode verdiept hij zich in de kunstenaars van De Stijl uit de jaren twintig. Het is vooral het werk van Theo van Doesburg dat hem inspireert. Tijdens de oorlog begint hij aan een reeks geometrisch-abstracte schilderijen, om na de bevrijding in deze stijl verder te gaan, zoals dit Triptiek laat zien. In de vorm van een driehoek is de gulden snede in de Triptiek herhaaldelijk terug te vinden. De Haard beschouwt de legendarische norm in deze jaren als een symbolische weergave van de manier waarop de kosmos is geordend.

Suffused with geometrical figures based on age-old systems of measurement, the work of Pieter de Haard is a textbook example of geometrical abstraction. De Haard's favourite measuring system is the Golden Section. This may be defined as a ratio between two parts of a line, in which the lesser of the two is to the greater as the greater is to the sum of both. The proportions this yields are always harmonious. Accordingly, a wide variety of architects and painters have favoured the Golden Section, or Golden Mean, for centuries.

De Haard's figurative work from before 1940 is also based on mathematical systems. In that period he was captivated by De Stijl artists of the 1920s, particularly Theo van Doesburg. During the Second World War he began on a series of abstract geometrical paintings, whose style he continued working in after the Liberation of 1945, as evidenced by this triptych. The Golden Section is repeatedly encountered in the triptych in the form of a triangle. De Haard considered the legendary standard in these years as a symbolic representation of how the cosmos is organized.

110665/7

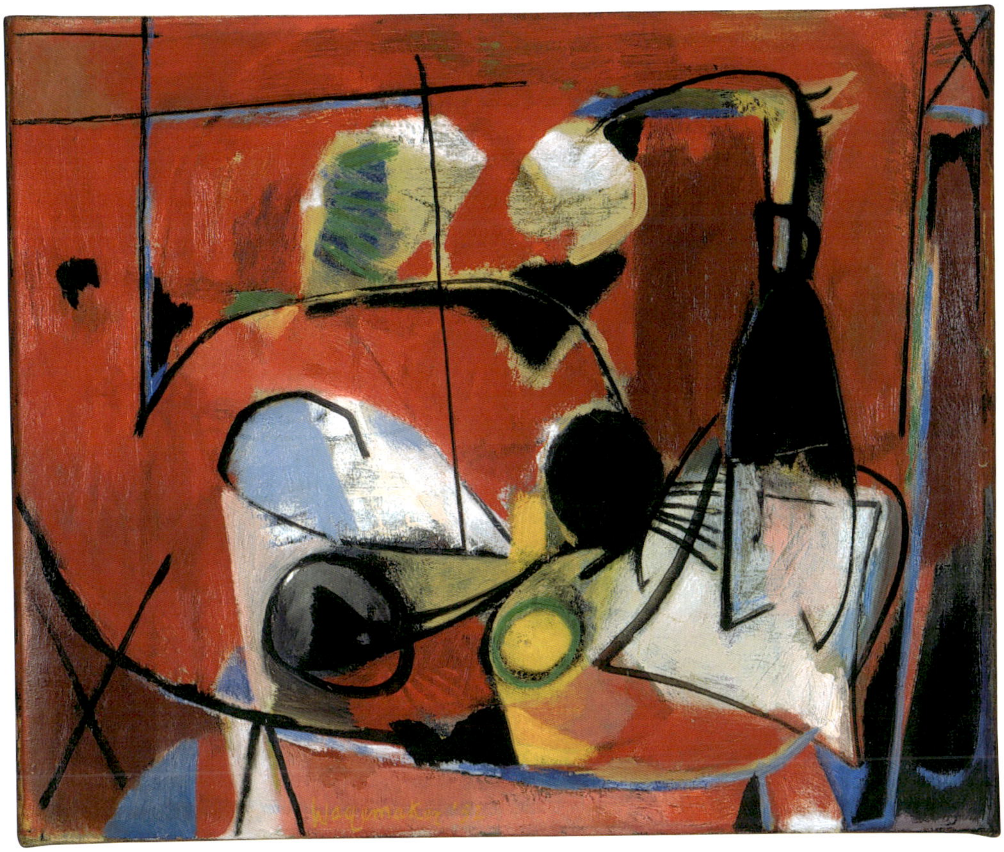

012572

JAAP WAGEMAKER
1906–1972

Stilleven in rood
Still life in red
1952

Olieverf op doek
Oil on canvas
60 x 74 cm

Pas laat in zijn carrière, op vijftigjarige leeftijd, kiest de schilder Jaap Wagemaker voor de materieschilderkunst. Zand, jute en leisteen zijn voorbeelden van de eigenzinnige ingrediënten waarmee hij het doek vanaf die tijd te lijf gaat. Hij zal er nationaal en internationaal furore mee maken. *Stilleven in rood* dateert duidelijk van vóór deze periode. Op dit schilderij zijn de felle kleuren nog niet verdrongen door aardse tinten en is de verf nog niet vermengd met aardse materialen.

Dit stilleven kenmerkt een tussenfase in Wagemakers werk. Waar in de jaren dertig expressionistische boerenerven, stillevens en portretten de dienst uitmaken, gaat de schilder na '45 op zoek naar, zoals hij het zelf verwoordt, 'een eigen vingerdruk'. Hij laat zich inspireren door grote namen als Wassily Kandinsky en Paul Klee en door de Cobraschilders uit eigen land. Gaandeweg wordt zijn werk abstracter, zoals ook *Stilleven in rood* laat zien.

Wagemakers zoektocht komt ten einde als hij in 1956 een persoonlijke beeldtaal vindt in de materieschilderkunst. Hij zet zijn penselen bewust aan de kant en smeert en plakt de materialen in het vervolg weloverwogen op het doek – met de spatel of gewoon met zijn blote handen.

At the age of fifty the painter Jaap Wagenmaker changed course and started working with natural substances. From then on he would slap ingredients such as sand, jute and slate onto his canvases. His work caused a huge commotion, both nationally and internationally. Clearly, Still life in red *dates from before this period. The violent colours in the painting have not have not yet made way for natural hues and the paint has not yet been mixed with natural materials.*

In fact, this still life represents an interim stage in Wagemaker's work. Whereas in the 1930s his choice of subject had been dominated by Expressionist farmyards, still lifes and portraits, after 1945 the painter went looking for 'his own fingerprint', as he so aptly put it. He was inspired by great names like Wassily Kandinsky and Paul Klee and by the Cobra group of painters in his own country. Gradually his work became more abstract and Still life in red *is a good reflection of this.*

Wagemaker's quest came to an end in 1956 when he found his own pictorial idiom in what is now known as mixed media. He deliberately threw away his brushes and from then on, in a carefully premeditated manner, daubed or stuck the materials onto the canvas with a palette knife or just using his bare hands.

012572

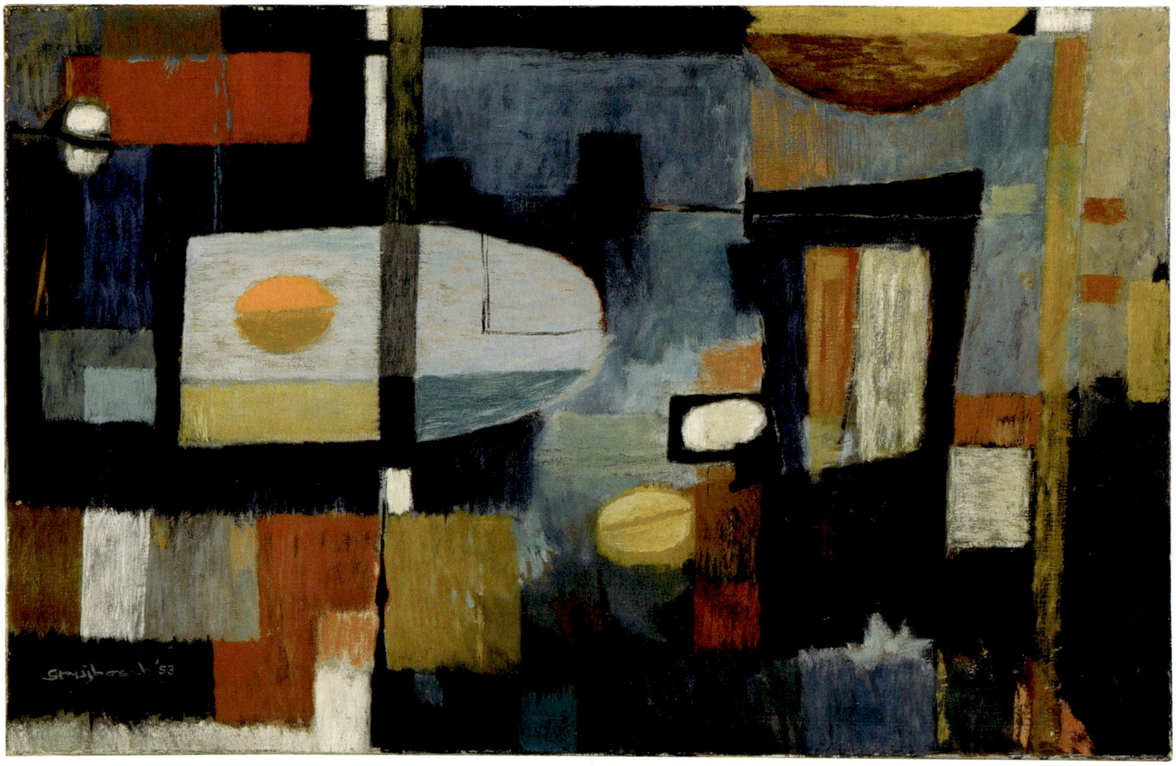

010001

WIM STRIJBOSCH
1928 – 1968

L'oiseau de la tristesse
The bird of sorrow
1953

Olieverf op doek
Oil on canvas
75 x 120 cm

Als Wim Strijbosch aan het Amsterdamse Instituut voor Kunstnijverheidsonderwijs bezig is met de opleiding grafische vormgeving, zet een van de docenten hem aan schilderen. Vanaf dat moment, kort na de Tweede Wereldoorlog, is hij gewonnen voor de abstractie. In 1951 sluit hij zich aan bij de kunstenaarsvereniging Creatie, nauwelijks een jaar eerder opgericht om de abstracte kunst te bevorderen

Het schilderij *L'oiseau de la tristesse* is typerend voor zijn werk van begin jaren vijftig. De pastelkleurige vlakken zijn uit de losse hand geschilderd. *L'oiseau de la tristesse* is niet met mathematische precisie op het doek gezet, maar door de gestructureerde vlakverdeling kan het toch geometrisch abstract genoemd worden. De stijl doet denken aan het werk van Paul Klee, wiens invloed Strijbosch evenzeer onderging als vele andere leden van Creatie. Na 1953 gaat Strijbosch fellere kleuren gebruiken en verschijnen in zijn composities zowel abstracte motieven als vogelfiguren.

In 1955 treedt hij toe tot de Liga Nieuw Beelden, een vereniging die het samenbrengen van de verschillende kunstdisciplines hoog in het vaandel heeft. De omstandigheid dat hij naast schilder ook grafisch ontwerper én decorontwerper is, maakt Strijbosch tot een ideale vertegenwoordiger van deze kunstenaarsgroep.

Wim Strijbosch was doing a graphic design course at the Amsterdam Institute for Applied Arts when one of the lecturers encouraged him to start painting. From that moment on, shortly after the Second World War, he was won over to abstraction. In 1951 he joined the artists' association called Creatie *(Creation), set up less than a year earlier, to promote abstract art.*

The painting The bird of sorrow *is typical of his work in the early 1950s. The pastel fields of colour have been painted freehand.* The bird of sorrow *has not been applied to the canvas with mathematical precision, but due to the structured division of the surface it can certainly be called geometrically abstract. The style is reminiscent of the work of Paul Klee, whose work had influenced Strijbosch as much as many other members of the Creatie group. After 1953 Strijbosch started to use more vivid colours and began to work abstract motifs and bird figures into his compositions.*

In 1955 he joined the Liga Nieuw Beelden *(League of New Images), a society that felt very strongly about uniting the different disciplines in the field of art. The fact that Strijbosch was a graphic designer and set designer, as well as being a painter, made him an ideal representative of this group of artists.*

010001

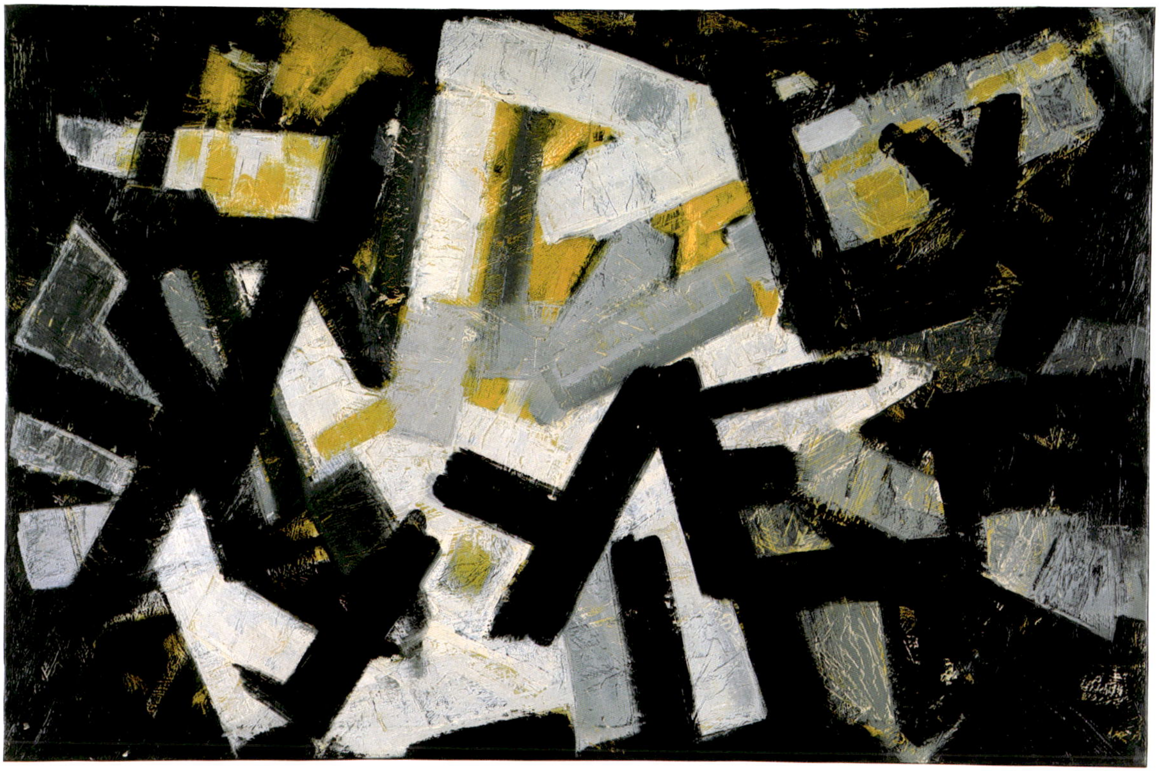

ANDRÉ VOLTEN
1925–2002

Compositie no. 43
Composition no. 43
1953

Olieverf op linnen
Oil on canvas
79 x 124 cm

André Volten groeit op in een vissersgezin in het Westfriese Andijk. Vlak na de Tweede Wereldoorlog, als hij twintig jaar is, komt hij op het Amsterdamse Instituut voor Kunstnijverheidsonderwijs voor het eerst in aanraking met moderne kunst.

Compositie no. 43 stamt uit zijn schilder- en tekenperiode. Tot midden jaren vijftig maakt hij dit soort geometrische voorstellingen. Dan begint het vlakke van het tekenen en schilderen hem tegen te staan en stapt hij over op de driedimensionale vormgeving. (Zie pag. 190)

Opmerkelijk genoeg is het al meteen de abstractie van zijn schilderijen die hij in zijn sculpturen probeert te vatten – beeldhouwers starten veelal met figuratief werk. Aanvankelijk houdt Volten het op houten reliëfs, maar net zo min als doek vermag hout hem lang te boeien. De scheepswerf in Amsterdam-Noord vlakbij zijn atelier brengt de oplossing. Hij leert er lassen en gaat zich toeleggen op de vervaardiging van grote ijzeren constructies, gemaakt uit I-, H- of T-vormige balken. Zo vindt hij eindelijk een passende manier om de haakse hoeken en strakke lijnen uit *Compositie no. 43* driedimensionaal te laten zien.

André Volten grew up in a fishermen's family in Andijk, West Friesland. He was first confronted with modern art at the Amsterdam Kunstnijverheidsonderwijs (Institute for Applied Arts) at the age of twenty, right after the Second World War.

Composition no. 43 *is from his painting and drawing period. He made these kinds of geometric images until the mid-1950s, when he began to experience the two-dimensionality of drawing and painting as cloying and subsequently turned to three-dimensional design.* *(See page 190)*

Interestingly, he tried to incorporate the abstraction of his paintings into his sculptures from the onset – generally sculptors begin with figurative work. Initially Volten only made wooden reliefs; however wood, like canvas, did not captivate him for long. The shipyard in Amsterdam-Noord near his studio presented the solution. He learned to weld and turned his attention to large iron constructions using I-, H- or T-shaped beams. Thus, he ultimately found a satisfactory three-dimensional presentation for the right angles and sharp lines in Composition no. 43.

004600

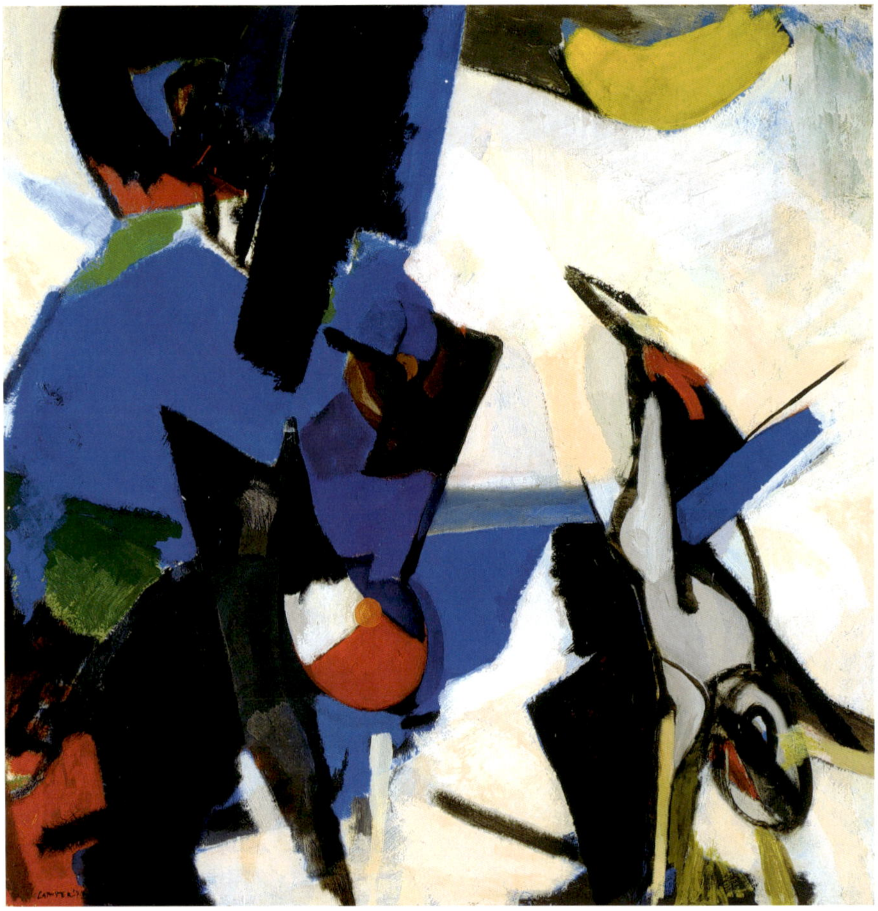

A4399

GER LATASTER
1920

Icarus Atlanticus
Icarus Atlanticus
1954

Olieverf op board
Oil on board
120 x 120 cm

In 1946 verruilt Ger Lataster de Limburgse landelijkheid voor Amsterdam, waar hij gaat studeren aan de Rijksakademie van Beeldende Kunsten. In de hoofdstad ontmoet hij streekgenoten als Jef Diederen en Pieter Defesche. Hoewel ze geen groep vormen, verwerven de zuiderlingen bekendheid als de 'Amsterdamse Limburgers'. Stuk voor stuk zijn het schilders die hun eigen koers blijven volgen, in plaats van zich aan te sluiten bij de stevig aan de weg timmerende Cobra-beweging.

Lataster vindt zijn eigen stijl halverwege de jaren vijftig. Zijn abstract-expressionistische insteek is in deze *Icarus Atlanticus* al goed te zien. In de rechteronderhoek van het werk tuimelt de mythologische hoofdfiguur reddeloos naar beneden. Schuin boven hem staat de zon.

Eind jaren tachtig vervaardigt Lataster voor het zeventiende-eeuwse Mauritshuis in Den Haag een omvangrijke plafondschildering met hetzelfde thema. De schilder zelf merkte over zijn verschillende Icarussen op: 'Als er in de jaren vijftig niet om de andere dag van die straaljagers naar beneden waren geflikkerd, zou ik nooit op het idee zijn gekomen. Een Icarus nu is veel meer de arrogantie van de mens, bijvoorbeeld ten opzichte van de natuur.'

In 1946 Ger Lataster traded the provincial Limburg countryside for Amsterdam, where he enrolled in the Rijksakademie van Beeldende Kunsten (National Academy of Fine Arts). In the capital he met artists from his native region, including Jef Diederen and Pieter Defesche. Although they did not form a group, these southerners gained a reputation as the 'Amsterdam Limburgers'. Each followed his own path rather than joining the Cobra movement, which was making quite a name for itself at the time.

Lataster discovered his own style in the mid-1950s. His Abstract Expressionist bent is already clearly visible in Icarus Atlanticus. *With the sun diagonally above him, the mythological figure plummets helplessly from the sky in the lower right corner.*

At the end of the 1980s Lataster made an extensive ceiling painting with the same theme for the seventeenth-century Mauritshuis in The Hague. Commenting upon his various Icaruses, the painter noted: 'Had jets not been crashing down every other day in the 1950s, I wouldn't have come up with the idea. Today, Icarus is much more about man's arrogance, for example with respect to nature.'

A4399

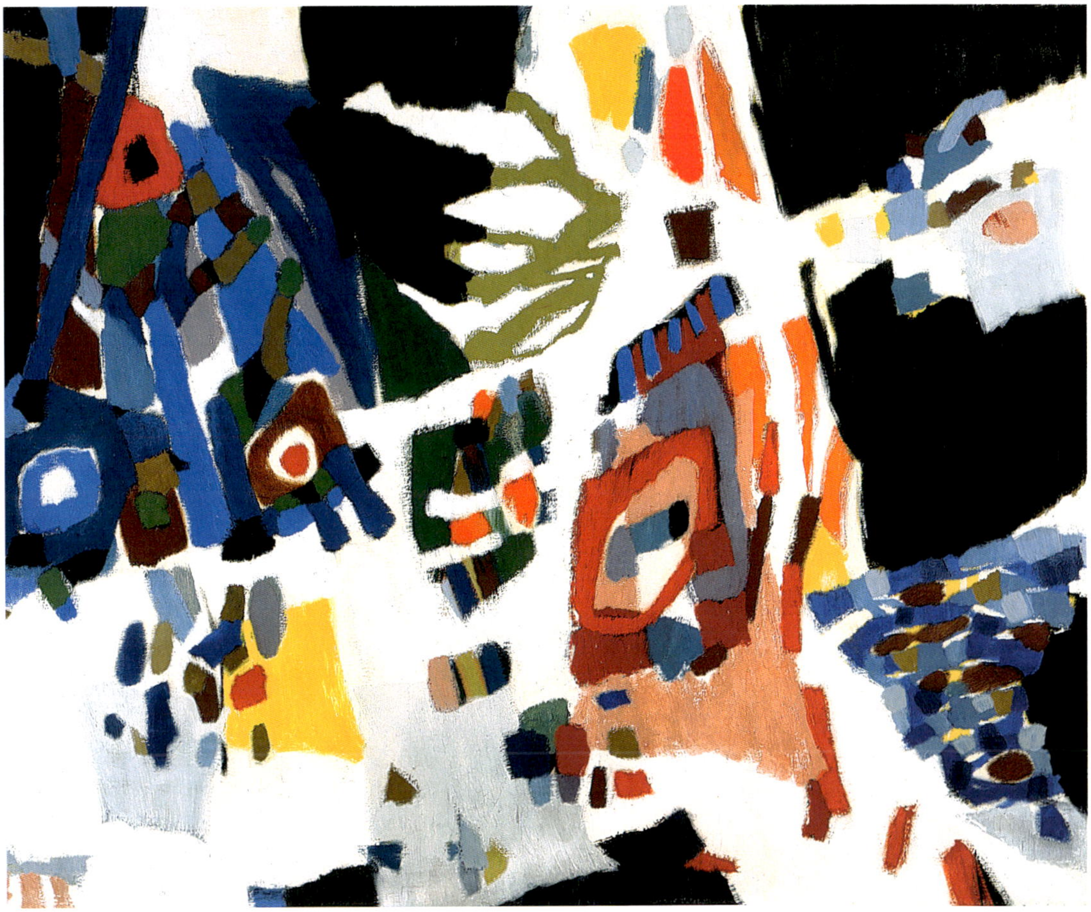

A5739

FRIEDA HUNZIKER
1908 – 1966

Compositie blauw-groen
Composition blue-green
c. 1955

Olieverf op doek
Oil on canvas
98 x 124 cm

Frieda Hunziker was van huis uit tekenlerares, een beroep dat ze naast haar kunstenaarsloopbaan haar hele leven bleef uitoefenen. Gedurende de jaren vijftig en zestig was Hunziker prominent aanwezig in de Nederlandse kunstwereld. Op belangrijke binnen- en buitenlandse tentoonstellingen exposeerde ze samen met kunstenaars als Piet Mondriaan en Karel Appel.

De omslag in haar werk valt ongeveer samen met de Tweede Wereldoorlog. Daarvoor werkte ze nog overwegend figuratief, maar na de oorlog wordt ze een groot pleitbezorgster van de abstracte kunst. In 1947, als het Amsterdamse Stedelijk Museum haar werk opneemt in een tentoonstelling van hedendaagse kunst, richt ze met de elf andere exposanten de groep Vrij Beelden op. De kunstenaarsvereniging verwerpt de traditionele figuratie en wil de abstracte en experimentele kunst van de jaren '20 nieuw leven inblazen. Hunziker ontpopt zich als een der meest actieve leden.

Zoals aan *Compositie blauwgroen* te zien is, springt haar kleurrijke en felle palet in deze periode van het doek af. De vlakverdeling is gevoelsmatig weergegeven en niet met een geometrische precisie. Tegen het einde van haar leven worden haar schilderijen nog dynamischer en minder geometrisch.

Frieda Hunziker was original an art teacher, a profession she pursued alongside her artistic career throughout her life. During the 1950s and 60s, Hunziker was a prominent presence in the Dutch art world. Her work was shown at important national and international exhibitions, together with that of luminaries such as Piet Mondrian and Karel Appel.

Her artistic turning point more or less coincided with the Second World War. Prior to that her work was predominantly figurative, but after the war she became a fervent advocate of abstract art. When the Amsterdam Stedelijk Museum included her work in an exhibition of contemporary art in 1947, she founded the group Vrij Beelden *together with her eleven fellow exhibitors. This artists' movement rejected traditional figuration and wanted to breathe new life into the abstract and experimental art of the 1920s: Hunziker emerged as one of its most active members.*

As Composition blue-green *clearly shows, her colourful and vivid palette in this period literally leaps off the canvas. The surface is divided into sections instinctively rather than with geometric precision. Towards the end of her life, her paintings became even more dynamic and less geometric.*

A5739

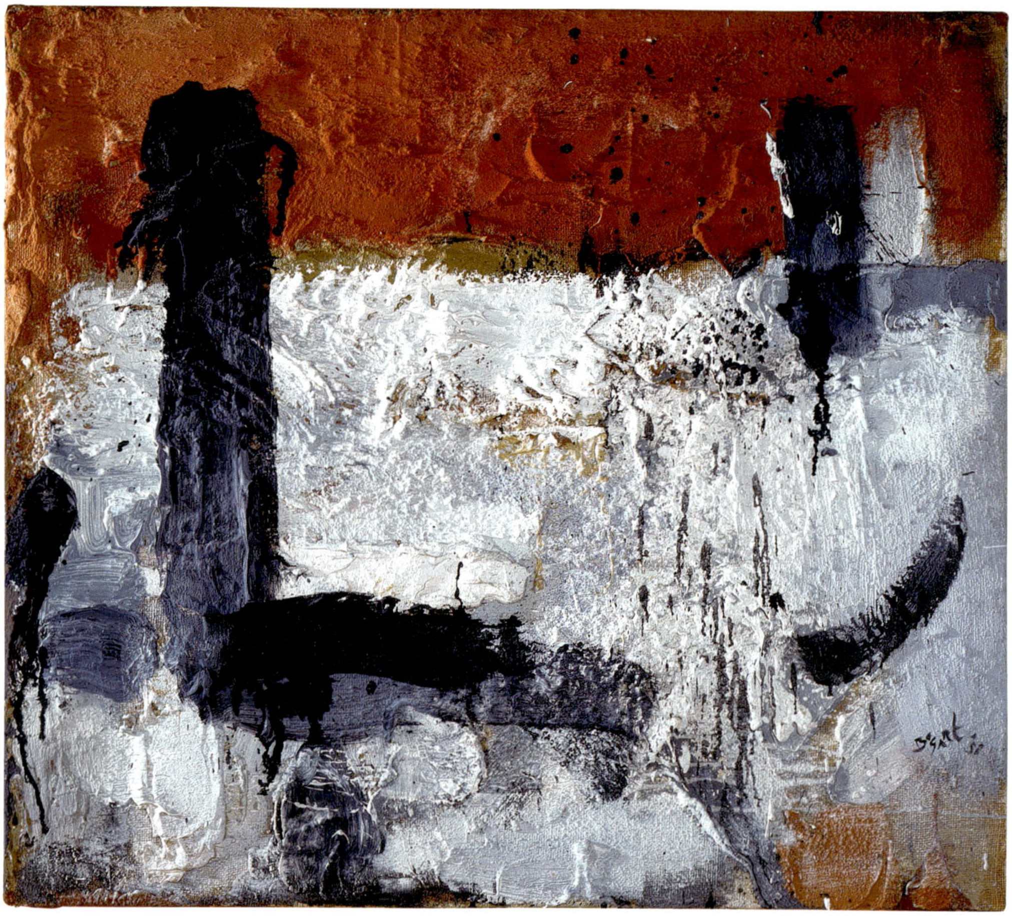

900140

BRAM BOGART
1921

Signe paysage
Country of birth
1958

Gemengde techniek op doek
Mixed technique on canvas
79 x 90 cm

Tussen Bram Bogart en zijn geboorteland heeft het nooit zo geboterd. Hoewel zijn werk al sinds de jaren zestig goed verkoopt in Frankrijk, Duitsland en Scandinavië, kwam de erkenning in Nederland niet eerder dan midden jaren tachtig.

Wat Bogart kenmerkt is zijn liefde voor de structuur van de verf en de 'schriftuur' van het schilderen. Al sinds de jaren vijftig, die hij in Parijs doorbracht, werkt hij met een taaie massa van met krijt en lijm aangelengde verf. Deze dikke pasta wordt als gips opgebracht. Door zijn fascinatie voor het éénkleurige vlak vond Bogart in 1958 aansluiting bij de 'informele' kunstenaars, waartoe ook Armando en Jan Schoonhoven behoorden.

Over zijn ontwikkeling zei de schilder decennia later: 'Na mijn Permeke-Van Gogh-periode heb ik begin jaren vijftig veel gewerkt met monochrome, grijze, bruine en zwarte tinten. Toen experimenteerde ik ook al met aardkleurige, structuurachtige materialen (...). Ik ben me steeds meer op de materie gaan richten.'

In *Signe paysage* worden de aardetinten van de achtergrond overstemd door enkele krachtige, zwart-grijze kalligrafische tekens, tegen een dik opgebracht wit vlak. De druipsporen geven de huid van het kunstwerk, toch al herinnerend aan een verweerde rotswand, nog meer uitdrukkingskracht.

Bram Bogart's relationship with the Dutch public has always been somewhat fraught. Despite his popularity in France, Germany and Scandinavia where his work has been selling well since the 1960s, it was to take until the mid-1980s before he would enjoy the same kind of recognition in the Netherlands.

Bogart's work is characterized by his love of the paint's structure and the 'statement' made by his paintings. Since the 1950s, which he spent in Paris, he has been working with a sticky paste, consisting of paint mixed with chalk and glue, that he slaps on the canvas like plaster. In 1958, Bogart's fascination for mono-coloured surfaces encouraged him to join forces with the 'informal' artists, who include Armando and Jan Schoonhoven in their ranks.

The painter was later to remark, 'After my Permeke-Van Gogh period in the early fifties I worked a great deal with monochrome, in shades of grey, brown and black. I was also experimenting at the time with naturally coloured, textured materials (...) I became more and more fascinated by the tools of the trade.'

In Signe paysage *the background, worked in natural shades, is dominated by a few powerful greyish-black calligraphic symbols, set against a thick white surface. The trail of drips makes the skin of this work even more expressive, conjuring up visions of a weather-beaten rock face.*

900140

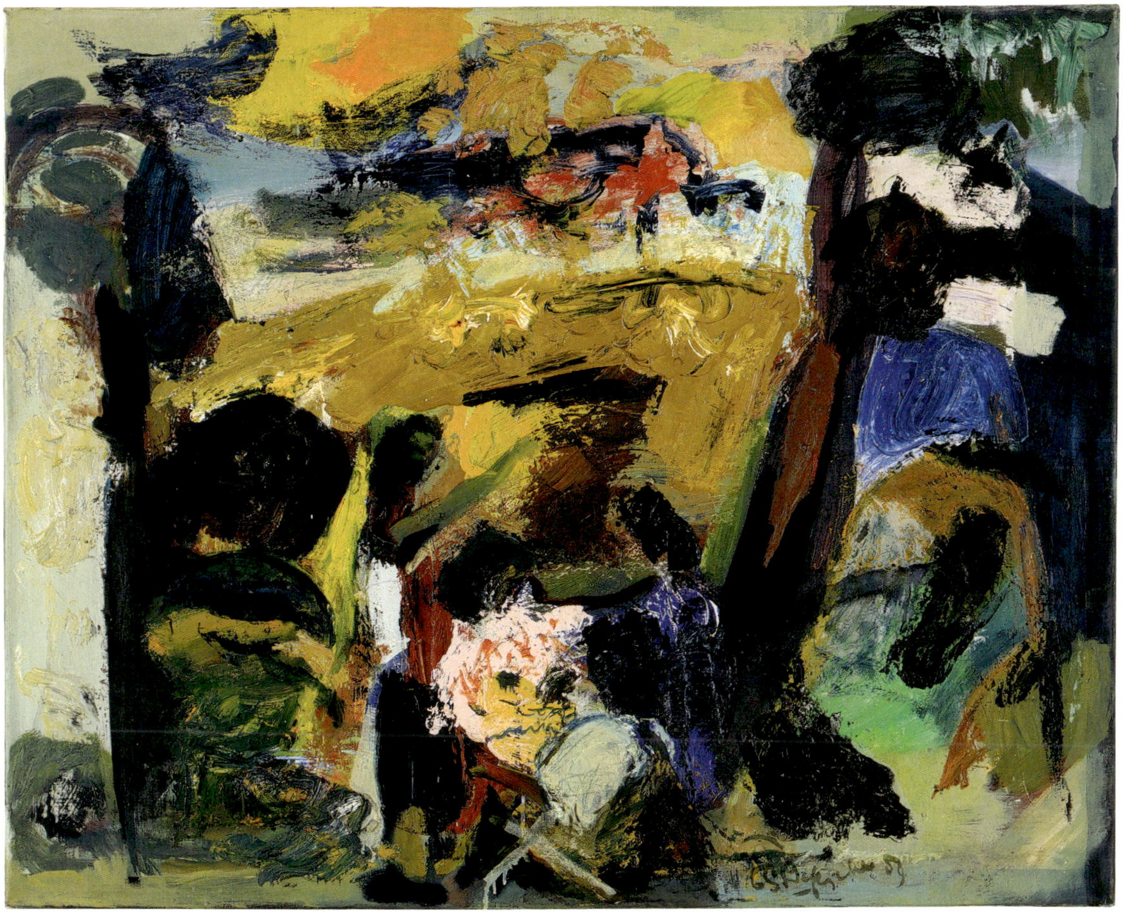

A8225

PIETER DEFESCHE
1921 – 1998

Het terras
The terrace
1959

Olieverf op doek
Oil on canvas
78 x 100 cm

Midden in de Tweede Wereldoorlog meldt de Limburgse schilder Pieter Defesche zich aan bij de Rijksakademie van Beeldende Kunsten in Amsterdam. Het Romantisch Expressionisme van de Limburgse school stempelt de beginfase van zijn schilderscarrière.

In de hoofdstad gaat het Defesche voorspoedig. In 1947 wordt hem de Koninklijke Subsidie voor de Schilderkunst toegekend en twee jaar later wint hij de Prix de Rome, eveneens een belangrijke aanmoedigingsprijs voor jonge kunstenaars. Evenmin als zijn Limburgse kompanen Ger Lataster en Jef Diederen sluit hij zich aan bij de Cobragroep die in deze jaren furore maakt. Defesche hangt sterk aan de figuratieve traditie.

Eind jaren vijftig wordt zijn stijl steeds vrijer en losser. Op *Het terras* herkennen we onder het midden van de compositie een terrastafel met figuren eromheen, maar verder heeft de kunstenaar hier de figuratie losgelaten. Defesche vindt in deze periode een eigen, naar abstractie tenderende beeldtaal. In de jaren zestig geeft hij de abstractie gaandeweg op om zich opnieuw tot de figuratie te wenden.

The Limburg painter Pieter Defesche enrolled at Amsterdam's Rijksakademie van Beeldende Kunsten (National Academy of Fine Arts) in the middle of the Second World War. Work from the beginning of his career is marked by the Romantic Expressionism of the Limburg School.

Defesche prospered in the Dutch capital. In 1947 he was awarded the Koninklijke Subsidie voor de Schilderkunst (Royal Subsidy for Painting) and two years later he won the Prix de Rome, both important incentives for young artists. Like his Limburg mates, Ger Lataster and Jef Diederen, Defesche did not join the Cobra group, which was all the rage at the time. Instead, he remained loyal to the figuration.

At the end of the 1950s his style became freer and looser. While figures can be distinguished around a table in the middle of The terrace*, there is no other form of figuration in this work. Defesche developed his own visual vocabulary tending toward abstraction in this period, which he gradually abandoned in favour of figuration once again in the 1960s.*

A8225

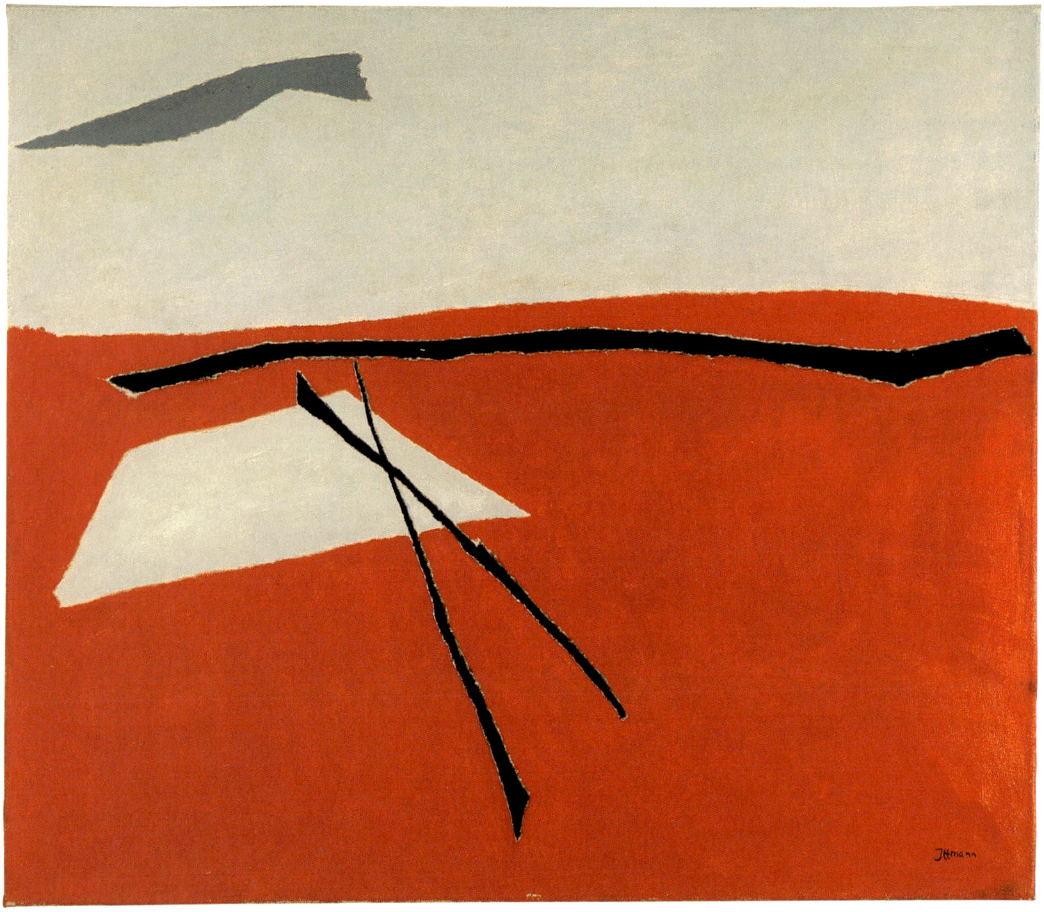

900217

HANS ITTMANN
1914 – 1972

Zonder titel
Untitled
Ongedateerd, undated

Olieverf op doek
Oil on canvas
80 x 95 cm

Hans Ittmann leek voorbestemd voor een juridische carrière, maar halverwege de jaren dertig brak hij zijn rechtenstudie af om zich volledig aan de kunst te wijden. Na een verblijf in Frankrijk, waar hij eind jaren veertig onder andere werkt op het atelier van de Russische beeldhouwer Ossip Zadkine, sluit hij zich in 1951 aan bij de kunstenaarsvereniging Creatie. Hij gaat abstracte beeldhouwwerken en schilderijen maken; scheppingen die bij de critici niet altijd in de smaak blijken te vallen.

In 1955 werpt hij zich op als een van de initiatiefnemers van de Liga (later: Stichting) Nieuw Beelden. De nauwe samenwerking van architecten, ontwerpers en kunstenaars die de Liga beoogt, vindt zijn uitdrukking in diverse gezamenlijke exposities. Ittmann en de andere leden, onder wie beeldhouwer André Volten, maken niet alleen kunstwerken. Ze nemen ook de vormgeving van de tentoonstellingen voor hun rekening, inclusief die van de vitrines.

Na 1950 houdt Ittmann op zijn werk te dateren. Waarschijnlijk heeft hij dit ongetitelde schilderij eind jaren vijftig gemaakt tijdens zijn Ligaperiode. In deze tijd is het vooral Kasimir Malevitch die hem inspireert. Net als de grote Russische schilder laat Ittman op zijn doeken steeds meer weg, maar in tegenstelling tot Malevitch geeft hij zijn vormen geen rechte hoeken. Bij hem doen ze vooral denken aan papiersnippers die op het linnen zijn neergedwarreld. In de jaren zestig zou de schilder terugkeren naar de figuratie die hij eerder vaarwel had gezegd.

Hans Ittmann seemed predestined to pursue a legal career. However, in the mid-1930s he abandoned his law studies to devote himself fully to art. After a sojourn in France, where he worked in the studio of the Russian sculptor Ossip Zadkine in the late 1940s, he joined the artists' association Creatie (Creation) in 1951. He began making abstract sculptures and paintings; creations that did not always find favour with the press.

In 1955 he appointed himself an initiator of the Liga (later: Foundation) Nieuw Beelden. The Liga's aim of forging close ties between architects, designers and artists was expressed in various joint exhibitions. Ittmann and the other members, including André Volten, not only produced works of art, they also designed the exhibitions, right down to the showcases.

Ittmann stopped dating his work after 1950. He probably made this untitled painting at the end of the 1950s during his Liga period. At that time he was particularly inspired by Kasimir Malevich. Like the great Russian artist, Ittman steadily omitted more and more from his compositions. However, in contrast to Malevich his shapes are not all right-angled; instead they more closely resemble snippets of paper that have fluttered down onto the canvas. In the 1960s the painter returned to figurative works, which he had earlier renounced.

900217

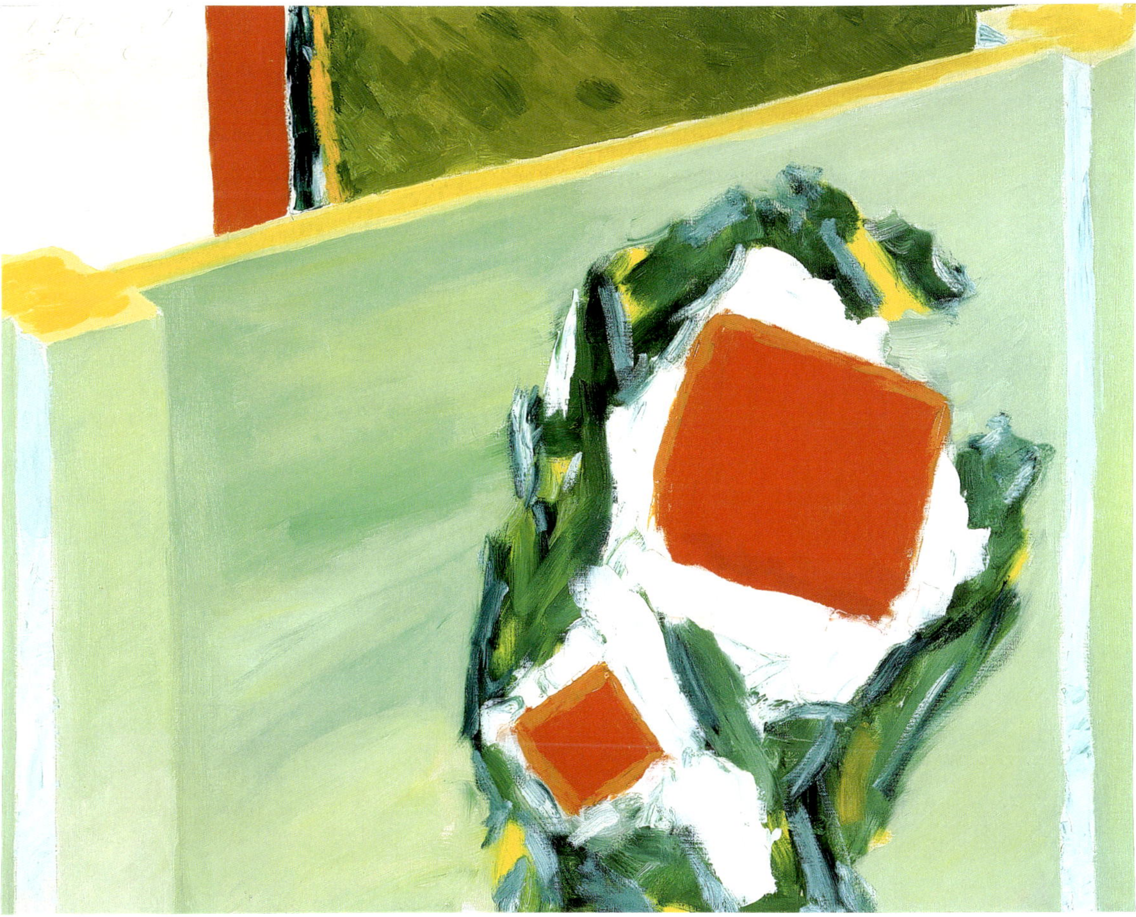

900102

ROGER RAVEEL
1921

Tuinmuurtje, rood vierkant en het wit van de leegte
Garden wall, red square and the white of emptiness
1964

Olieverf op doek
Oil on canvas
79 x 101 cm

Het werk van Roger Raveel is wel 'Belgische Pop Art' genoemd. In tegenstelling tot de Amerikaanse Pop Art-kunstenaars haalt Raveel zijn inspiratie echter niet uit de hectische wereld van metropolen en commercie. Liever zoekt hij die in zijn eigen omgeving, in het bijzonder zijn eigen tuin in het dorpje Machelen aan de Leie, waar hij al zijn hele leven woont. Het tuinhekje, een karretje, zijn vader – dat zijn Raveels onderwerpen.

Al in de vroege jaren vijftig, de bloeiperiode van Cobra, ontwikkelt hij een heel eigen schilderstijl. In zijn figuratieve taferelen verwerkt hij veelal een geometrisch vlak, liefst een vierkant. 'Het vierkant is de meest volmaakte vorm die de mens heeft bedacht, het herinnert aan geen enkele vorm uit de natuur', legt de schilder in een interview uit.

Daarmee baseert Raveel zich op de zichtbare werkelijkheid zonder in de gebruikelijke zin 'realistisch' te werken, zoals *Tuinmuurtje (...)* laat zien. Om die reden wordt zijn werk gerekend tot de Nieuwe Figuratie, evenals dat van bijvoorbeeld Reinier Lucassen, Ettiene Elias en Raoul de Keyser. Met deze drie geestverwanten beschildert hij in de jaren zestig de keldergangen van het kasteel in Beervelde, en gezamenlijk weten ze een hele nieuwe generatie kunstenaars te inspireren.

'Belgian Pop Art' is how Roger Raveel's work is sometimes described. But in contrast to American Pop Artists, Raveel doesn't derive his inspiration from the hectic world of commerce or the metropolis. He prefers to seek it in his immediate environment and especially in his own garden in the village of Machelen on the Leie, where he has lived his whole life. The garden fence, a wheelbarrow, his father – these are Raveel's subjects.

In the early 1950s, when the Cobra group was flourishing, Raveel had already developed his own personal style of painting. He generally incorporates a geometric plane, preferably a square, into his figurative scenes. 'The square is the most perfect shape that has been invented – there's nothing like it in nature,' the painter once explained in an interview.

Thus Raveel bases his work on visible reality without being 'realistic' in the usual sense of the word. The work here, Garden wall (...) *provides a clear illustration of this. It explains why his work is labelled New Figurative, along with the paintings of, for instance, Reinier Lucassen, Ettiene Elias and Raoul de Keyser. In the 1960s, together with these three artists, he painted the corridors in the cellars of Beervelde Castle. Together they have been the inspiration for a whole new generation of artists.*

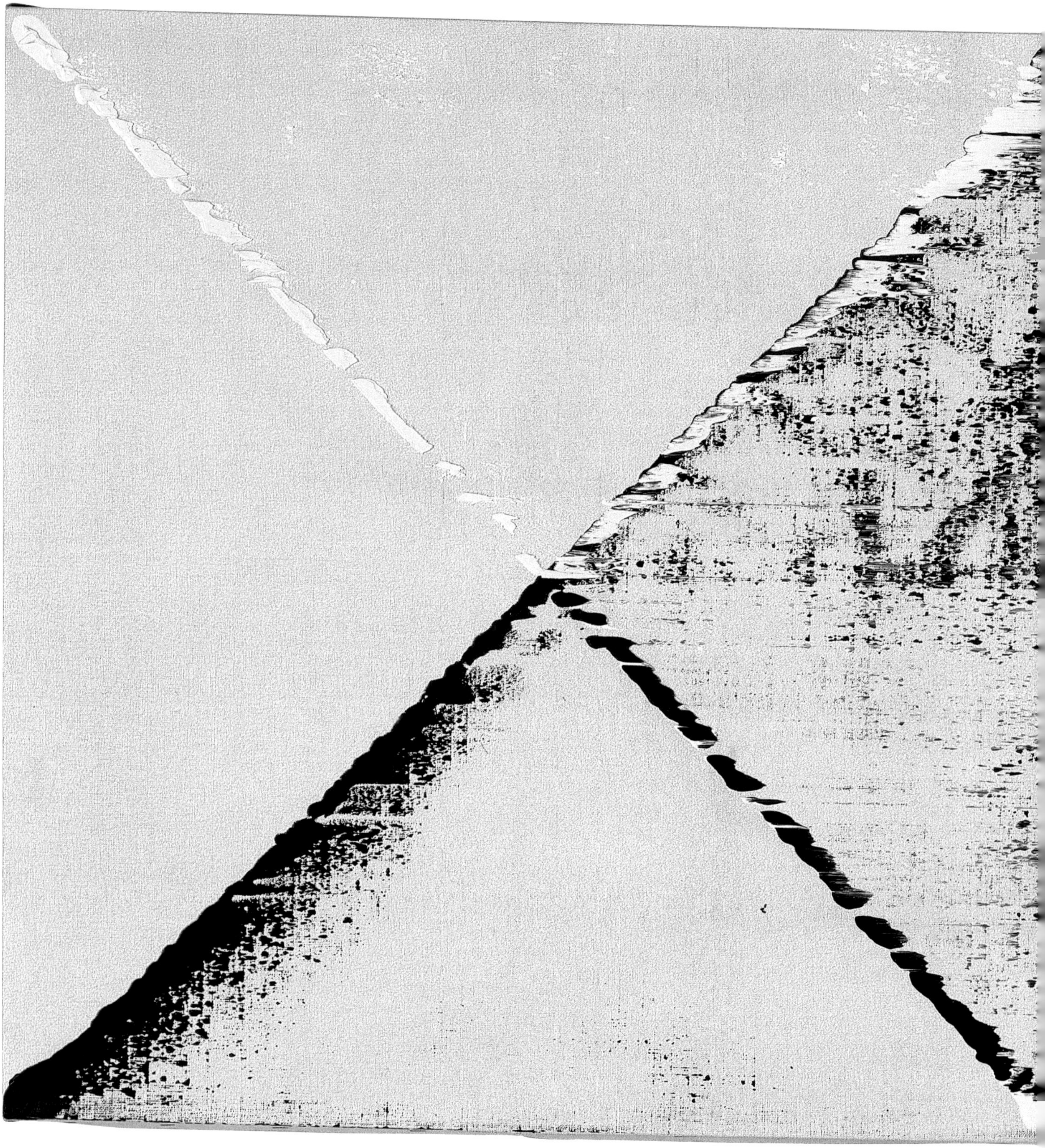

900175

ROB VAN KONINGSBRUGGEN
1948
<<

Zonder titel
Untitled
1975

Olieverf op doek
Oil on canvas
120 x 60 cm

Rob van Koningsbruggen verwerft zijn grootste bekendheid in de jaren zeventig. Geïnspireerd door zijn grote voorbeeld Jan Schoonhoven maakt hij vanaf 1970 tekeningen en schilderijen waarin eenvoudige vormen of triviale teksten zo vaak worden herhaald, dat ze samenklonteren tot zelfstandige structuren.

Als het Stedelijk Museum zijn werk in 1975 wil opnemen in de tentoonstelling Fundamentele schilderkunst, weigert Van Koningsbruggen. Hij voelt zich meer een conceptueel dan een fundamenteel kunstenaar. 'Een kunstwerk wordt altijd gedragen door een idee', legt hij uit. 'Als dat goed is, is het een mooi werk.'

Met ijzeren consequentie voert hij die zienswijze door in de zogenoemde 'geschoven schilderijen', vervaardigd tussen 1974 en 1979. Door twee doeken met olieverf te bestrijken en ze langs elkaar heen te schuiven, creëert Van Koningsbruggen voorstellingen die als het ware zichzelf schilderen. Een van de resultaten is dit ongetitelde werk uit 1975.

In de jaren tachtig zet hij een punt achter zijn conceptuele werkwijze en keert hij terug naar kwast en doek.

Rob van Koningsbruggen made a reputation for himself in the 1970s. From then onwards, inspired by his great hero Jan Schoonhoven, he made drawings and paintings in which simple shapes and trivial texts were repeated so often they gelled into independent structures.

In 1975 the Stedelijk Museum Amsterdam wanted to include his work in their Fundamental Painting exhibition, but Van Koningsbruggen turned them down. He felt he was more of a conceptual than a fundamental artist. 'A work of art is always borne on the wings of an idea,' he explained. 'If the idea is good, it is a fine piece of work.' With rock-hard consistency he carried through this way of thinking in the so-called 'sliding paintings', made between 1974 and 1979. By coating two canvases with oil-paint and then sliding them past one another so the paint moved from one to the other, Van Koningsbruggen created pictures that – as it were – painted themselves. One of the results is this untitled work from 1975.

In the 1980s he waved farewell to his conceptual working method and returned to brush and canvas.

900175

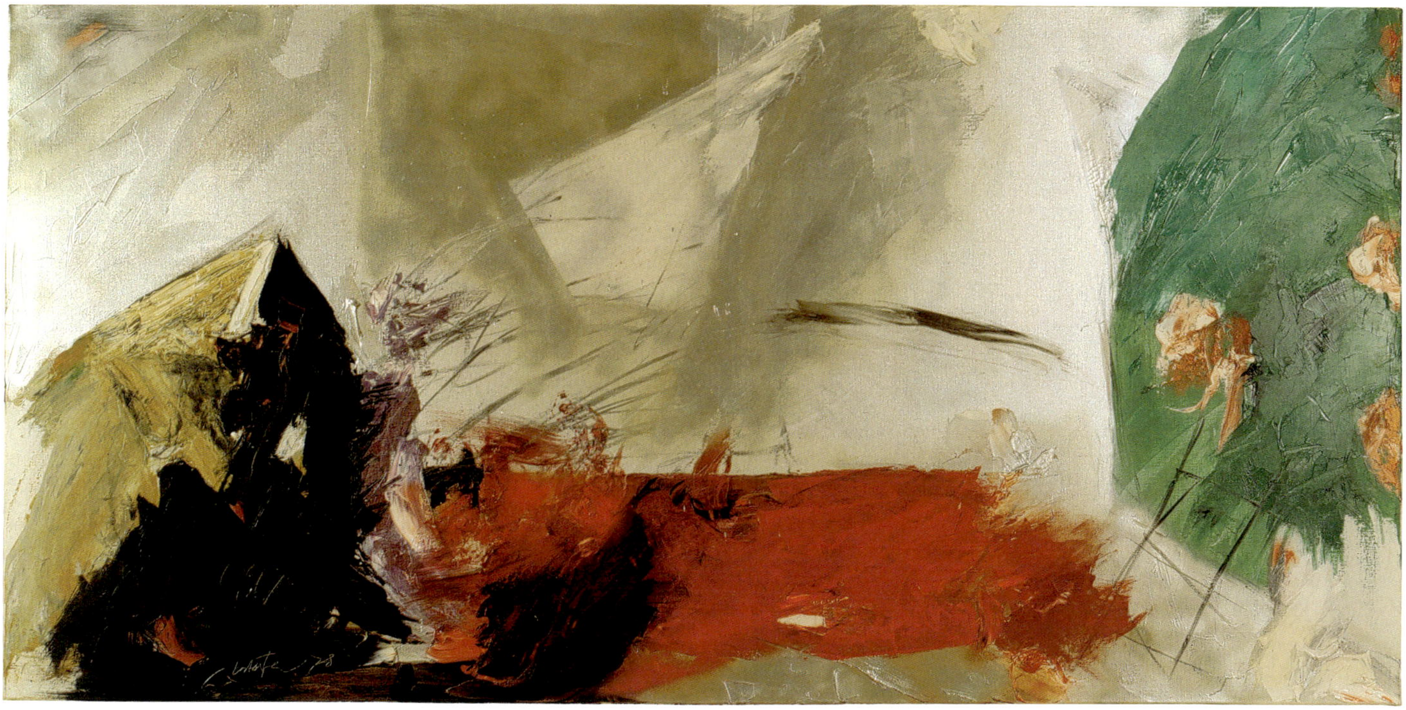

GER LATASTER
1920

Het pad gaat over rozen
The path is a bed of roses
1978

Olieverf op doek
Oil on canvas
100 x 205 cm

Vanwege het ruige verfgebruik wordt Ger Latasters vroege werk vaak vergeleken met dat van de Cobragroep. Maar in tegenstelling tot de Cobrakunstenaars zet Lataster zijn composities weloverwogen op het doek, verre van – zoals Karel Appel zijn eigen werkwijze omschreef – 'maar wat aan te rotzooien'. Bovendien is zijn uitgangspunt anders. Lataster schildert vanuit de werkelijkheid en laat zich beïnvloeden door politiek en natuur. Als hij halverwege de jaren vijftig zijn eigen abstract-expressionistische stijl vindt, breekt hij zowel nationaal als internationaal door.

Ook in de jaren zeventig, als de schilderkunst allerwegen wordt doodverklaard, blijft hij trouw aan het schilderij. Lataster ontdekt het plastic en verwerkt dat in zijn doeken, waardoor ze iets weg krijgen van Jaap Wagemakers materieschilderkunst. Als hij het plastic weer achter zich heeft gelaten, gaat hij monumentaler werken. Uit deze tijd stamt *Het pad gaat over rozen*. Ondanks de dynamiek die het uitstraalt oogt het niet wanordelijk, en in die zin kan het kenmerkend voor zijn oeuvre worden genoemd.

Because of the coarse application of paint, Ger Lataster's early work is often compared to that of the Cobra group. However, in contrast to the Cobra artists, Lataster's compositions are well-considered, and far removed from – as Karel Appel described his own working method – 'just messing about'. Moreover, his point of departure is different: Lataster paints from reality and is inspired by politics and nature. He experienced his break-through both nationally and internationally in the 1950s, when he found his own Abstract Expressionist style.

In the 1970s, when the art of painting was unanimously declared dead, he remained faithful to his paint brushes. Lataster discovered plasticity and incorporated it in his works, which thus became reminiscent of Jaap Wagemaker's mixed media art. He subsequently abandoned plasticity and began working in a more monumental idiom. It is in this period that he produced The path is a bed of roses. *Despite its dynamism the painting is not chaotic, and in this regard may be considered characteristic of his oeuvre.*

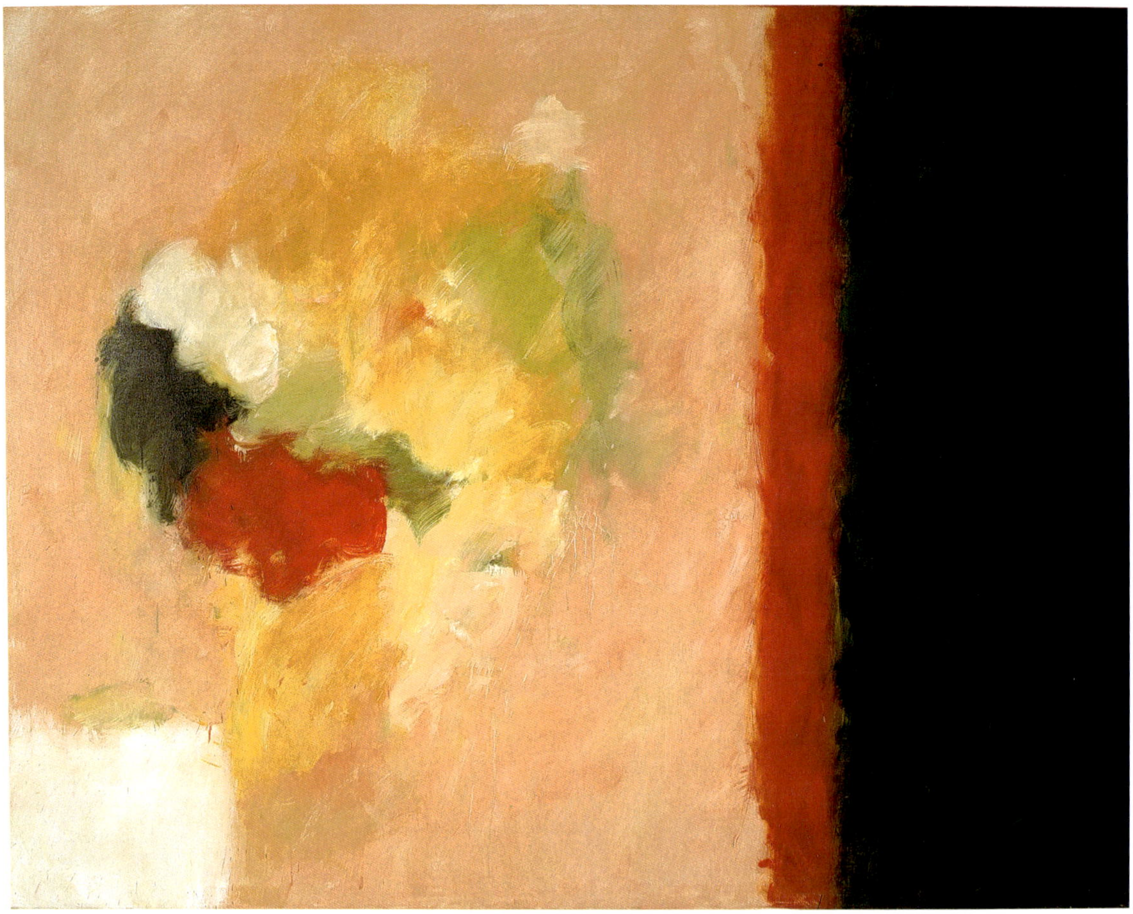

043173

EUGÈNE BRANDS
1913 – 2002

Daybreak
Daybreak
1978

Olieverf op doek
Oil on canvas
150 x 190 cm

Eugène Brands schilderde op gevoel. Hij begon nooit met een vastomlijnd plan aan een nieuw doek, maar vond zijn weg al schilderend. Natuur en heelal vormden zijn belangrijkste inspiratiebronnen. Brands was gefascineerd door de notie van de kosmische cirkelgang: alles in de kosmos stroomt ('panta rei'), maakt onophoudelijke verandering door en is met elkaar verbonden. In Daybreak uit 1978 wordt die voortdurende herhaling gesymboliseerd in de zon, die elke dag opkomt en weer ondergaat.

Daybreak verschilt van Brands' eerdere werk uit de jaren vijftig, dat beïnvloed is door de Cobrabeweging. In de jaren zestig en zeventig ontwikkelde de kunstenaar een meer vloeiende manier van schilderen. Het beeld werd onscherp, het kreeg iets wolligs en 'vegerigs', zoals dit schilderij laat zien. Dat effect bereikte hij door zijn olieverven steeds verder te verdunnen, tot de verf ging druipen of spatten. Tot op hoge leeftijd bleef Brands, geïnspireerd door de steeds veranderende natuur, zijn techniek verder ontwikkelen.

Eugène Brands allowed his feelings to govern his painting. He did not start off on a new canvas with a carefully delineated plan, but found his feet during the process of painting. Nature and the universe were his chief sources of inspiration. Brands was fascinated by the notion of the circular course of the cosmos as everything in it flows ('panta rei'), *is in a process of continuous transformation and is linked together in some way. In* Daybreak *from 1978 this constant recurrence is symbolized in the sun, which rises and sets each day.*

Daybreak *is different from Brands's earlier works from the 1950s which were influenced by the Cobra group. In the 60s and 70s he developed a more fluent style of painting: the picture is out of focus, it has a woolly and 'brushed' quality, as this painting shows. He achieved this effect by diluting his oils to such a consistency that the paint started to drip or splash. Inspired by nature's never-ending flux, Brands carried on developing his technique to a ripe old age.*

043173

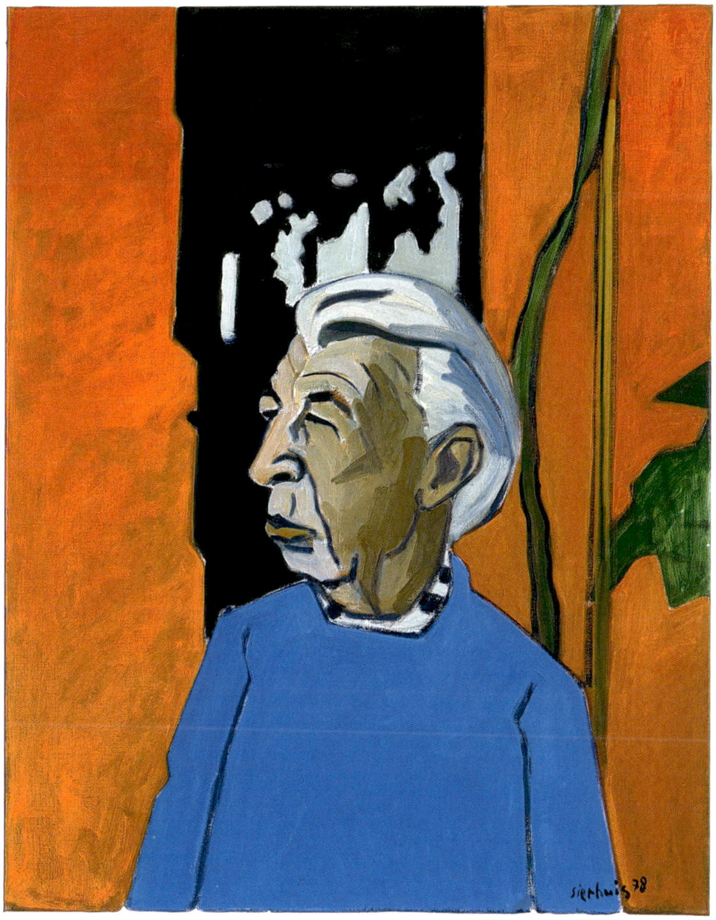

010686

JAN SIERHUIS
1928

Portret 'Willem Sandberg'
Portrait 'Willem Sandberg'
1978

Olieverf op Doek
Oil on canvas
100 x 80 cm

Jan Sierhuis is schilder in hart en nieren. Opgroeiend in een onbemiddeld Amsterdams gezin verdiende hij al jong wat bij met de verkoop van talloze zelfgemaakte schilderijtjes en beschilderde tegels. Een hoge productie zou ook in zijn professionele loopbaan een van zijn handelsmerken worden. Sierhuis schildert zo'n veertig tot vijftig doeken per jaar, in felle kleuren en – dat geldt zeker voor zijn vroege werk – met veel verf.

Na de oorlog raakt hij, niet gehinderd door zijn jeugdige leeftijd, bevriend met de leden van de Cobra-groep. Hoewel de Cobra-schilders hem beïnvloeden, blijven de fantasiewezens uit hun werk in het zijne achterwege. Liever schildert hij vrouwen en gezichten.

Dit portret van Willem Sandberg, twee decennia lang directeur van het Stedelijk Museum, stamt uit 1978. Het was Sandberg die de Cobra-groep in 1949 voor het eerst liet exposeren en die het werk van Sierhuis al in een vroeg stadium aankocht. Tegen interviewster Bibeb liet Sierhuis zich twee jaar voor de totstandkoming van het portret ontvallen: 'Een van de mensen waar ik altijd een waanzinnig goed contact mee heb gehad is Sandberg. Die hoeft geen fratsen te maken, die is zichzelf.'

Jan Sierhuis is every inch a painter. As a boy, growing up in an impecunious Amsterdam family, he earned himself an extra penny by selling quantities of small self-produced pictures and painted Dutch tiles. Prolific production was to become his trademark in his later career. Sierhuis painted about forty or fifty canvases a year, in vivid colours, using – certainly in his early work – large quantities of paint.

After the Second World War, despite his young age, he became friends with members of the Cobra group of painters. Although their influence may be found in his work, the fantasy creatures seen in Cobra paintings are absent from Sierhuis's. He prefers to paint women and people's faces.

This portrait of Willem Sandberg, director of the Amsterdam Stedelijk Museum for about twenty years, dates from 1978. It was Sandberg who in 1949 mounted the first exhibition of Cobra work and who also bought Sierhuis's paintings early in his career. In an interview with the Dutch journalist Bibeb two years before this portrait was made, Sierhuis happened to mention: 'One of the people that I've always got on well with is Sandberg. He doesn't go in for pooh-hah, he's just himself.'

010686

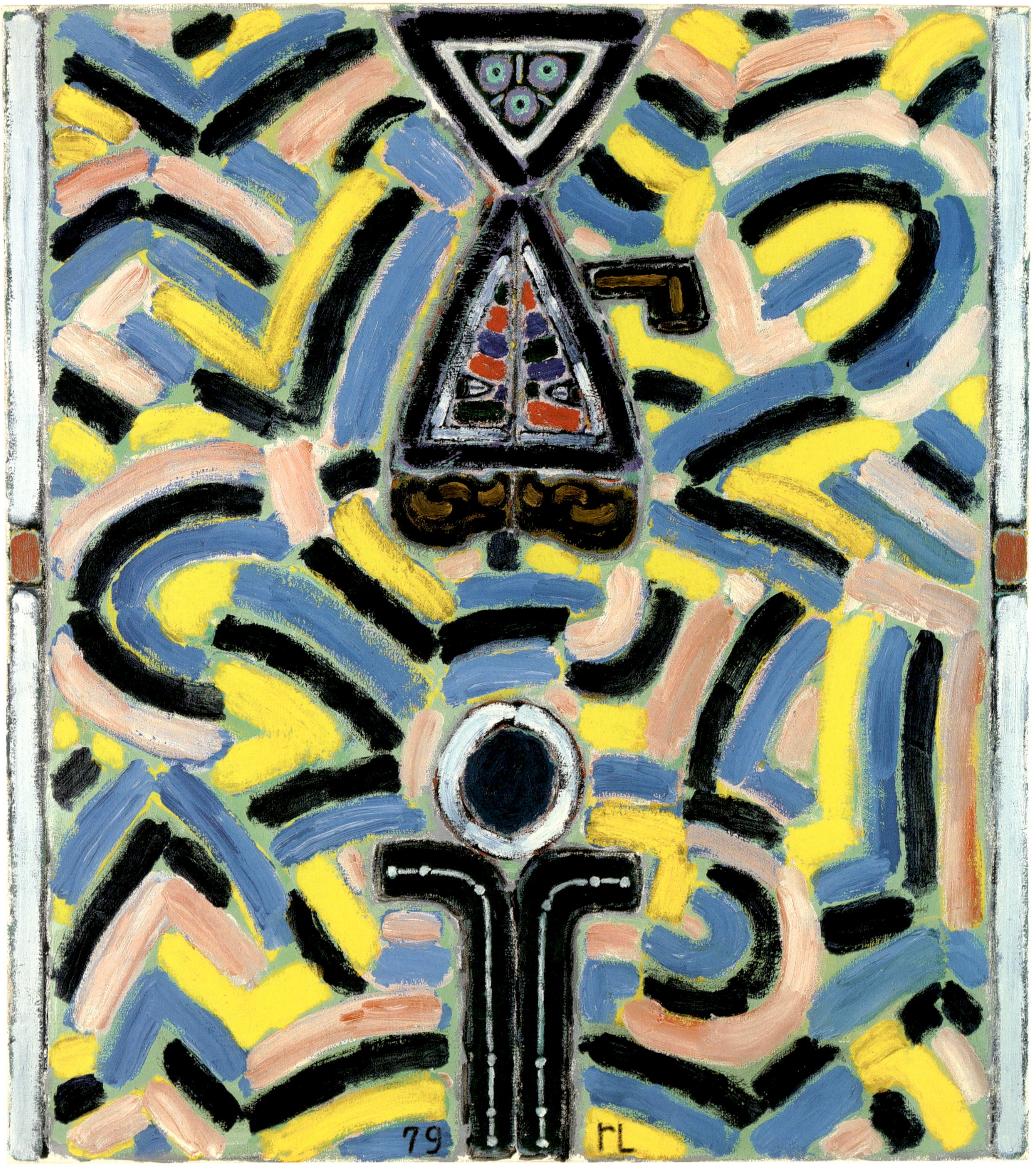
79
rL

010463

REINIER LUCASSEN
1939

Portret van een Duitse Art Maler
Portrait of a German Art Painter
1979

Acrylverf op doek
Acrylic on canvas
110 x 100 cm

Het werk van Reinier Lucassen wordt gerekend tot de Nieuwe Figuratie, net als dat van bijvoorbeeld Roger Raveel. In zijn vroege schilderijen uit de jaren zestig en zeventig verwerkt Lucassen diverse stijlen uit de kunstgeschiedenis. Hij zoekt naar een synthese tussen figuratief en niet-figuratief schilderen. Tot de bekendere werken uit deze periode behoort zijn versie van *De kus*, in de geschiedenis van de kunst een populair onderwerp.

Critici hebben het smalend over het 'citeren' van Lucassen, maar voor het klakkeloos overnemen van oudere stijlelementen voelt hij nu juist niets. Zelf spreekt de kunstenaar dan ook nadrukkelijk van 'interpreteren'. Als het gebruik van stijlcitaten met de opkomst van het postmodernisme *bon ton* wordt, slaat hij een andere weg in.

Het *Portret van een Duitse Art Maler* is een overgangswerk in zijn oeuvre. Met dit schilderij verwijst hij naar de Duitse expressionisten van de jaren twintig, zoals Erich Heckel. Evenals Heckel gebruikt Lucassen felle kleuren, sommige zelfs met een fluorescerende werking. Rond de jaren tachtig laat hij de figuratie steeds meer los en gaat hij soberder werken. Terwijl de formaten van zijn schilderijen kleiner worden, doet een symbolische beeldtaal haar intrede.

Reinier Lucassen is numbered among the painters of the New Figurative style, as is Roger Raveel. In his early work from the 1960s and 70s Lucassen made use of diverse styles from former periods in art history. He went in search of a synthesis between Figurative and non-Figurative painting. Among Lucassen's better-known pieces from this period is his version of The Kiss *– a popular subject for artists down the ages.*

Critics speak scornfully about his 'borrowings' but he is certainly not interested in simply copying older elements of style. He prefers to use the term 'interpretation'. And when in the post-modern period it becomes the done thing to use stylistic quotations in one's work, Lucassen takes another road.

The Portrait of a German Art Painter *represents a transition in his oeuvre. With this painting he refers to the German Expressionists of the 1920s, such as Erich Heckel. Like him, Lucassen makes use of blazing colours, which at times even give a fluorescent effect. Sometime in the 1980s he gradually relinquished figuration and his work became more austere. And as his paintings grew smaller in size, a symbolic visual language made its appearance.*

010463

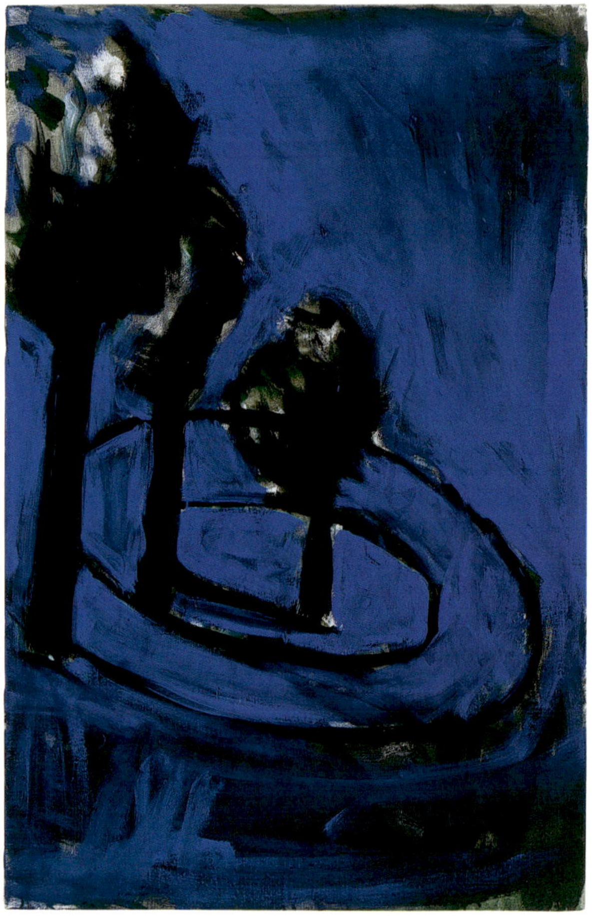

010393

PIET DIELEMAN
1956

Zonder titel
Untitled
1982

Acrylverf op doek
Acrylic on canvas
90 x 60 cm

Twee jaar nadat hij de Academie voor Beeldende Kunsten in Rotterdam had afgerond, maakte Piet Dieleman dit schilderij. Zoals alle werken uit zijn begintijd bergt het zowel abstracte als figuratieve kenmerken in zich. De bomen zijn nog als bomen herkenbaar, maar daar is dan ook alles mee gezegd. Het doek maakt een verstilde, naar binnen gekeerde indruk. Diepblauw, nachtelijk zwart en donkerbruin zijn de kleuren waar Dielemans voorkeur in deze periode naar uitgaat. Toch ogen zijn werken niet donker: de schilder is traditioneel genoeg om graag en veel met licht te spelen.

Eind jaren tachtig beginnen er fellere kleuren op te duiken. Dan vervaardigt hij bijvoorbeeld een reeks vierkante, gipsen blokken met gaten erin, die hij uitbundige tinten geeft. In een later stadium 'vertaalt' hij de beelden naar het platte doek, waarbij de gaten wit worden en de kleuren effen.

Naast schilder is Dieleman altijd fotograaf gebleven. Niet voor niets liet hij zijn opleiding in de Beeldende Kunsten voorafgaan door een opleiding fotografie. In zijn fotowerk is het thema licht minstens zo belangrijk als in zijn schilderijen. Hij slaagt erin voorbeeldig vast te leggen hoe het licht een boomstam kleurt, hoe het door kieren naar binnen valt. Door de speciale manier waarop hij zijn foto's afdrukt, krijgen ze een nog schilderachtiger karakter.

Piet Dieleman made this painting two years after finishing the Rotterdam Academy of Fine Arts. Just like all his early work it includes both abstract and figurative distinguishing characteristics. The trees are still recognizable as trees, but they are the only identifiable feature. The canvas makes a tranquil, introspective impression. Deep blue, pitch black and dark brown were Dieleman's favourite colours in this period. Despite these hues his work does not look dark: the painter is traditional enough to use the play of light in large doses.

In the late 1980s more vivid colours start to appear, such as a series of square, plaster of Paris blocks with holes in them, which he paints in exuberant tints. At a later stage he 'translates' these images onto a flat surface, making the holes white and the colours uniform.

As well as being a painter Dieleman always remained a photographer. His study of photography, undertaken before he did the Fine Arts course, was to serve him well. In his photographic work the theme of light is just as important as in his paintings. His success in capturing the way light colours a tree trunk and the way it bursts through its cracks is a shining example of how it should be done. The special way in which he prints his photographs gives them an even greater picturesque quality.

010393

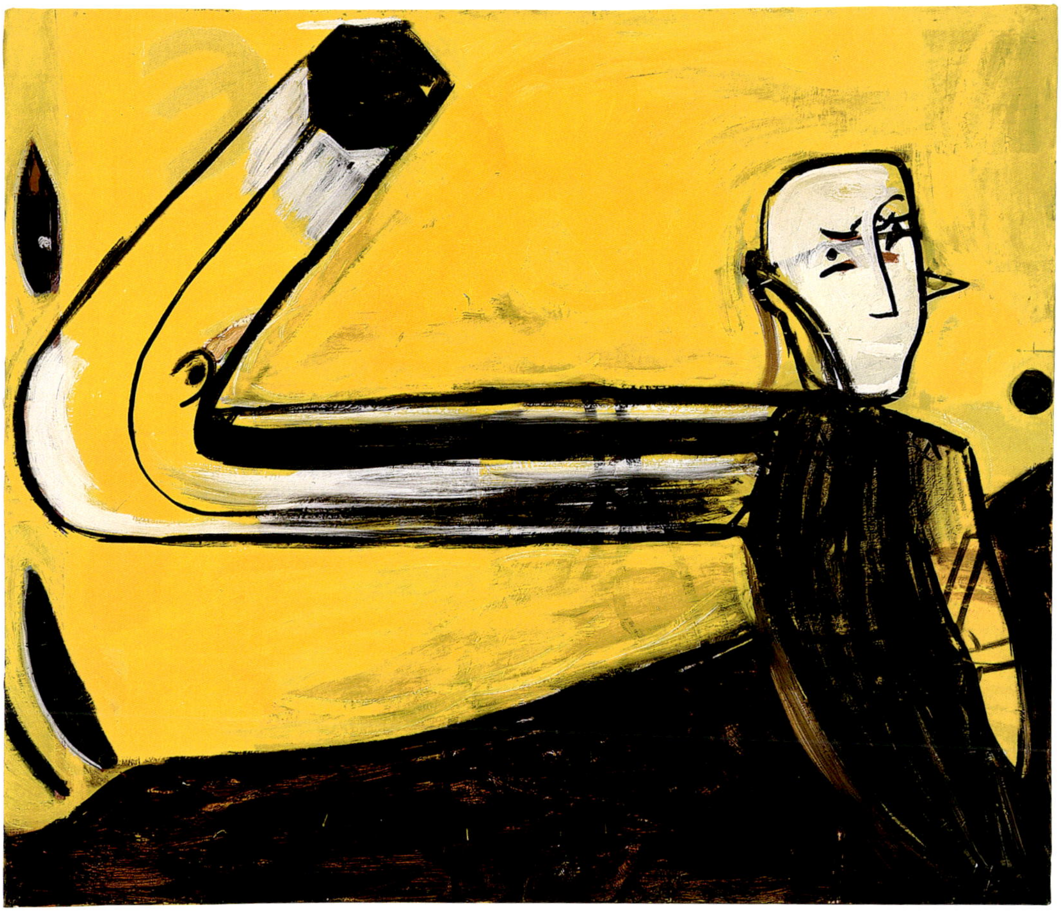

010379

KARS PERSOON
1954

De Dappere
The Valiant
1982

Acrylverf op doek
Acrylic on canvas
100 x 120 cm

Kars Persoon is een schilder van ideeën: bij hem staat de kunst in dienst van de betekenis. Zijn werk is te beschouwen als een voortdurende zoektocht naar de relatie van de mens met zichzelf en zijn omgeving.

Begin jaren tachtig behoort hij tot het rijtje vaste exposanten van de bekende Amsterdamse galerie *The Living Room*. Met zijn provinciegenoten annex mede-exposanten Peter Kantelberg en René Daniëls wordt hij in deze periode gerekend tot de 'Brabantse School', een groep die zich onderscheidt door een expressieve, overwegend figuratieve beeldtaal met sterk surreële elementen. Persoon trekt de aandacht met emotionele schilderijen vol beweging en lawaai, zoals het hier afgebeelde *De Dappere*. Zijn taferelen ogen herkenbaar, zonder een duidelijke boodschap uit te dragen. Stuk voor stuk doen ze een sterk beroep op de verbeelding van de toeschouwer.

De jaren negentig brengen een verstilling in zijn werk. Tegen de millenniumwisseling kenmerken zijn schilderijen zich door statische figuren en een haast plichtmatige beheersing, maar de thematiek blijft onveranderd.

Kars Persoon is a painter of ideas: for him art is subservient to meaning. His work can be seen as an unremitting quest of man's relationship with himself and with his inner environment.

In the early 1980s he belonged to the ranks of artists whose work was on permanent show at the well-known Amsterdam art gallery The Living Room. *With his fellow exhibitors Peter Kantelberg and René Daniëls, all hailing from the same Dutch province, he was counted as belonging to the 'Brabant School', a group that stands out due to its expressive, predominantly figurative, visual language with highly surreal elements. Persoon attracts attention with emotional paintings full of movement and noise, like the one depicted here,* The Valiant. *His pictures look familiar, without sending out a clear message. Each and every one of them makes great demands on the imagination of the spectator.*

The 1990s were to bring tranquillity to his work. At the turn of the new century his paintings can be characterized as showing static figures and almost perfunctory control; the themes, however, have stayed the same.

010379

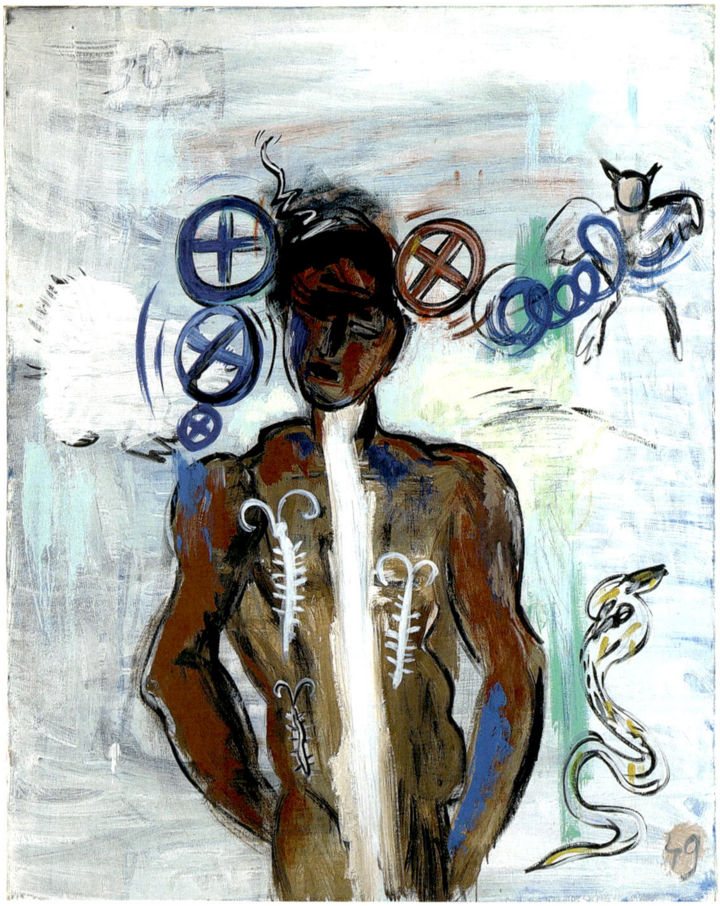

010476

JOHN VAN 'T SLOT
1949

Zonder titel
Untitled
1982

Olieverf op doek
Oil on canvas
160 x 130 cm

'Een ouderwetse schilder', zo betitelt John van 't Slot zichzelf met een vleugje ironie. Bij Van 't Slot hebben traditioneel schilderkunstige kwaliteiten zoals verfbehandeling en compositie altijd in hoog aanzien gestaan. Ten tijde van *Zonder titel* wordt de kunstenaar in één adem genoemd met vakbroeders als Henk Visch en René Daniëls, wier schilderijen net als de zijne een nieuwe, 'wilde' vorm van expressionisme laten zien.

De inspiratie voor zijn werken haalt Van 't Slot uit zeer diverse bronnen, van Unicef-kerstkaarten tot tekeningen van Picasso en van primitieve volkskunst tot de tekenfilms van Walt Disney. Ontroering is het sleutelwoord, en die ontroering vindt hij evenzeer in Bambi-op-het-ijs als in de landschappen van Vincent van Gogh.

Zonder titel behoort tot de voorstellingen die hij intuïtief en al werkend creëert, zonder dat er een schets of een bepaald idee aan ten grondslag ligt. Van wat het doek uiteindelijk laat zien, kan hoogstens worden gezegd dat het voortvloeit uit zijn persoonlijke historie.

'An old-fashioned painter', is the way John van 't Slot refers to himself, not without a hint of irony. For Van 't Slot traditional artistic qualities like the application of paint, and composition, have always been of paramount importance. During the period when Untitled *was made the artist's name was associated with colleagues like Henk Visch and René Daniëls, whose paintings, like his, show a new, 'wild' form of Expressionism.*

Van 't Slot finds inspiration for his works in very varied sources, from Unicef Christmas cards to drawings by Picasso and from primitive folk art to Walt Disney cartoons. Poignancy is the key, and he is as likely to be moved by Bambi-on-ice as by one of Vincent van Gogh's landscapes.

Untitled *belongs to the group of pictures he created intuitively on the spot, without using a sketch or a specific idea as a basis. The most that can be said about what can be seen on the canvas is that it derives from events in his personal life.*

010476

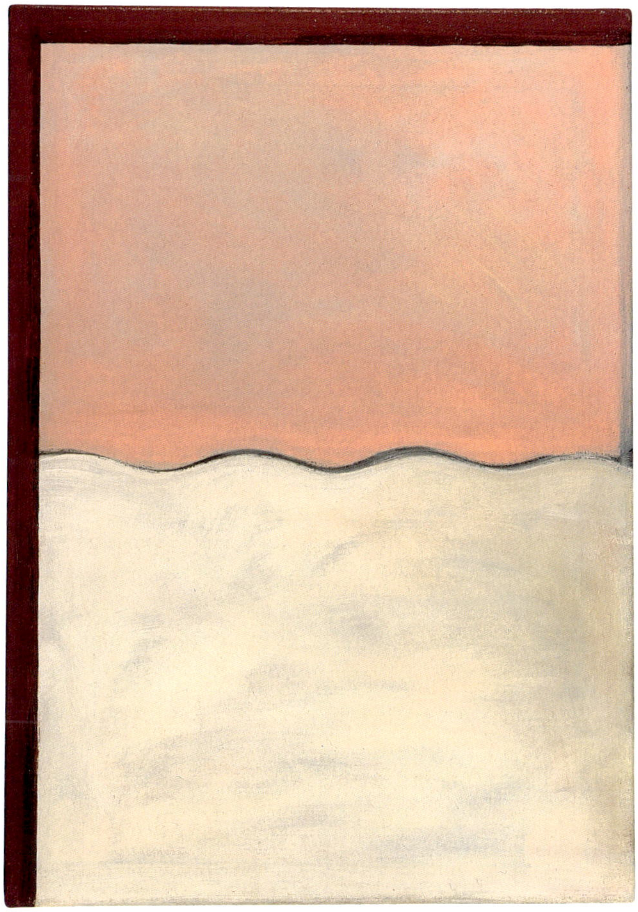

109130

BART DOMBURG
1957

Zonder Titel
Untitled
1985

Olieverf op doek
Oil on canvas
70 x 50 cm

Bart Domburg, autodidact, begint zijn carrière als schilder van sterk geëngageerd figuratief werk. Aanvankelijk levert hij commentaar op historisch-politieke gebeurtenissen via een combinatie van beeld en tekst. Zijn bekendheid vergaart Domburg midden jaren tachtig met zorgvuldig gecomponeerde, abstracte doeken, rustig van toon en met stille verwijzingen naar de landschapsschilderkunst.

In 1989 richt hij samen met Peter Klashorst, Jurriaan van Hall en Ernst Voss het collectief *After Nature* op, dat direct vanaf de totstandkoming van grote invloed is op de schilderkunst in Nederland. Wars van conceptualiteit en intellectualisering maken de *After Nature*-schilders furore met brutaal, bont-figuratief werk, waarin de nadruk ligt op het portret en op directe communicatie met de beschouwer.

Na de ontbinding van *After Nature* in '92 produceert Domburg gedurende een aantal jaren overwegend portretten. Als hij in de tweede helft van hetzelfde decennium naar Berlijn verhuist, is zijn aandacht verschoven naar het landschap. Zoals een schilder in een portret de persoonlijkheid van zijn subject probeert vast te leggen, lijkt Domburg in zijn eenzame landschappen op zoek naar de ware aard van deze of gene plek. Fijn van toets en transparant geschilderd als ze zijn, met een virtuoze verdeling van licht en schaduw, maken zijn doeken de historische lading van de locaties op indringende wijze voelbaar.

Bart Domburg, a self-taught artist, began his career as a painter of decidedly politically engaged figurative work. Initially he provided a commentary on historical and political events through a combination of image and text, and became well known in the mid-1980s for his carefully composed, abstract canvases, tranquil in tone, and with hidden references to landscape art. In 1989 he set up the collective After Nature *with Peter Klashorst, Jurriaan van Hall and Ernst Voss, which from its very inception had a great influence on Dutch painting. Averse to conceptuality and intellectualisation the* After Nature *painters caused a furore with their brazen, multicoloured figurative work, in which the emphasis lies on the portrait and on direct communication with the viewer.*

When After Nature *was disbanded in1992, for some years Domburg mainly produced portraits. By the time he moved to Berlin in the late 1990s his interest had shifted towards the landscape. Just as a painter tries to capture the personality of the subject in his portrait, Domburg in his lonely landscapes seems to be searching for the true genius of the place. The transparent way his canvases are painted with such fine brushwork and with a virtuoso distribution of light and shadow, makes the historic undertones of the locations compellingly tangible.*

109130

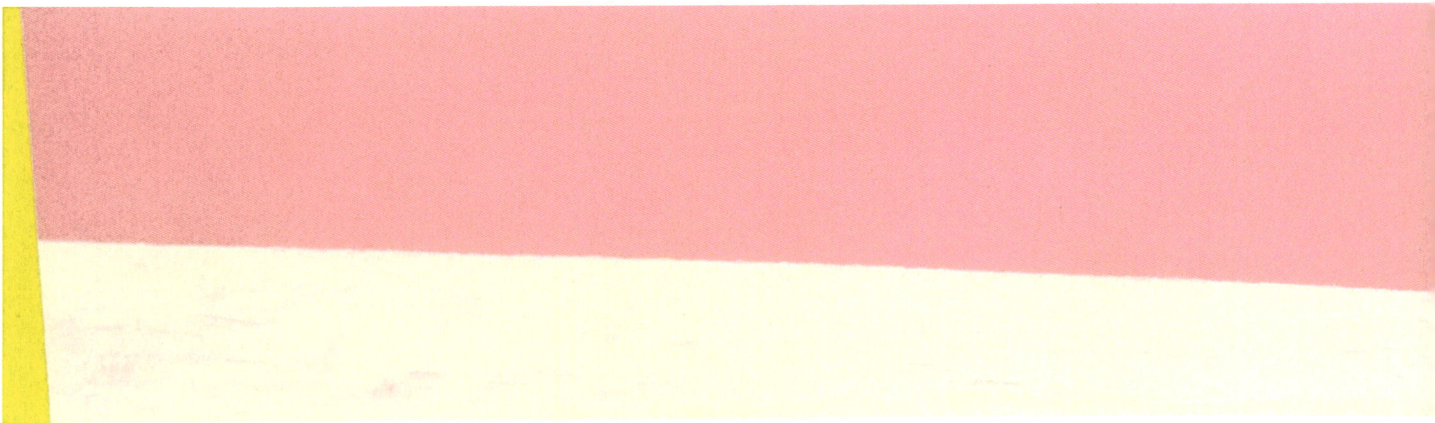

900160

J.C.J. VAN DER HEYDEN
1928

Long rose skyline
Long rose skyline
1986

Acrylverf op doek
Acrylic on canvas
50 x 370 cm

In bijna al zijn schilderijen verkent J.C.J. van der Heyden de werking van ruimte binnen het kader, via een spel met minimale elementaire vormen. Van der Heydens doeken gunnen de blik van de beschouwer alle vrijheid om over het beeldvlak te dwalen. Vaak betreft het even intuïtief als zorgvuldig uitgevoerde vereenvoudigingen van bijvoorbeeld poorten, kruisen, schaakbordpatronen – of zoals hier: een horizon. *Long rose skyline* is typerend voor zijn latere schilderijen, waarin de beschouwer na kennisname van de titel vanuit de abstractie plotseling de figuratie tevoorschijn ziet komen.

Zo blijkt dit werk meer dan een compositie met drie kleurvlakken: het is de verbeelding van een zacht glooiende horizon, alsof er vanuit een vliegtuigraampje op grote hoogte naar buiten wordt getuurd. *Skyline* sluit aan bij de uitgebreide serie vliegtuigraampjes die de kunstenaar vanaf 1976 fotografeerde en schilderde, naar aanleiding van zijn reizen naar het oosten. In al deze doeken wordt de ruimte opgedeeld in grote, monochrome kleurvlakken, die niet 'dichtgeschilderd' zijn, maar op sommige plaatsen een onderliggende verflaag laten doorschemeren.

Het oosterse denken heeft op Van der Heyden altijd een grote aantrekkingskracht uitgeoefend. In zijn horizonschilderijen komt de zoektocht naar innerlijke balans tot uitdrukking in een harmonieus, rustgevend evenwicht tussen kleur en vorm – alsof niet alleen letterlijk, maar ook figuurlijk het aardse wordt ontstegen.

In almost all his paintings J.C.J. van der Heyden explores the workings of space within its borders, by means of a game with minimal elementary shapes. Van der Heyden's canvases allow the eye of the spectator to roam freely over the projection surface. What is portrayed is often an intuitively and carefully produced simplification of, for instance, doors, crosses, chessboard patterns – or, like here: a horizon. Long rose skyline *is typical of his later paintings in which the spectator, after having perused the title, suddenly sees the figuration emerge from the abstraction.*

Thus this work is more than a composition with three colour areas: it is the division of a softly glowing horizon, as if being peered at from a great height through an aeroplane window. Skyline *fits in with the extensive series of aeroplane windows the artist photographed and painted from 1976 onwards, after his travels in the East. In all these canvases space is divided up in large, monochrome colour fields which are not 'thickly painted', but in some places allow an underlying layer of paint to shine through.*

The Eastern way of thinking has always had a great appeal for Van der Heyden. In his horizon paintings the quest for inner balance is expressed in a harmonious, tranquillising balance between colour and shape – as if rising above earthly matters both literally and figuratively.

900160

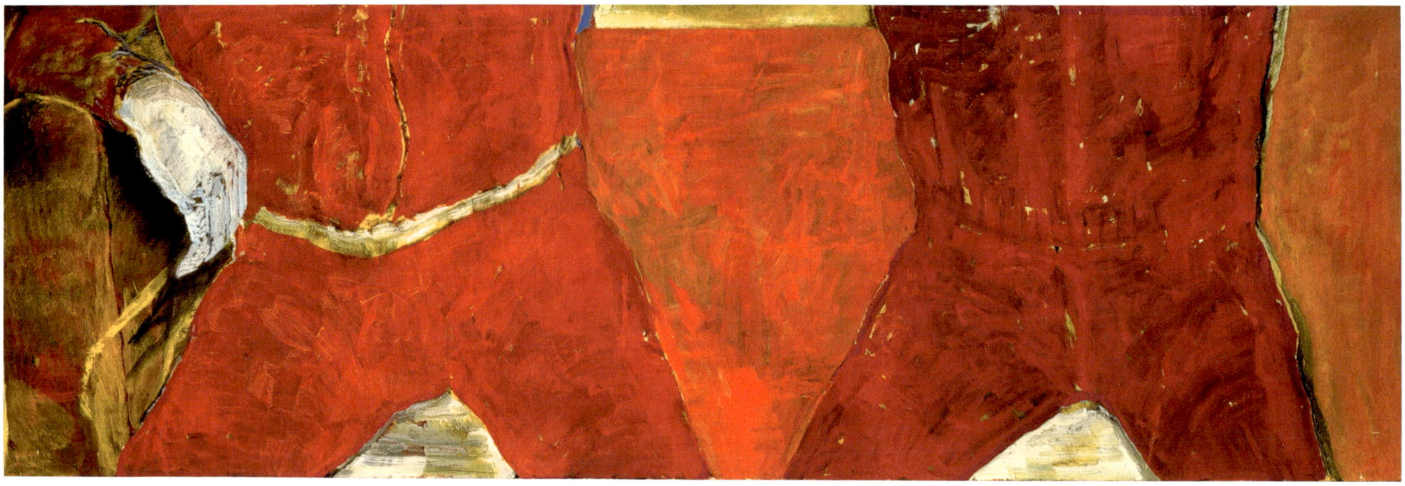

240031

KOEN EBELING KONING
1968

Zonder titel
Untitled
1993

Olieverf op doek
Oil on canvas
108 x 327 cm

In de loop van de jaren '90 krijgt de veelvuldig doodverklaarde schilderkunst in Nederland een nieuwe figuratieve impuls. Verantwoordelijk hiervoor zijn jonge kunstenaars als Erik van Lieshout, Gé-Karel van der Sterren en Koen Ebeling Koning: schilders die verwijzingen naar de contemporaniteit niet schuwen en daardoor een grote mate van herkenbaarheid in hun voorstellingen leggen.

Het werk van Ebeling Koning heeft altijd sterk te maken met de alledaagse realiteit. Vluchtige momentopnamen uit het moderne leven transporteert hij met ogenschijnlijk gemak naar het doek. Een jongere op een brommer, twee mensen in een treincoupé, voetballers: ze vormen figuren die alleen al door hun attributen – een mobieltje, een ghettoblaster, een fles frisdrank – onmiskenbaar tijdgebonden zijn.

Binnen Ebeling Konings oeuvre is een ontwikkeling zichtbaar van wat zwaardere, grote mannenportretten naar meer verhalende ensceneringen, onveranderlijk op groot formaat geschilderd, in een tekenachtige stijl en met lichte, zoete kleuren. Niet zelden laten zijn doeken door hun atypische uitkadering veel over aan het voorstellingsvermogen van de beschouwer.

Ook dit schilderij suggereert meer dan het toont. Wat zijn die twee mannen aan het doen, op dat bankje? Zitten ze in het theater, in de trein, in een wachtruimte? De voorstelling prikkelt en maakt nieuwsgierig, maar is bovenal een prachtig gecomponeerde, formele studie op monumentaal formaat.

Although frequently pronounced dead, Dutch figurative painting was given a new lease of life in the 1990s. Those responsible for its revival were young artists like Erik van Lieshout, Gé-Karel van der Sterren and Koen Ebeling Koning: painters who do not eschew references to contemporary life, making their pictures very easy to identify with. Ebeling Koning's work has always been strongly linked to everyday reality. Fleeting moments from contemporary life – like a boy on a moped, two people in a train carriage, soccer players – are transferred to the canvas with apparent ease. These figures with their attributes – a mobile phone, a ghetto blaster, a bottle of fizzy lemonade – are unmistakeably a product of their times.

There is a visible line of development in Ebeling Koning's oeuvre from large, rather ponderous, male portraits to more narrative productions, invariably painted on large canvases, in a graphic style using sugary pastel colours. His canvases, with their unusual arrangement within the frame, often leave a lot to the viewer's imagination.

This painting, too, suggests more than it actually discloses. Whatever are the two men doing on that seat? Are they at the theatre, in a train or in a waiting room? The scene whets your curiosity, but above all else is a superbly composed formal study of monumental proportions.

240031

240033

ROBERT ZANDVLIET
1970

Zonder titel
Untitled
1994

Tempera op doek
Tempera on canvas
305 x 78 cm

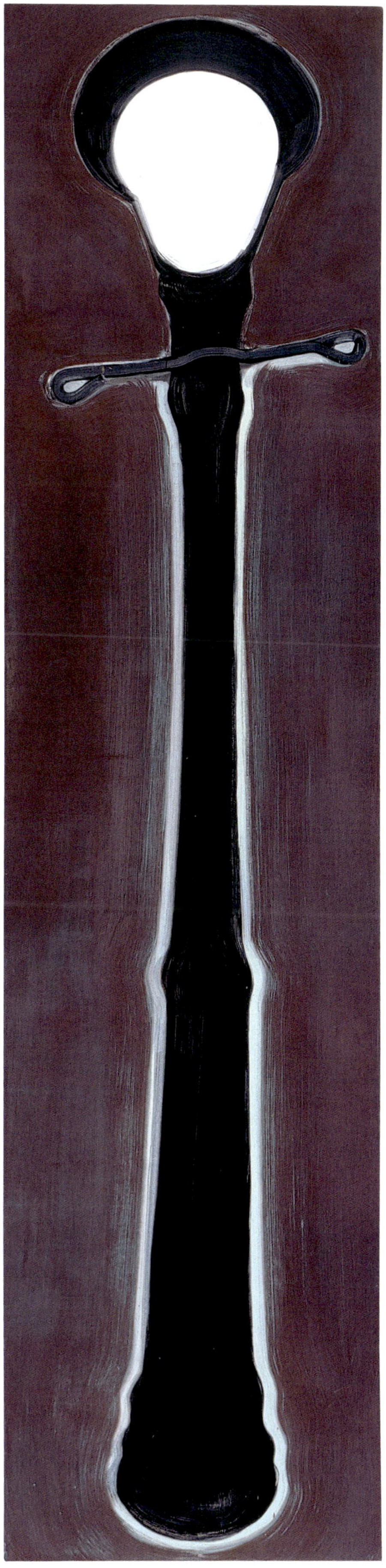

Robert Zandvliet kiest eenvoudige, herkenbare onderwerpen. Net als de Pop Art-kunstenaars uit de jaren zestig 'zoomt' hij in op een stukje chocolade, een bouwkeet of een vliegtuigraam. Maar waar de Pop Art-beweging streefde naar een hyperrealistische weergave, gaat Zandvliets primaire belangstelling uit naar de essentiële kenmerken van zijn object. Dat levert verstilde, geconcentreerde voorstellingen op van bijvoorbeeld een autospiegeltje of een televisiescherm. Of een lantarenpaal bij nacht, zoals dit schilderij uit 1994 laat zien.

Ondanks de overwegend zwarte tonen maakt Zandvliets lantarenpaal een ijle, transpante indruk. 'Sommige van mijn doeken zien er heel dun uit omdat er een dun toplaagje van tempera op zit', verklaarde de kunstenaar begin jaren negentig. 'Maar daar zitten wel twintig lagen onder, waarin ik aan het uitvogelen ben wat ik wil.'

Halverwege datzelfde decennium maakt Zandvliet de overstap van herkenbare, geïsoleerde objecten naar de omkaderde leegte van een ruimte of een landschap – in de Nederlandse schilderkunst al sedert eeuwen een vertrouwd thema. In zijn nieuwe werk onderzoekt hij de mogelijkheden om het beproefde genre een hedendaagse vorm te geven.

Robert Zandvliet chooses simple, recognizable subjects. Like the Pop Art of the 1960s, he makes use of the zoom-in method, focusing on a piece of chocolate, a building site prefab, or an aeroplane window. But while Pop Art aimed at hyper-realism, Zandvliet is primarily interested in rendering the essential characteristics of his object. This leads to scenes that have a quiet concentration, representations for instance of a car mirror or a TV screen. Or a lamppost at night, as in this painting from 1994.

Despite the predominantly black shades, Zandvliet's lamppost has a floating, unsoiled transparency. 'Some of my canvases appear to be very thin because I've applied a thin top layer of tempera,' explained the artist in the early 1990s. 'But underneath are at least twenty layers where I'm busy ferreting out what exactly I want.'

In the mid-90s Zandvliet made the transition from recognizable isolated objects to the framed emptiness of a space or a landscape – something that has been a familiar theme in Dutch art for many centuries. His latest work explores the possibilities of giving a contemporary look to this age-old form.

240033

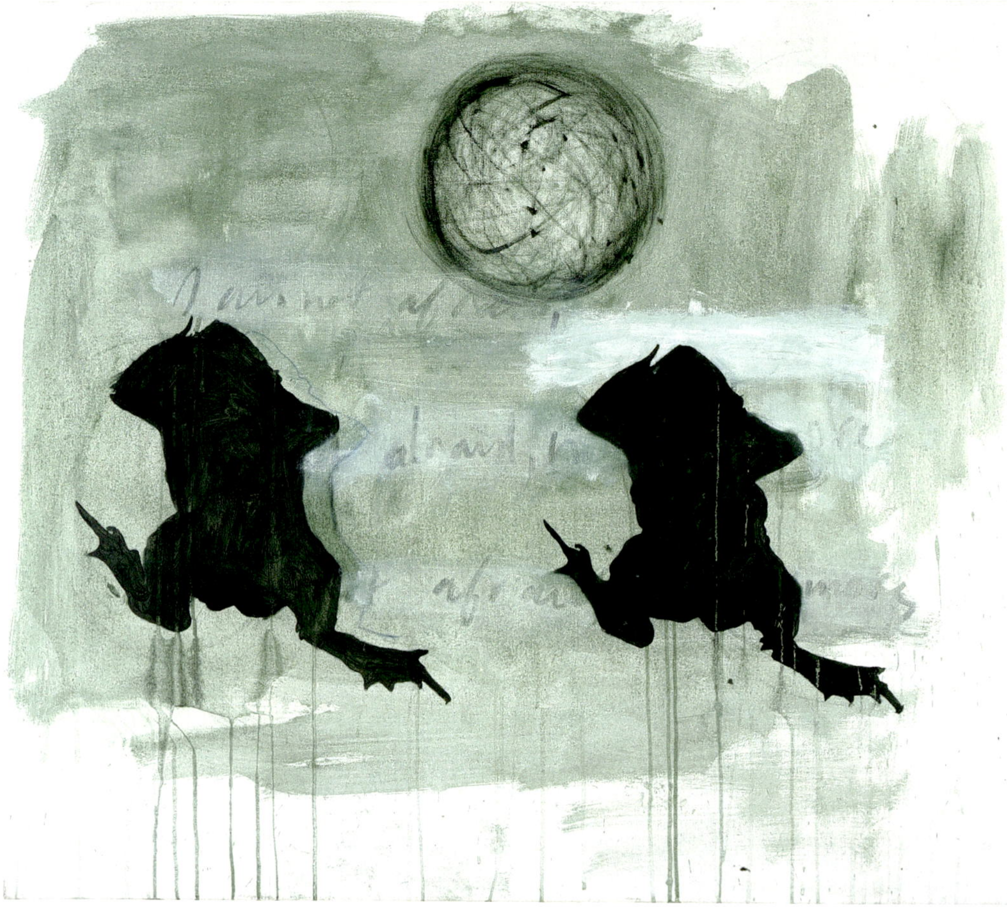

REMY JUNGERMAN
1959

Zonder titel
Untitled
1997

Olieverf op doek
Oil on canvas
115 x 100 cm

Voeren deze dieren een dansje uit, een *pas-de-deux* voor padden? Hun identieke houding geeft humor aan het werk, dat toch al een toonbeeld van luchtigheid lijkt. Remy Jungerman houdt van een lichtvoetige verpakking, ook als de inhoud ernstig en zwaarmoedig is.

Aan padden wijdde hij in de jaren negentig een hele serie schilderijen. Een nogal verrassende keuze, te meer omdat Jungerman als beeldhouwer is afgestudeerd aan de Gerrit Rietveld Academie. De sleutel ligt in zijn geboorteland Suriname, waar de kunstenaar via het klassieke modeltekenen alle fijne kneepjes van de schilderkunst onder de knie heeft gekregen.

De pad verschaft hem een metafoor voor zijn eigen verplaatsing. Hij vertolkt er de gevoelens mee van veel mensen die, net als hijzelf, hun natuurlijke habitat hebben verlaten. ‘Als padden in groepsverband de weg oversteken, blijven er altijd platgereden exemplaren liggen. Toen ik vijf jaar in Nederland woonde, begon ik me af te vragen: ben jij iemand die aan de voortrazende wielen ontsnapt?’

Tussen achtergelaten zekerheid en strijd om een plek ligt het niemandsland van de verwarring. Arriveren of omkomen – voor Jungerman zijn het twee kanten van dezelfde ren-voor-je-leven-medaille.

Are these animals performing a little dance, a pas-de-deux *for toads? Their identical poses lend humour to this work, which already appears to be the very image of light-heartedness. Remy Jungerman favours spry packaging, even when the subject is serious and melancholy.*

In the 1990s, Jungerman devoted an entire series of paintings to toads. This choice was surprising, all the more so because he had completed his training in sculpture at the Gerrit Rietveld Academy in Amsterdam only a few years earlier. The explanation lies in the artist’s native Surinam, where he mastered the rudiments of painting through a classic course of drawing from models.

The toad functions as a metaphor for his own displacement. By means of the leaping creature, Jungerman expresses the feelings of many people who, like himself, have left their natural habitat. ‘When a group of toads crosses the road, squashed casualties are inevitable. After having lived in the Netherlands for five years, I began to wonder whether I was someone who had managed to escape the oncoming danger of speeding wheels?’

Somewhere between abandoned security and the struggle to find a place lies the no-man’s land of confusion. Making it or not – for Jungerman they are two sides of the same ‘run-for-your-life’ coin.

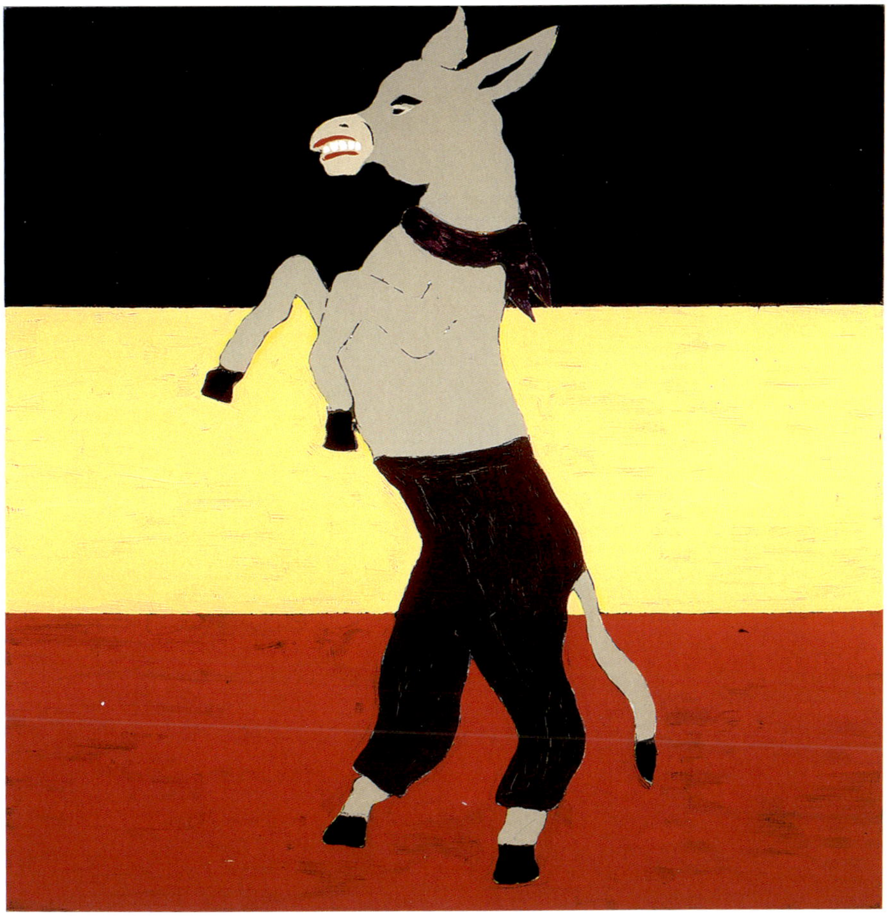

110415

FONS HAAGMANS
1948

J.J. Grandville
J.J. Grandville
1997

Acryllak op doek
Acrylic on canvas
200 x 200 cm

Eén invalshoek om het oeuvre van schilder Fons Haagmans te duiden is het fundamentele, modernistische vraagstuk van uniciteit en authenticiteit, van serialiteit en reproduceerbaarheid. In veel van Haagmans' werken speelt de reproductie van een bestaand historisch motief een belangrijke rol. De schilder benadrukt de herhaling van het beeld door het gebruik van zelfgemaakte sjablonen. In essentie is zijn werk figuratief, terwijl zijn onderwerpen veelal stammen uit de wereld van bijgeloof en folklore. Als inspiratie dienen visuele elementen en symbolen uit bijvoorbeeld de middeleeuwse heraldiek, tarotkaarten en de numerologie. Kleurgebruik, compositie en verftoets zijn van groot belang: de geschilderde onderwerpen worden ingebed in hun achtergrond en vormen zo één direct te overzien beeldmotief. Ook Haagmans' abstracte schilderijen kunnen tot bestaande beeld- en kleurcodes worden herleid. Zo zijn de symbolisch geladen kleurbanen afkomstig uit de heraldiek en allerhande vlaggen.

J.J. Grandville laat goed zien hoe de kunstenaar melancholische historische motieven gebruikt als basis voor een schilderij. De rechtopstaande ezel, met lange broek en sjaaltje, verwijst naar de negentiende-eeuwse karikaturist en illustrator J.J. Grandville, die sprookjeswerelden creëerde waarin dieren mensenrollen spelen. Bokkend op zijn achterpoten en met zijn stuurse uitdrukking, is de ezel van Haagmans een volstrekt eigentijds, cartoonesk en speels icoon geworden.

When interpreting the oeuvre of the painter Fons Haagmans, one line of approach is to allude to the fundamental, modernist issues of uniqueness and authenticity and to serial reproduction. The reproduction of an existing historic motif plays an important role in many of Haagmans' works. The painter emphasizes the repetition of the image by using his own handmade stencils. In essence his work is figurative, although his subjects are usually derived from the world of superstition and folklore; visual elements and symbols like those from medieval heraldry, tarot cards and numerology serve as inspiration.

Extremely important are use of colour, composition and variety of brushstroke: the painted objects being imbedded in their background, and forming a directly comprehensive visual motif. Haagmans's abstract paintings can also be traced back to existing picture and colour codes as can be seen in the symbolically charged coloured stripes taken from heraldry and a great range of flags.

J.J. Grandville *clearly demonstrates the way the artist uses melancholy historical motifs as a basis for a painting. The donkey standing on its back legs, and wearing a pair of trousers and a scarf, is a reference to the nineteenth-century caricaturist and illustrator J.J. Grandville, who created a fairytale world in which animals played human roles. Kicking out with his back legs and looking morose, Haagmans's donkey has become a completely contemporary icon incorporating playfulness with a cartoon-like image.*

110415

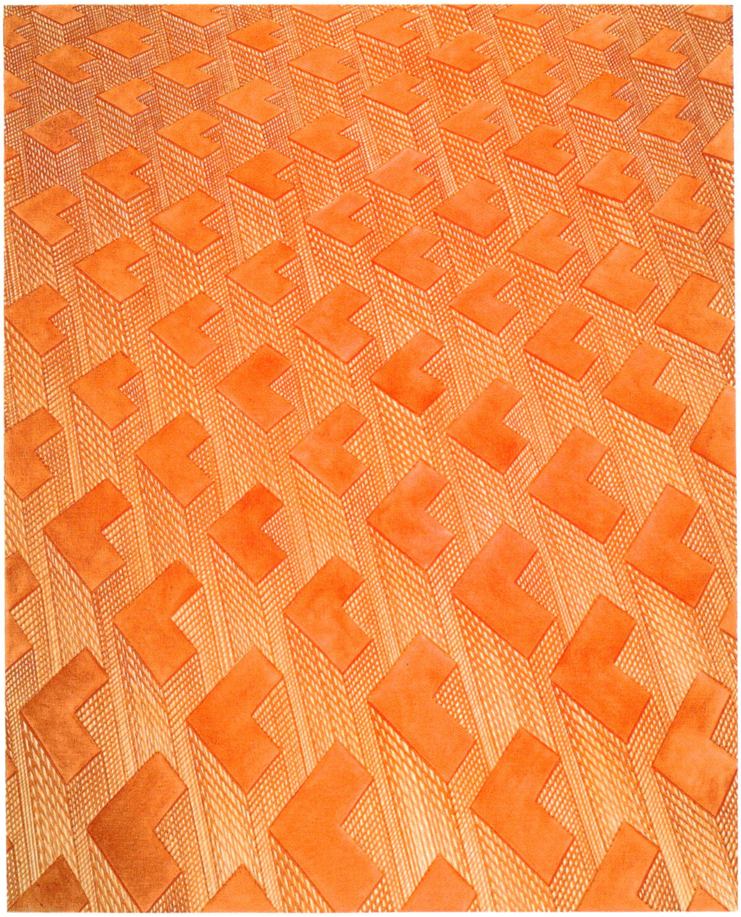

110423

JEROEN HENNEMAN
1942

Wallpaper II
Wallpaper II
1998

Acrylverf op doek
Acrylic on canvas
200 x 165 cm

Jeroen Henneman is schilder, maar bovenal tekenaar. In zijn tekeningen schuilen bijna altijd onverwachte en fantastische elementen. Schaduwen vallen bij hem waar ze niet horen te vallen, schijnbaar loodzware objecten laat hij zomaar in de lucht zweven. En dat alles in een uiterst precieze stijl, die door reclametekenaars veelvuldig wordt nagebootst.

Naast tweedimensionale kunstwerken maakt Henneman ook grote buitensculpturen. In 1981 bijvoorbeeld *De Kus* en in 1996 *Het Wiel*, dat het dak siert van het belastingkantoor bij de Amsterdamse Coentunnel. 'Staande tekeningen' noemt hij deze objecten, omdat de vormen zijn opgebouwd uit stalen lijnen. Wat zijn sculpturen gemeen hebben is dat ze bij de eerste aanblik als abstract worden ervaren. Pas bij nadere beschouwing geven ze hun figuratie prijs.

In *Wallpaper II* hanteert Henneman een minder anekdotische stijl. Het schilderij stamt uit een serie van niet bestaande, monotone constructies en gebouwen. 'Geweldig saai', stelde hij zelf ooit spottend vast. De herhaling doorbreekt hij in dit werk op steelse wijze door sommige gebouwen net even iets lichter of donkerder te schilderen, en wie goed kijkt ziet dat de klassieke perspectiefwerking ontbreekt. Zo zet Henneman de oppervlakkige beschouwer gewoontegetrouw op het verkeerde been.

Although also a painter, Jeroen Henneman is first and foremost a draughtsman. His drawings always contain suggestions of the unexpected and fantastic. Shadows do not fall where they're supposed to and seamingly heavy objects float in the air. All this is done with utmost precision, in a style that advertisement illustrators frequently imitate.

As well as two-dimensional artworks Henneman also produces large outdoor sculptures. In 1981 he made The Kiss *and in 1996* The Wheel, *which adorns the roof of the tax offices beside Amsterdam's Coen Tunnel. He calls these objects 'standing drawings' since they are composed of steel lines. What these sculptures have in common is that at first sight they appear to be abstract art. Only on closer inspection do they reveal that they are figurative.*

In Wallpaper II *Henneman makes use of a less anecdotal style. The painting is part of a series of nonexistent monotonous constructions and buildings. 'Awesomely dull,' suggested the painter once, with self-mockery. In this work he surreptitiously counteracts any repetition by painting some of the buildings slightly lighter or darker, and if you look closely you'll notice that the classical laws of perspective are absent. Henneman once again sends the superficial spectator off with the shoe on the wrong foot.*

110423

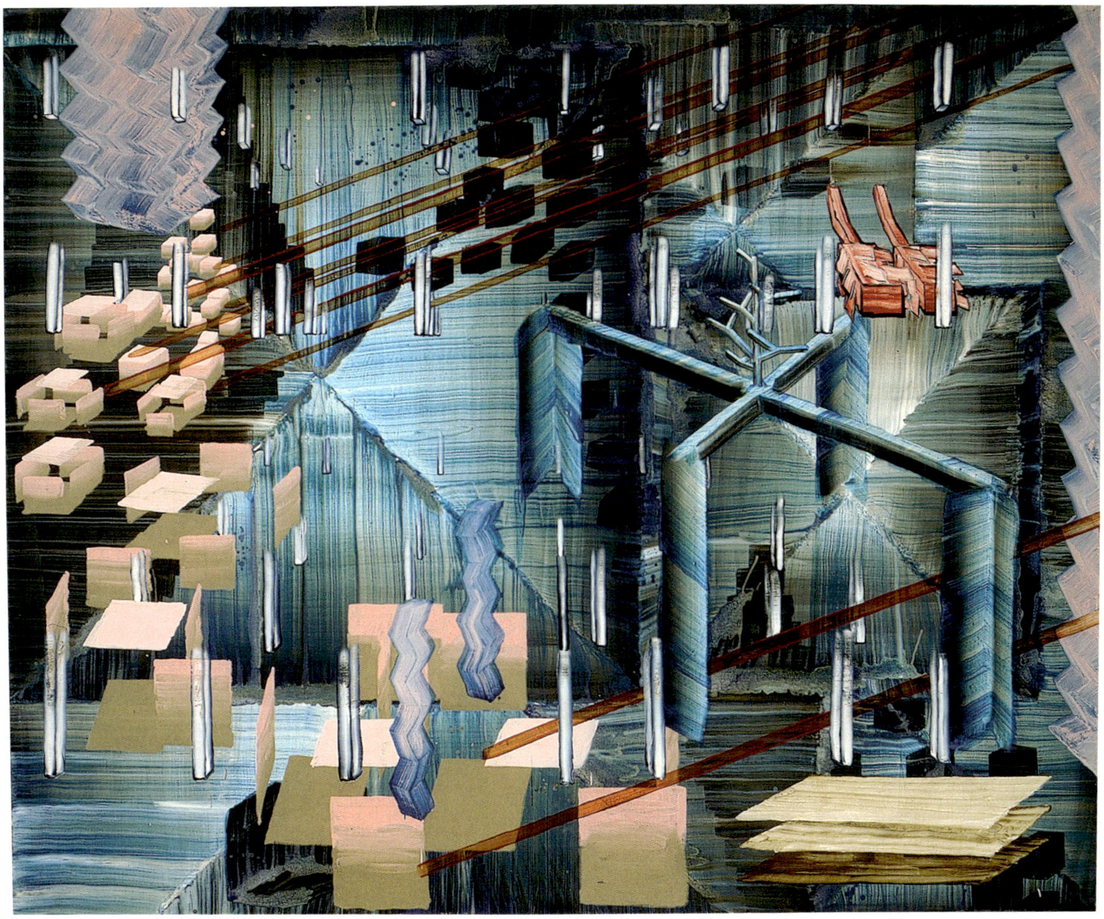

110490

GIJS FRIELING
1966

Kastanjebloesem
Chesnut blossom
1998

Eitempera op doek
Tempera on canvas
210 x 260 cm

Gijs Frieling vergaarde in de loop van de jaren negentig faam met zijn zinderende eitempera-schilderijen. Hoewel het er stilistisch zeer van verschilt, is Frielings werk net als dat van Marc Mulders stevig verankerd in de traditie van de figuratieve, religieuze schilderkunst.

De combinatie 'kunst en geloof' wordt bij hem evenwel nooit zwaar op de hand of belerend – veeleer speels, optimistisch en bijna naïef. Zijn doeken stralen, zoemen en vibreren in zowel kleurgebruik als compositie; soms refererend aan Van Gogh en Chagall, dan weer aan de naïeve schilders en volkskunstenaars. Ook Frielings toepassing van het perspectief is naïef te noemen, of liever pre-renaissancistisch. Zijn streven naar een bepaalde mate van eenvoud en puurheid hangt samen met het verlangen een zorgeloze, utopische wereld te verbeelden, waarin harmonie en de zoektocht naar het 'goede' centraal staan.

Frielings doeken zijn uitgesproken vol. Er is van alles op te zien, en waar in de schilderijen van andere kunstenaars vaak een bepaalde figuur of actie centraal staat, verspreidt de aandacht van de beschouwer zich bij hem vaak over het hele beeldvlak. Voor *Kastanjebloesem* geldt dat zeker. Het schilderij is opgebouwd uit rechthoekige vormen en kruisvormen, verwijzend naar de perspectiefloze opbouw van 'oude' computerspelletjes. Met een virtuoze penseeltechniek heeft de kunstenaar er lichtval en schaduw in gecreëerd.

Gijs Frieling became a famous name in the 1990s thanks to his simmering egg tempera paintings. Although they vary greatly in style, Frielings work, just like that of Marc Mulders, is securely anchored in the figurative, religious painting tradition. He never makes heavy weather of the combination of art and religion in his work nor is he pedantic – he is more light-hearted and optimistic with just a touch of naivety.

His canvases shine, buzz and vibrate due to both the colours used and the composition; sometimes making reference toVan Gogh and Chagall, sometimes to naive painters and folk artists. Frielings use of perspective can also be termed naive, or rather pre-Renaissance. His attempts to achieve a certain degree of simplicity and purity are tied in with his desire to depict a carefree, Utopian world, in which harmony and the quest for the 'good' play a central role.

Frieling's canvases are remarkably full with all kinds of depictions. Where other artists often focus on a certain figure or action in their paintings, in his work spectators are often forced to divide their attention over the entire surface of the picture. This is also true of Chesnut blossom. *The painting is composed of rectangular and cross shapes, referring to the lack of perspective in the construction of 'old' computer games. With his virtuoso brushstroke the artist has created light and shadow.*

110490

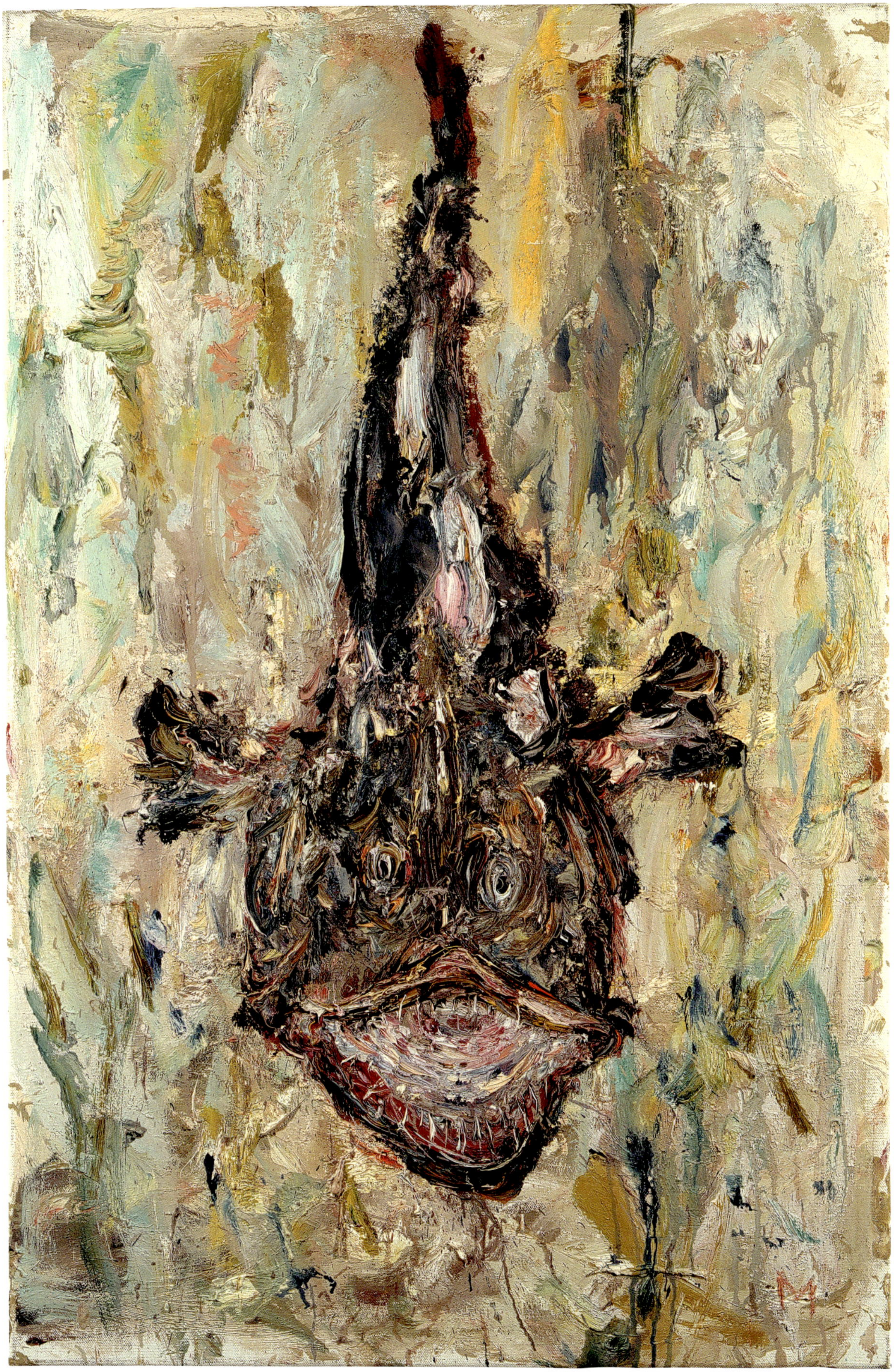

110590

MARC MULDERS
1958

Zeeduivel I
Monkfish I
1998

Olieverf op doek
Oil on canvas
120 x 80 cm

Marc Mulders is altijd een 'echte', traditionele schilder geweest. Ambachtelijkheid draagt hij hoog in het vaandel, en vooral in het begin van zijn carrière kwamen verwijzingen naar grote schilders uit de kunstgeschiedenis zoals Rembrandt, Van Gogh en Soutine in zijn werk expliciet naar voren. In een tijd waarin het Postmodernisme het kunstdiscours zou gaan beheersen en ambachtelijkheid binnen de eigentijdse schilderkunst naar de achtergrond werd gedrongen, heeft Mulders bovendien altijd vastgehouden aan de waarden en normen uit de traditie van de religieuze schilderkunst.

Religie speelt nog steeds een dominante rol in het leven en werk van de schilder, die samen met Ronald Zuurmond, Paul van Dongen, Reinoud van Vught en beeldhouwer Guido Geelen tot de Tilburgse School wordt gerekend. Het leeuwendeel van zijn oeuvre heeft hij besteed aan de verbeelding van het aardse, de natuur en de cyclus van leven en dood: wolkenluchten, bloemstillevens, gevilde ossen en andere dieren.

Wat dat betreft is *Zeeduivel I* zowel formeel als inhoudelijk typerend voor zijn schilderopvatting. Geschilderd in pasteuze, expressieve olieverfstreken en volgens de regels van de klassieke compositie, staart de vis de beschouwer aan; de bek vervaarlijk geopend. De nuances in de huid en het vlees zijn even losjes als zorgvuldig neergezet, de stekelige rug en vinnen extra pasteus en scherp. Mulders toont de schoonheid van de natuur in haar essentie: vitaal, rauw en zonder fratsen.

Marc Mulders has always been a 'true-blue' traditional painter; one who considers craftsmanship to be of paramount importance. Particularly in the early days of his career explicit reference to great masters like Rembrandt, Van Gogh and Soutine could be found in his work. At a time when Postmodernism was to dominate artistic discourse and craftsmanship in contemporary painting was to be relegated to a back row seat, Mulders still clung to the standards and values handed down from the tradition of religious art.

Religion still plays a dominant role in the life and work of this painter, who is counted among the painters of the Tilburg School alongside Ronald Zuurmond, Paul van Dongen, Reinoud van Vught and the sculptor Guido Geelen. His oeuvre consists for the most part of worldly subjects and nature – depicted in cloudy skies and still lifes of flowers – and the cycle of life and death – portrayed in the shape of flayed oxen and other animals.

In that respect Monkfish I *is typical of his views on art in both form and content. Painted in pastose, expressive brushstrokes in oils according to the rules of classical composition, the fish stares at the onlooker, its huge jaws agape. The nuances in the texture of the skin and flesh are lightly yet carefully depicted, the spiny back and fins are extra pastose and sharply defined. Mulders shows the fundamental beauty of nature: its pure unadulterated vigour.*

110590

WERK OP PAPIER

WORK ON PAPER

HOOFDSTUK 2

CHAPTER 2

ETSEN IN GODS OPERATIEKAMER

Marcella van der Weg
Historica en freelance journalist

Een voormalige operatieverpleegkundige vertelde hem onlangs nog dat ze 'tegen' was geweest. Maar zij had het destijds niet voor het zeggen. Professor Ite Boerema wél – en hij gaf kunstenaar Aat Veldhoen (1934) toestemming om te etsen in de operatiekamer van het Wilhelmina Gasthuis.

'Hoogleraren waren in die tijd absoluut almachtig', vertelt Veldhoen. 'Dus als de professor het goed vond, had niemand daar iets tegen in te brengen.' De samenwerking leidde tussen 1959 en 1960 tot een serie van drieëndertig doorwrochte etsen. Voor de jonge Veldhoen, die ook toen al 'de mens' als onderwerp had, was de operatiekamer *the place to be*. 'Geboorte en dood bepalen ons bestaan en in een operatiekamer gaat het vaak om leven en dood. Het is een levensaderlijke plek. Bovendien is de aandacht van de chirurg voor de zieke mens werkelijk prachtig om te zien.' Een vriend bracht hem in contact met professor Boerema. 'Dat was God zelf', herinnert Veldhoen zich. 'Hij keek me eens aan en zei: "Komt u morgenochtend maar om acht uur". De patiënten werd niets gevraagd – aan overwegingen van privacy tilde men in die dagen niet zo zwaar.'

Veldhoen werd meteen in het diepe gegooid. Gestoken in een 'groene jurk', mondkapje op en etsplaat in de hand, woonde hij de volgende dag een bovenbeenamputatie bij – uitgevoerd door Boerema's assistent Pim Brummelkamp, de latere hoogleraar Heelkunde en grondlegger van de AMC-collectie. Naar eigen zeggen keek Brummelkamp een 'tikkeltje vreemd op' van Veldhoens aanwezigheid. 'Er kon in die tijd meer dan tegenwoordig en Boerema had zoiets al eerder gedaan. Maar echt gebruikelijk was een kunstenaar in de operatiekamer ook toen al niet.'

Voor Veldhoen was het even slikken, die eerste keer. Brummelkamp zette de afgezaagde stomp in de emmer die naast hem stond, met de bloederige kant boven. 'Niet expres', verzekert de chirurg in ruste. 'Die emmer hoorde daar gewoon te staan.' Veldhoen doorstond zijn vuurdoop en was voortaan elke ochtend in de operatiekamer te vinden. Tot Boerema's verbazing, vermoedt de kunstenaar. 'Hij dacht waarschijnlijk dat ik een plaatje zou schieten en weer weg zou zijn. Maar ik heb er maanden gewerkt.'

Een groots gekrakeel

'De professor' liet hem ook etsen bij de destijds nog spectaculaire openhartoperaties. 'Juist tijdens die ingrepen hing er een enorme spanning in de lucht en die wilde ik vast leggen. Boerema's assistenten maakten onder het opereren wel eens grapjes, maar in zijn aanwezigheid was dat absoluut verboden. Een wereldberoemd chirurg, maar een streng leermeester. Soms riep hij mij bij zich aan de operatietafel en mocht ik in de geopende thorax kijken. Dan zag je dat hart kloppen. Héél mooi en interessant om te zien.'

Veldhoen tekende in de operatiekamer meteen op de etsplaat. De vaak lange en zware operaties leverden doorwerkte prenten op – aanvankelijk alleen van de artsen. 'Maar na een poosje ontdekte ik dat de patiënten op de operatietafel van een grootse, ontroerende schoonheid waren. De mens geveld door tijdloze ziekte en omringd met moderne apparatuur; dat is een aangrijpend gezicht.' Herkenbare portretten werden het niet, 'want verdoofde mensen met een slangetje uit hun neus of mond lijken niet meer op zichzelf; die zijn universeel geworden.'

Deze 'anesthesie-etsen' behoren volgens Brummelkamp tot het mooiste wat Veldhoen in het Wilhelmina Gasthuis maakte. 'Die mensen liggen er zó verlaten bij, met die buizen aan hun gezicht. Dat heeft heel veel indruk op me gemaakt.' Ook Boerema werd door deze intense afbeeldingen geraakt. Later zou hij in zijn memoires schrijven: 'Mensen die beroepsmatig met langdurig bewusteloze patiënten te maken hebben, ontkomen welhaast niet aan een vernauwing van hun waarneming waardoor zij de patiënt vrijwel uitsluitend als een ingewikkeld, moeilijk, hopeloos, interessant geval beschouwen. Veldhoens deernis met deze weerloze, aan onze hulp overgeleverde mensen heeft mijn inzicht, mijn houding, het beeld van de mens in de techniek steeds beïnvloed.'

Na een paar maanden OK stapte Veldhoen over naar de afdeling Verloskunde. Van professor Ted Kloosterman kreeg hij daar carte blanche: als

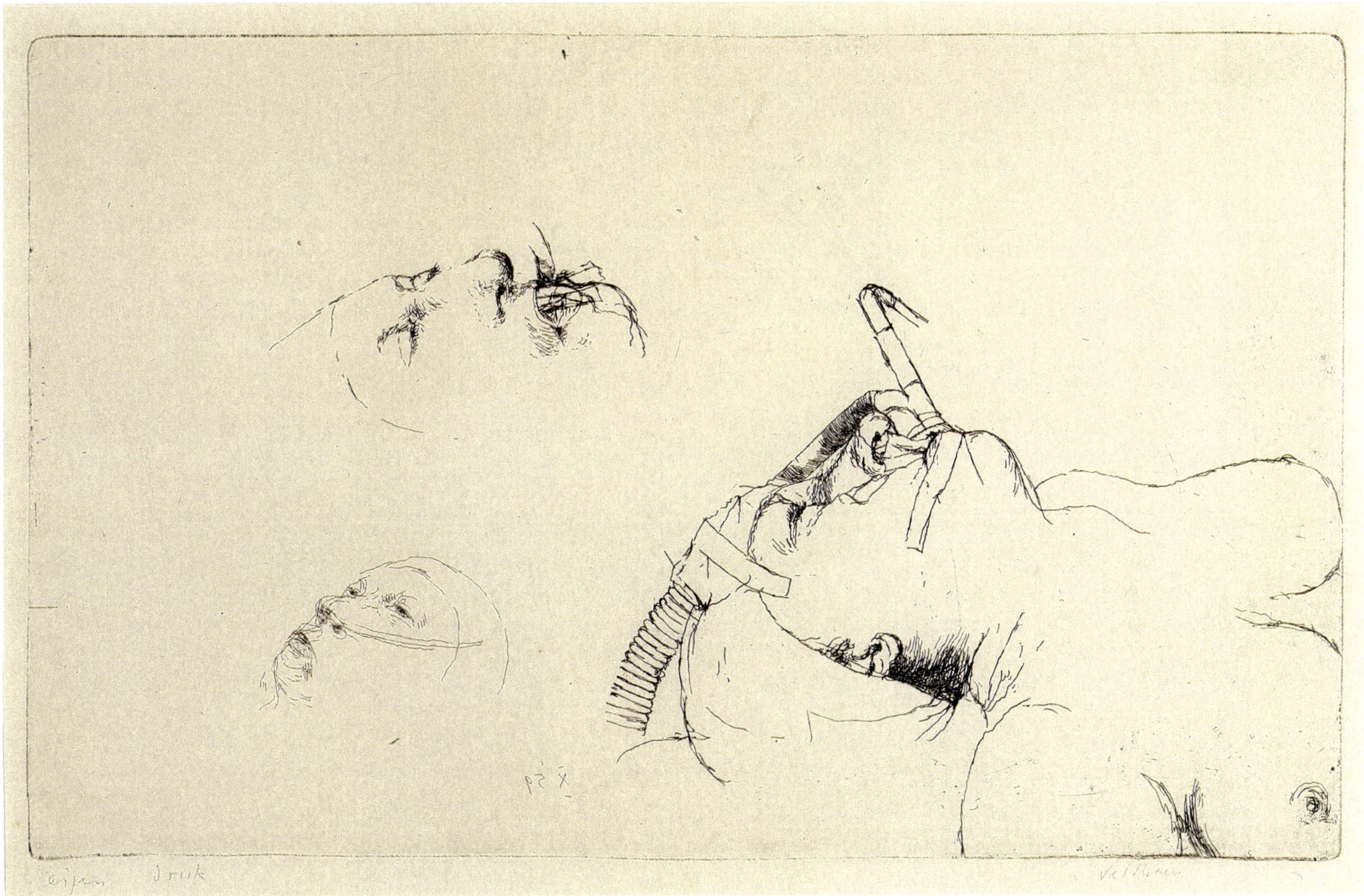

AAT VELDHOEN

Zonder titel
Untitled
1959

Ets
Etching
20 x 31 cm

zogenaamd co-assistent mocht hij dag en nacht in en uit lopen. Met de vroedvrouwen had hij afgesproken dat ze hem 's nachts zouden bellen als er een kindje aan stond te komen. Bevallingen houden zich tenslotte niet aan kantooruren. 'Dus niks geen inspiratie. Als ik midden in de nacht uit mijn bed werd gebeld, stapte ik met mijn slaperige hoofd op de scooter en tufte naar het ziekenhuis. Maar dan kwam je daar binnen…! Destijds was de verloskamer een zaal met aan weerzijden zes bedden, die alleen door gordijnen gescheiden waren. Er was nauwelijks enige privacy. Als het heel druk was kwamen er aan elke kant nog twee brancards bij en dan bevielen er zo'n tien vrouwen tegelijk. Dat wás iets! Een groots gekrakeel, en gepers, en geschreeuw. Als eenvoudige tekenaar-etser wist je niet wat je overkwam.'

Op last van de baas

Dat er een kunstenaar zat te tekenen is de barende vrouwen nooit opgevallen; daarvoor hadden ze het veel te druk. Bovendien had Veldhoen het stuk board waarop zijn etsplaatje lag in de kleuren van de verloskamer geverfd. Zijn etsnaald is zelfs eens aangezien voor een injectienaald – dat was even schrikken voor de betreffende dame. 'Ze hebben misschien hooguit gedacht: wat een gekke dokter die daar steeds in dat hoekje zit', meent hij. 'Ik etste eens bij een vrouw die al uren barensweeën had, toen haar man binnenkwam. Een havenarbeider met van die grote, zwarte handen. Hij kwam op zo'n manier naast me zitten dat ik niet meer weg kon. Zat ik daar met mijn etsplaatje, en die man maar huilen. Die had echt geen oog voor mij.'

Ondertussen dwaalt Veldhoens blik af naar de televisie: Amerikaanse troepen zijn zojuist Bagdad binnengetrokken. 'Dat zou meneer George W. Bush eens moeten doen', windt hij zich op, 'dag en nacht in een verloskamer werken. Als je ziet hoeveel pijn en moeite het kost leven op de wereld te zetten, word je vanzelf minder oorlogszuchtig.'

Nog steeds, na al die jaren, kijkt hij op zijn Gasthuisperiode terug als misschien wel de mooiste tijd uit zijn leven. Ondanks al het verdriet dat hij daar óók heeft gezien. 'Emotioneel hebben die maanden mij ontzettend aangegrepen, absoluut. Maar ik heb er hard en intensief gewerkt én veel geleerd. Het is echt een fantastische periode geweest.'

En met zijn Gasthuisprenten heeft hij 'toch wel veel succes gehad'. Kort na de totstandkoming al, hoewel vooral zijn afbeeldingen van barende vrouwen wel eens aanstootgevend werden gevonden. Tijdens een tentoonstelling in Amsterdam, waar Veldhoen met andere kunstenaars exposeerde, werden ze om die reden verwijderd door de galeriehouder. Veldhoens collega-exposanten betoonden zich solidair door hun werk unaniem terug te trekken. 'Het was in die tijd allemaal nog erg taboe. Maar tegelijkertijd werden ook veel mensen geraakt door wat ze zagen. En ik bereikte natuurlijk een groot publiek, want etskunst is verspreidingskunst.'

Ook bij Pim Brummelkamp hangt tenminste één Veldhoen aan de muur: de prent waarop de geneesheren Boerema, Malherbe en Wieberdink samen met Brummelkamp zelf onder een operatielamp staan afgebeeld. Gekocht op last van 'de baas', tijdens een wetenschappelijke vergadering waarop zo'n vijfenveertig chirurgen aanwezig waren. 'Veldhoen had daar zijn prenten uitgestald en van Boerema moesten we er allemaal een kopen', legt Brummelkamp uit. Om er grinnikend aan toe te voegen: 'En niemand dorst achter te blijven. Die prenten waren toen al zo'n honderd gulden per stuk, dus Veldhoen heeft een goeie dag gedraaid.'

Met dat exposeren van Veldhoen is het overigens ook nog goed gekomen. De Roermondse cardioloog Reinoud Vroom, die Veldhoens oeuvre geruime tijd in bewaring heeft gehad, beijverde zich in de jaren tachtig voor een uitgave van diens grafiek. In *Aat Veldhoen, prenten 1956-1967* zijn ook de Wilhelmina Gasthuis-prenten opgenomen. Niet veel later werd het boek gevolgd door een expositie in het Amsterdams Historisch Museum.

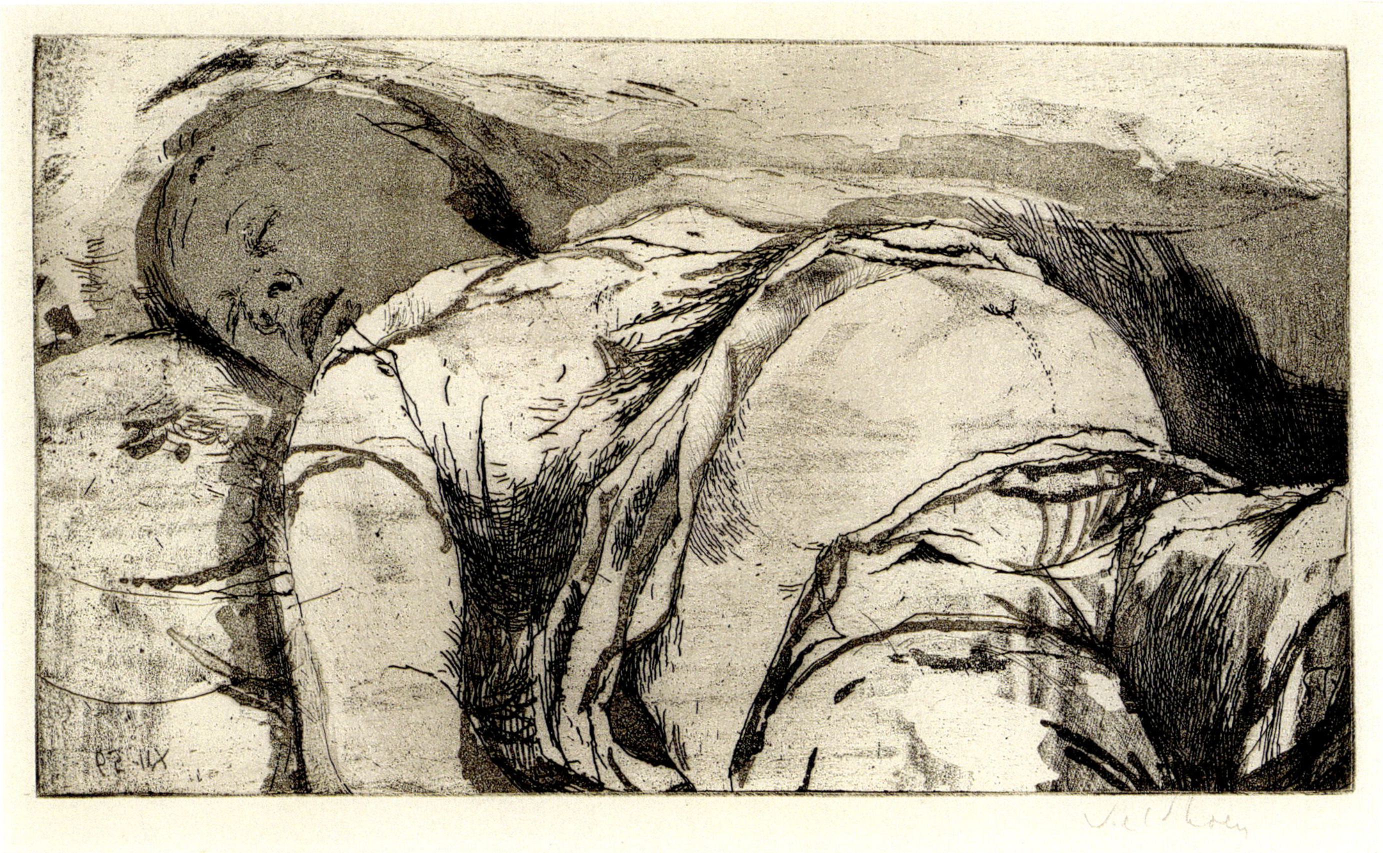

AAT VELDHOEN

Zonder titel
Untitled
1959

Ets, aquatint
Etching, aquatint
14 x 23 cm

ETCHING IN GOD'S OPERATING THEATRE

Marcella van der Weg
Historian and freelance journalist

Recently, a former surgical nurse confided in him that she had been 'against' the whole idea, but in those days lesser mortals had no say in the matter. Professor Ite Boerema was the boss and he gave the artist Aat Veldhoen (born 1934) permission to etch in the operating theatre at the Wilhelmina Gasthuis hospital.

'Professors in those days were like demi-gods,' Veldhoen relates. 'so if the professor thought it was a good idea, then nobody else had a say in the matter.' Permission having been granted, this led to a series of thirty-three intricate etchings carried out between 1959 and 1960. For the young Veldhoen, who had already chosen 'human beings' as his subject, the operating theatre was the place to be. *'Birth and death determine the parameters of our existence and in an operating theatre it is often a question of life and death too. It is a place where existence hangs in the balance. What's more the surgeon's concentration when dealing with the sick person is really marvellous.' A friend introduced him to professor Boerema. 'That was God himself', Veldhoen reminisces. 'He took one look at me and said: "Come tomorrow at eight o'clock". Nobody bothered to ask the patients for their permission – they didn't worry so much about people's privacy in those days.'*

Veldhoen was immediately thrown in at the deep end. The following day, clad in a green robe, with a surgical mask over his face and an etching plate in his hand, he was present during an amputation of an upper leg – carried out by Boerema's assistant Pim Brummelkamp, who was later to become a professor of surgery and founding father of the AMC collection. Brummelkamp remembers thinking that Veldhoen's presence was a 'bit strange'. 'In those days you could take more for granted, it wasn't like it is now and Boerema had already done something similar once before. But even then an artist in the operating theatre was not exactly an everyday occurrence.'

On the first occasion Veldhoen had to gasp for breath when Brummelkamp put the sawn-off stump in the bucket standing next to him with the bloody side in the air. 'It wasn't done on purpose,' the retired surgeon assured. 'The bucket was just standing in its normal place.' Veldhoen withstood his baptism of fire and from then on was to be found in the operating theatre every morning. The artist suspects that this must have surprised Boerema. 'He probably thought I would dash off a plate and be gone again. But in fact I worked there for months.'

A cacophony

'The professor' also allowed him to etch during what were then spectacular open heart operations. 'It was particularly during operations like this that the tension mounted to great heights and I wanted to capture this. Boerema's assistants cracked jokes from time to time while they were operating but when he was present that was absolutely taboo. A world famous surgeon, but a hard taskmaster. Sometimes he called me to his side at the operation table and I was allowed to look at an opened rib cage. Then you could see the heart beating. A most beautiful and interesting sight.'

Veldhoen drew in the operating theatre straight onto the etching plate. The often long and complicated operations yielded detailed prints – initially only of doctors. 'But after a while I discovered that the patients on the operation table were beautiful in a spectacular, poignant way. Human beings struck down by timeless illnesses and surrounded by modern paraphernalia; that is a moving sight.' This did not result in identifiable portraits. 'After all, anaesthetised people with tubes coming out of their noses or mouths don't look like themselves any more; they have become universal.'

These 'anaesthetic etchings' are in Brummelkamp's view some of the finest Veldhoen made in the Wilhelmina Hospital. 'The people are lying there so abandoned, with tubes coming from their faces. That made a big impression on me.' Boerema was also touched by these intense images. He was to write about them later in his memoirs: 'People who in their profession are confronted with patients who are unconscious for a long period of time are almost bound to experience a narrowed sense of perception in which the patient is seen almost entirely as a complex, difficult, hopeless, interesting case. Veldhoen's compassion for these defenceless people at the mercy of our hands has always influenced my insight, my attitude and my image of the human being confronted with technology.'

After a few months in the operating theatre Veldhoen moved to Obstetrics. Professor Ted Kloosterman gave him carte blanche there: as a so-called co-assistant he was allowed to wander in and out day and night. He had made an arrangement with the midwives that they would phone him at night if a child were about to be born. Deliveries do not after all take place during office hours. 'It wasn't a case of inspiration. If I were phoned up in the middle of the night I would get on my scooter half asleep and tootle along to the hospital. But you should have seen what it was like inside...! In those days the delivery room was a ward with six beds down both sides, only divided by curtains. There was hardly any privacy at all. If it was very busy they added two stretchers on both sides and then there were about ten women giving birth at the same time. That was quite something! A cacophony of screaming, pushing women. As a simple draughtsman-etcher you were totally astounded.'

What the boss says goes

The women giving birth never noticed that an artist was sitting there drawing them; they had other things to think about. To make it less conspicuous Veldhoen had painted the board on which his etching plate was fixed in the colours of the delivery room. His etching needle was even taken to be an injection needle once – giving the lady concerned quite a shock. 'At the most they may have thought: what a crazy doctor always sitting over there in the corner,' he reflected. 'I was once etching next to a woman who had been having contractions for hours when her husband arrived. He was a dockworker with huge, black hands. He came and sat next to me in such a way that I couldn't leave. There I was with my etching plate and all he could do was cry. He didn't pay the slightest bit of attention to what I was doing.'

Veldhoen's attention was distracted for a minute by the television screen. American troops were just entering Baghdad. 'Mr George W. Bush should work day and night in a delivery room for a change', he said enraged. 'If you see the pain and effort it takes to bring people into this world you are bound to become less of a warmonger.'

After all these years he still looks back on his time at the hospital as what might just be the best period of his life, despite all the suffering he saw there too. 'Emotionally those months made a big impression on me, there are no two ways about it. But I worked hard and intensively there and learnt a lot. It was a truly fantastic time in my life.' And he has had 'a lot of success after all' with his hospital prints, soon after they were finished. Some pictures, especially those of women in labour, were sometimes considered to be offensive. During an exhibition in Amsterdam, where Veldhoen was exhibiting with other artists, the gallery owner removed them for this very reason. Veldhoen's fellow exhibitors showed their solidarity by unanimously withdrawing their work. 'In those days it was still very taboo. But at the same time many people were moved by what they saw. And of course I reached a large audience, because the art of etching is the art of distribution.'

At Pim Brummelkamp's at least one Veldhoen is hanging on the wall: the print in which the physicians Boerema, Malherbe and Wieberdink with Brummelkamp himself are depicted under an operation-table lamp. Bought on 'the boss's' orders during a meeting attended by about forty-five surgeons. 'Veldhoen prints were on display and Boerema made us all buy one,' Brummelkamp explains. He adds with a grin: 'Nobody dared not join in. Even then the prints cost about 100 guilders each, so Veldhoen did a good day's business.' Veldhoen's exhibiting of these prints turned out all right in the end too. The Roermond cardiologist Reinoud Vroom, who had Veldhoen's oeuvre in his keeping for quite some time, devoted himself in the 1980s to a publication of his graphic work. Aat Veldhoen, prints 1956-1967 *includes the Wilhelmina Gasthuis prints. The book was followed soon after by an exhibition in the Amsterdam Historical Museum.*

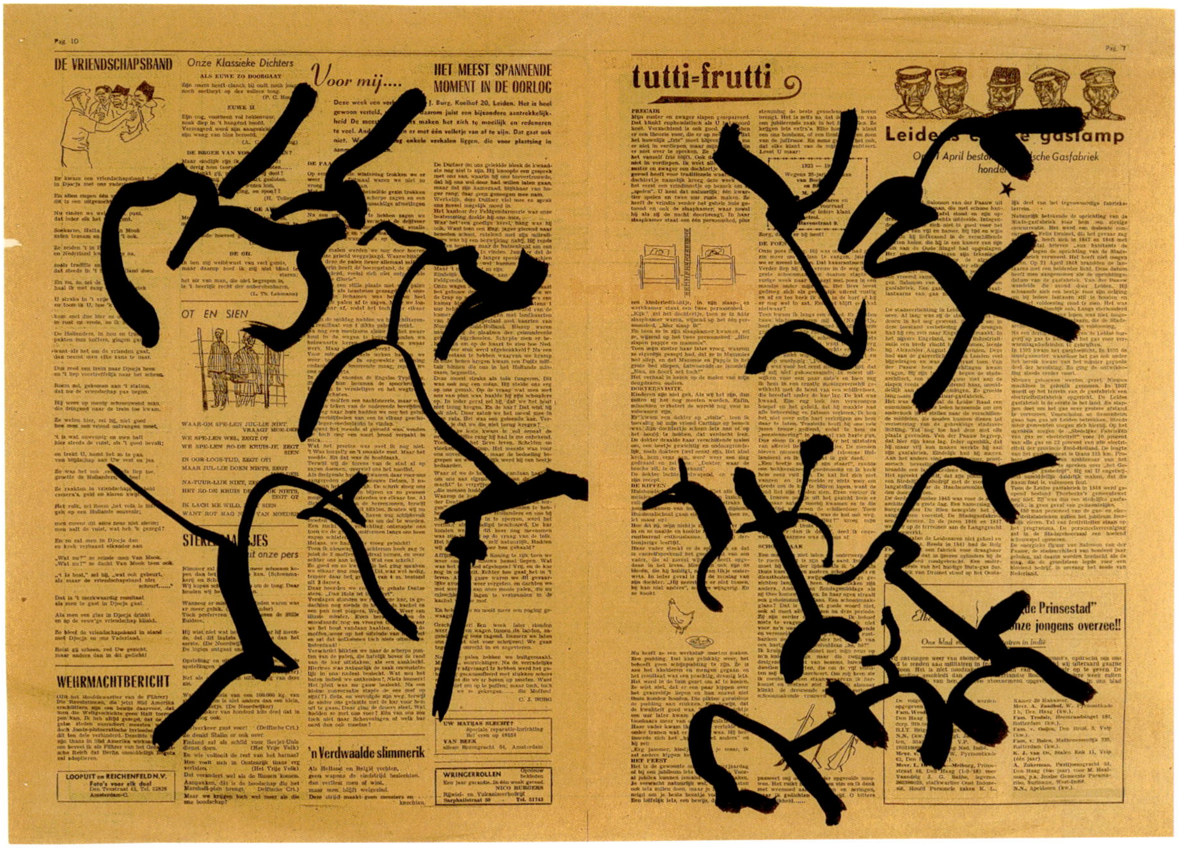

110645

PIET OUBORG
1893–1956

Zonder titel
Untitled
1949

Gouache op krant
Gouache on newspaper
45 x 64 cm

Het interbellum brengt onderwijzer Piet Ouborg door in het voormalig Nederlands Indië, waar hij zich ondanks zijn drukke baan als tekenleraar ontpopt als een gedreven schilder. Dankzij een abonnement op het toonaangevende Franse kunsttijdschrift *Cahiers d'Art* blijft hij op de hoogte van de artistieke ontwikkelingen in Europa. Surrealisten als Joan Miró en abstracte kunstenaars als Kandinsky en Picasso oefenen een sterke invloed op hem uit, zeker nadat hij hun werk tijdens een verlof in 1931 met eigen ogen heeft gezien.

Terwijl veel Nederlandse kunstenaars in deze periode figuratief schilderen, ontwikkelt Ouborg een abstract-surrealistische stijl. Vlak na de Tweede Wereldoorlog, als hij alweer geruime tijd in Nederland woont, treedt hij toe tot de kunstenaarsvereniging Vrij Beelden. Geleidelijk krijgt zijn werk een meer abstract-expressionistisch karakter.

Een van de weinige Vrij Beelden-kunstenaars bij wie Ouborg aansluiting vindt is Willem Hussem. Net als Hussem houdt hij zich geruime tijd bezig met Oosterse kalligrafie. Aanvankelijk blijft hij nog dicht bij zijn Chinese inspiratiebron. Maar zoals dit werk uit 1949 laat zien, creëert hij op den duur zijn eigen tekens.

Piet Ouborg spent the years between the two World Wars as a teacher in the former Dutch East Indies (now called Indonesia). There, despite his demanding job as art master, he also turned out to be an enthusiastic painter.

Thanks to a subscription to the authoritative French art journal Cahiers d'Art *he was au fait with artistic developments in Europe. His work was strongly influenced by Surrealists such as the Spanish painter Joan Miró and abstract artists like Kandinsky and Picasso. This became even more evident after he had seen their work with his own eyes when he was on leave in 1931. During this period, in which many Dutch artists were producing Figurative paintings, Ouborg developed an Abstract Surrealist style.*

Shortly after World War II, when he had once more been living in the Netherlands for some time, Ouborg joined the artists' association called Vrij Beelden *(Free Art). His work gradually gained a more Abstract Expressionist character.*

One of the few Vrij Beelden *artists with whom Ouborg felt he had something in common was Willem Hussem. Like Hussem he was very interested in Eastern calligraphy. Initially he stayed close to his Chinese sources of inspiration. But as this work from 1949 illustrates, after a time Ouborg created his own calligraphic characters.*

110645

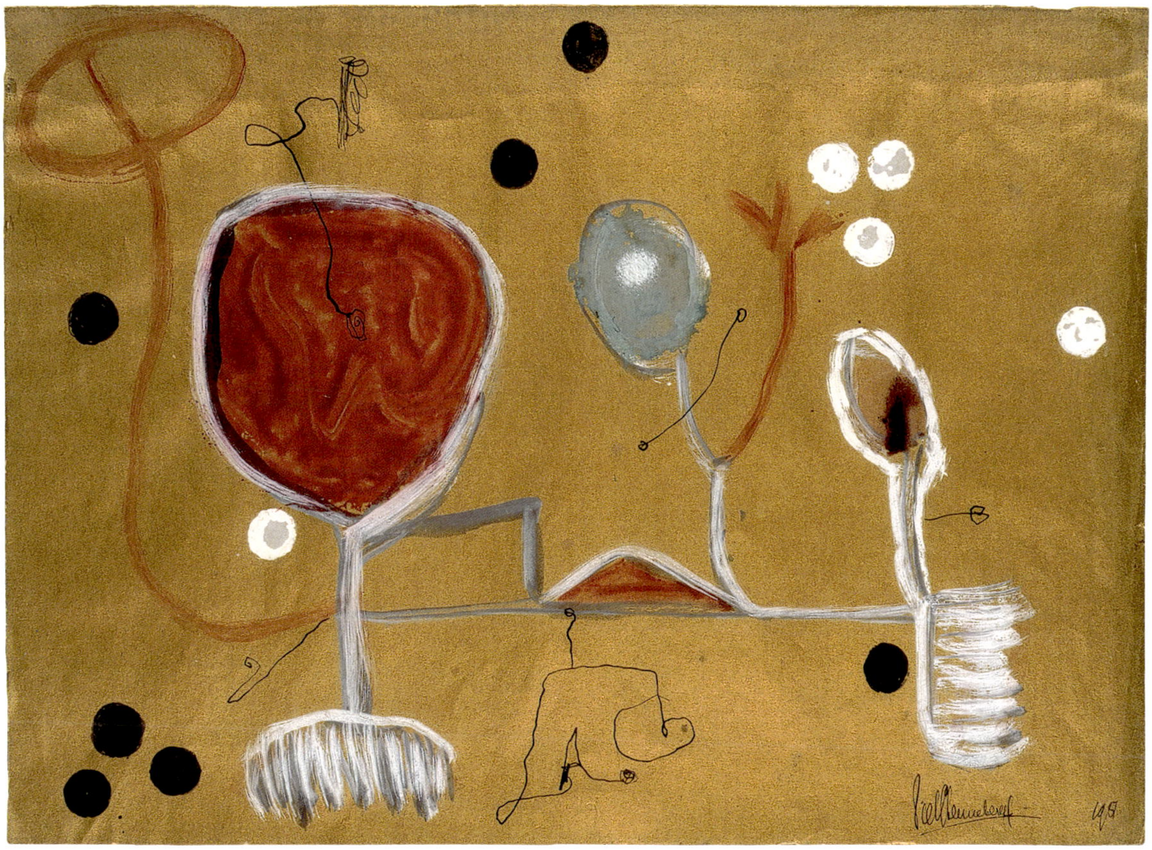

010240

PIET STENNEBERG
1902 – 1972

Zonder titel
Untitled
1951

Aquarel, oostindische inkt op goudpapier
Watercolour, Indian ink on gold paper
24 x 34 cm

Voordat Piet Stenneberg zich fulltime met de kunst bezig gaat houden, zoekt hij zijn heil in zulke uiteenlopende beroepen als die van zeeman en galeriehouder. Zijn eerste echte schilderij ontstaat in 1924. Tot de Tweede Wereldoorlog blijft het vooral bij landschappen en stillevens, die niet helemaal uit de verf willen komen. Zijn goede vriend de schilder Tjerk Bottema is zo vrij hem het kunstenaarschap ten zeerste af te raden.

Maar ondanks perioden van neerslachtigheid, nog versterkt door de sluiting van zijn galerie in de jaren dertig, zet Stenneberg door. Kennelijk omdat hij juist door het schilderen op de been wordt gehouden. In 1947 laat hij de figuratieve stijl achter zich, om zich, zoals hij het zelf uitdrukt, 'naar het wezen van het innerlijk' te keren. Zijn eigenzinnige handschrift vindt hij in tekens en symbolen.

In 1950 beleeft hij eindelijk zijn doorbraak. Een tentoonstelling van zijn werk in Parijs wordt door de Franse pers goed ontvangen. Nog in hetzelfde jaar neemt hij deel aan een groepstentoonstelling in het Amsterdamse Stedelijk Museum, dat aansluitend een van zijn schilderijen aanschaft. In de jaren daarna komt zijn beste werk tot stand, waartoe ook deze aquarel op goudpapier gerekend mag worden. Door zijn geestelijke inzinkingen gaat het werken Stenneberg na 1954 echter steeds moeilijker af. In 1962 ziet hij zich genoodzaakt definitief te stoppen.

Before becoming a full-time artist, Piet Stenneberg pursued such diverse professions as sailor and gallery owner. He completed his first real painting in 1924. Up until World War II he concentrated chiefly on landscapes and still lifes, which somehow don't quite seemed to live up to their promise. Indeed, a good friend of his, the painter Tjerk Bottema, strongly advised him against the idea of becoming an artist.

But despite periods of depression – made worse when his gallery had to close down in the 1930s – Stenneberg bit the bullet. Presumably it was the act of painting that kept him going. In 1947 he relinquished the figurative style of working in order to concentrate, as he put it, 'on the essence of the inner self'. He discovered his curiously individual painterly signature in signs and symbols.

His breakthrough came at last in 1950. An exhibition of his work in Paris was enthusiastically received by the French press. In the same year he took part in a group show held in Amsterdam's Stedelijk Museum, which as a follow-up bought one of his paintings. The years that followed were to witness his best work, including this watercolour on gold paper. Plagued by periods of depression, from 1954 on Stenneberg found it increasingly difficult to work. In 1962 he was forced to stop for good.

010240

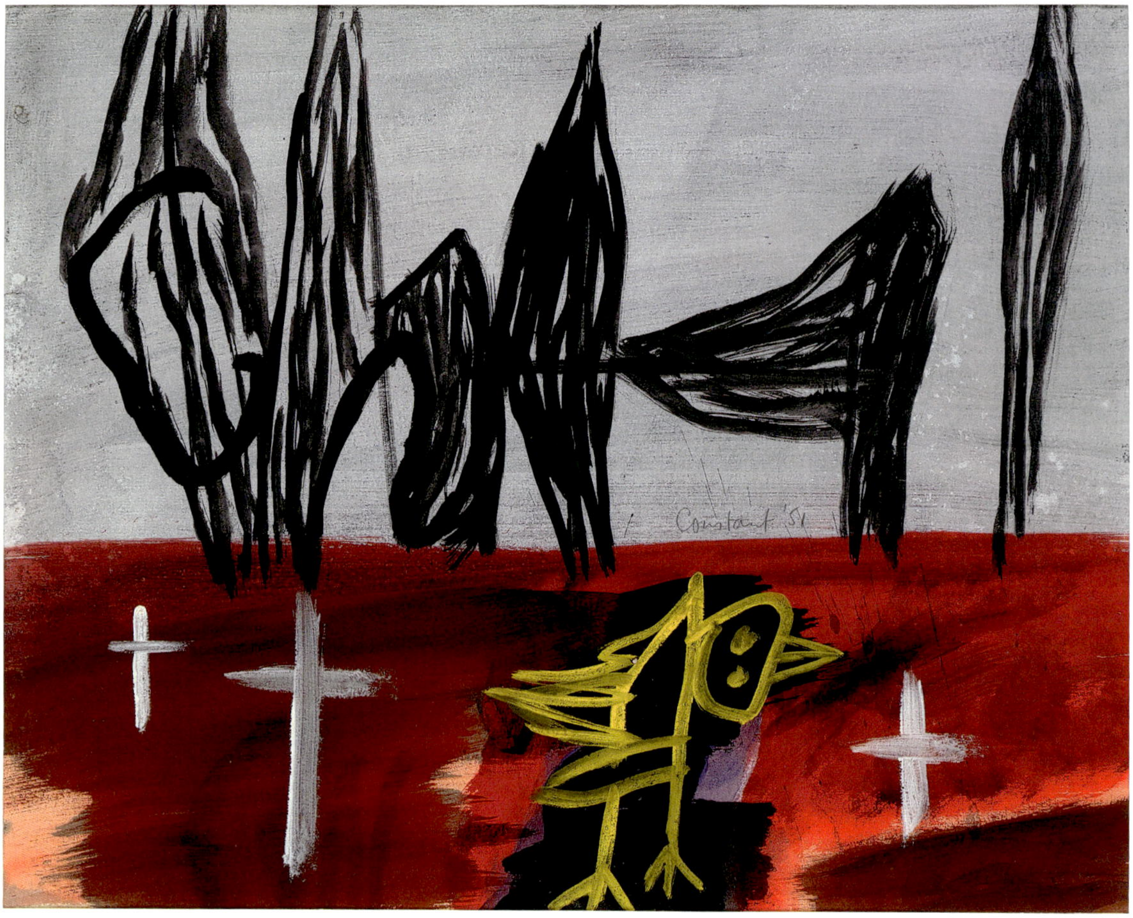

010138

CONSTANT
1920

Cemetery
Cemetery
1951

Gouache
Gouache
44 x 57 cm

In het huis van de schilder Constant (Constant Anton Nieuwenhuis) wordt in 1948 de 'Experimentele Groep' opgericht; de Nederlandse tak van CoBrA. Samen met de schilders Karel Appel en Corneille zal Constant de actieve kern van deze groep vormen. In zijn Cobra-jaren maakt hij veel werk met de fantasiedieren die de nieuwe stijl typeren. Zijn mythologische figuren ogen echter veel agressiever en angstaanjagender dan die van bijvoorbeeld Appel.

De gouache *Cemetery* maakt Constant in 1951, het jaar waarin Cobra wordt opgeheven. Niet lang hierna laat Constant weten dat de samenwerking welbeschouwd toch niet veel heeft opgeleverd. Zijn expressionistische stijl verruilt hij voor de geometrische abstractie. In dezelfde periode begint de kunstenaar het schilderen los te laten, om zich meer en meer op architectuur te concentreren. Zijn bijzondere belangstelling gaat uit naar de leefomgeving van de toekomst. In een serie maquettes geeft hij vorm aan een ideale stad die hij *New Babylon* doopt.

Eind jaren zestig pakt Constant het schilderen weer op. Het periodiek veranderen van medium en stijl behoort inmiddels tot zijn handelsmerken.

In 1948 the so-called Experimental Group was founded at the house of the painter Constant (Constant Anton Nieuwenhuis); it was the Dutch offshoot of the international CoBrA-group. Constant and the painters Karel Appel and Corneille were the active core members of this group. In his Cobra years Constant made a great number of works featuring the imaginary animals so typical of the new style. His mythological figures, however, look much more aggressive and fearsome than those of for instance Appel.

Constant made the gouache Cemetery *in 1951, the year in which Cobra was disbanded. Shortly after this he intimated that, all things considered, their collaboration had been fairly unrewarding. He exchanged his Expressionist style for Geometric Abstraction. In the same period Constant started to move away from painting to concentrate more and more on architecture. He took a particular interest in the living environment of the future. In a series of scale-models he shaped an ideal city, which he named* New Babylon.

In the late 1960s Constant picked up the thread of painting again. His periodical changes of medium and style have since then become his trademarks.

010138

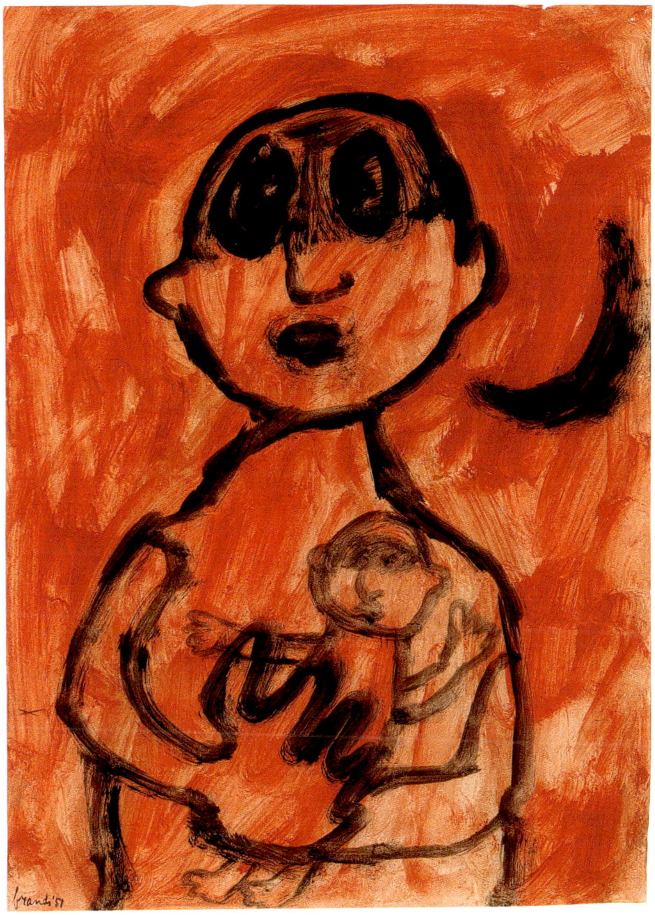

900219

EUGÈNE BRANDS
1913 – 2002

Moeder met kind
Mother with child
1951

Gouache
Gouache
50 x 37 cm

Al tijdens zijn studie aan de Amsterdamse Kunstnijverheidsschool, waar hij de opleiding tot reclametekenaar volgt, vervaardigt Eugène Brands zijn eerste abstracte werken. Inspiratie vindt hij onder anderen bij Paul Klee. De tentoonstelling 'Jonge Schilders' in het Amsterdamse Stedelijk Museum (1946) brengt hem in contact met Karel Appel, die hem bij de kunstenaarsgroep Cobra haalt.

Drie jaar later neemt hij deel aan de spraakmakende internationale Cobra-tentoonstelling, eveneens in het Stedelijk Museum. Maar direct na de expositie zegt hij zijn Cobra-lidmaatschap weer op. Een van zijn argumenten is dat kunst maken een persoonlijke zaak is en zeker geen groepsaangelegenheid.

In zijn post-Cobra-tijd laat de kunstenaar zich vooral inspireren door de tekeningen van zijn dochtertje Eugenie. Uit deze periode stamt de gouache *Moeder met kind*. De gouachetechniek lag de in 2002 overleden Brands na aan het hart. 'Ik zeg altijd: mijn gouaches ontstaan, de schilderijen máák ik. Want dan ben ik met mijn kop bezig, dan vraag ik me voortdurend af wat ik nou eigenlijk doe. In mijn gouaches bereik ik dingen die ik in mijn schilderijen niet voor elkaar krijg.'

Eugène Brands made his first abstract works very early on in his career when studying to become a commercial artist at the Amsterdam School of Industrial Arts. One source of inspiration was the artist Paul Klee. The exhibition entitled Young Painters in Amsterdam's Stedelijk Museum (1946) brought him into contact with Karel Appel, who got him to join the Cobra group.

Three years later he took part in the high-profile international Cobra exhibition, also held in the Stedelijk Museum. But straight after the exhibition he relinquished his Cobra membership. One of his arguments for quitting was that making art is a personal matter and certainly not a group activity.

In his post-Cobra period the artist was mainly inspired by his young daughter Eugenie's drawings. The gouache Mother with child *dates from this period. Brands, who died in 2002, was very fond of the gouache technique. 'I always say: my gouaches come into existence, but I make the paintings. The reason being that for my paintings I have to use my head, I am constantly wondering what I am actually doing. In my gouaches I achieve things that I cannot manage in my paintings.'*

900219

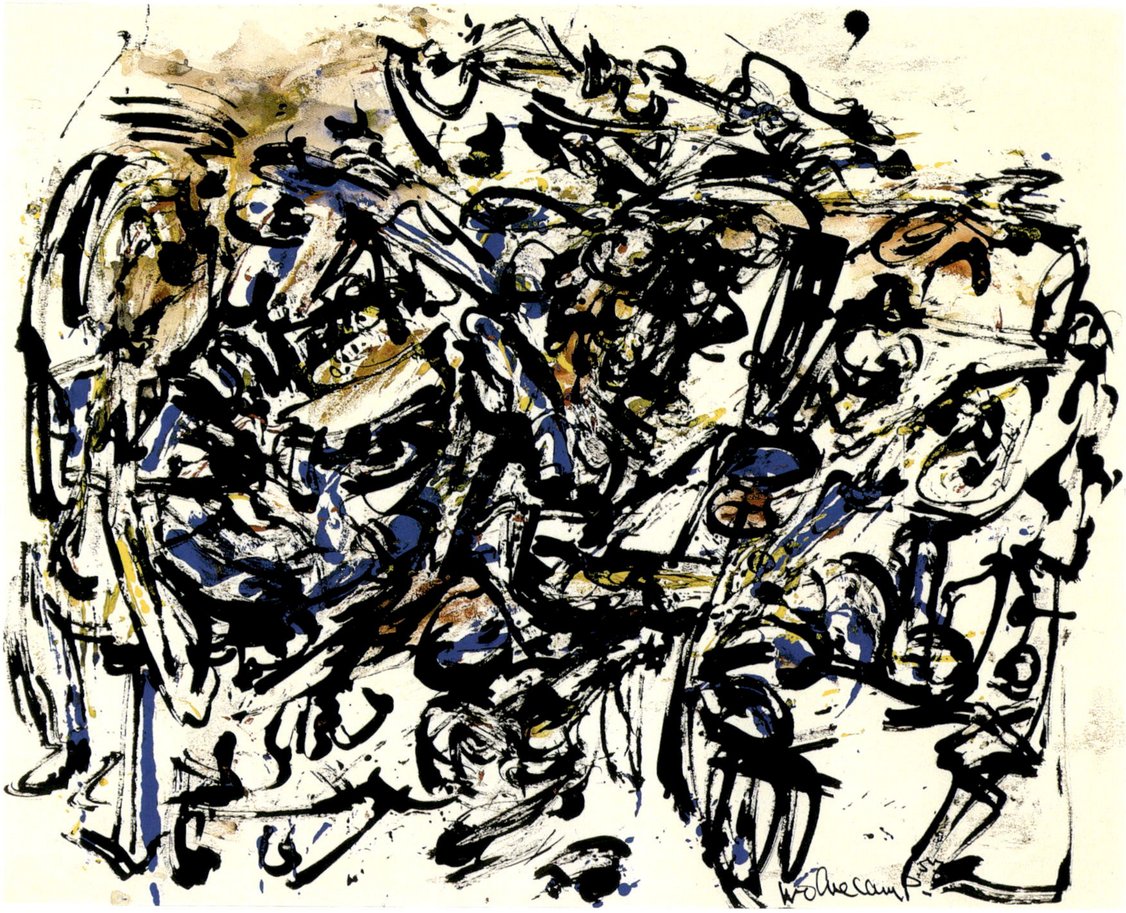

010369

THEO WOLVECAMP
1925 – 1992

Zonder titel
Untitled
1957

Gemengde techniek
Mixed media
49 x 63 cm

Na de Arnhemse Kunstacademie te hebben doorlopen, verhuist Theo Wolvecamp – van oorsprong Twentenaar – naar Amsterdam. In de hoofdstad legt hij de basis voor zijn abstracte schilderstijl. Wolvecamp is een van de kunstenaars die in 1948 aan de wieg staan van de Nederlandse Experimentele Groep, de Nederlandse tak van de Cobra-beweging. Nadat de groep is opgeheven, brengt hij meerdere bezoeken aan Parijs. Maar in het woelige stadsleven kan hij niet de rust vinden die vooral de natuur hem biedt. In 1953 keert hij terug naar Twente om daar in afzondering verder te schilderen. *Zonder titel* is een van de abstract-expressionistische werken die in deze periode ontstaan.

Als Wolvecamp met een schilderij begint, heeft hij nog geen idee waar het het hem zal brengen. Hij werkt al improviserend en bewaart zijn kritische blik voor een latere fase. In de loop van zijn schildercarrière vernietigt hij veel werken, zowel uit de Experimentele-Groepperiode als uit latere periodes, omdat hij er bij nader inzien niet tevreden over is. Jongere collega's als Reinier Lucassen en Alphons Freijmuth stellen zich die compromisloze houding ten voorbeeld.

Na zijn dood blijkt er toch meer van zijn oeuvre bewaard gebleven dan aanvankelijk werd aangenomen. Kennelijk heeft de spaarzaam exposerende schilder veel schilderijen rechtstreeks vanuit zijn atelier aan particulieren geleverd.

Having graduated from the Arnhem Art Academy, Theo Wolvecamp – a native of the eastern Dutch region of Twente – moved to Amsterdam. There he laid the foundations of what was to become his abstract style of painting. Wolvecamp is one of the artists who in 1948 witnessed the birth of the Dutch Experimental Group, which was a Dutch branch of the Cobra group. After the group disbanded, he would frequently visit Paris, but in the hectic hustle and bustle of urban life he missed the peace and calm that he found especially in nature. In 1953 he returned to the quiet of Twente where he could paint undisturbed. Untitled *is one of his Abstract Expressionist works from this period.*

When Wolvecamp begins to paint, he has no idea where it will lead him. He improvises as he works and postpones the critical consideration to a later phase. During his career he has destroyed many of his works, both from the Experimental Group period and from later times; he did so because when he looked them over again he wasn't satisfied with them. Younger colleagues like Reinier Lucassen and Alphons Freijmuth have followed his uncompromising example. After Wolvecamp's death it turned out that more of his work had been preserved than was originally assumed. Apparently this artist, who exhibited comparatively little of his work, would deliver paintings to clients directly from his studio.

010369

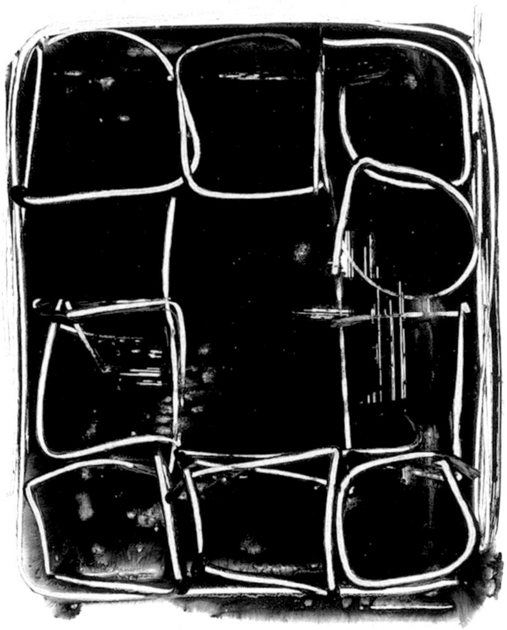

010308

J.C.J. VAN DER HEYDEN
1928

Zwart vakwerk
Black grid
1963

Gemengde techniek
Mixed media
29 x 23 cm

J.C.J. van der Heyden begon zijn carrière als tekenaar en schilder, maar liet kwast en tekenstift gedurende een belangrijk deel van de jaren zestig en zeventig liggen. Net als veel collega-kunstenaars gaf hij de voorkeur aan minder ouderwetse media zoals video, televisie en computer. De kerngedachte van de conceptuele kunstenaars uit die periode – het immateriële idee als artistiek eindproduct – is ook bij Van der Heyden terug te vinden. Zijn schilderijen laten zich interpreteren als een verkenning van de grenzen van de schilderkunst en het overgangsgebied tussen narratie en abstractie. Hij lijkt vooral geïnteresseerd in het tonen van de gedachtegang die ten grondslag ligt aan het maken van een schilderij.

Deze kleine gouache uit 1963 laat een tiental los geschetste vierkanten zien. Het is een werk uit de reeksen 'schaakbordschilderijen' die binnen Van der Heydens werk zo'n centrale plaats innemen. We zien een intuïtieve, losse herinterpretatie van het raster uit de dagen van het Hoog-Modernisme; een herinterpretatie van de modulaire vormen die Mondriaan en zijn navolgers gebruikten in hun onderzoek naar een elementaire vlakverdeling en compositie. Van der Heydens werk is evenwel organischer, minder streng. In zijn studies naar de schilderkunstige indeling van ruimte zijn altijd de sporen van zijn handschrift zichtbaar, alsof het zoeken naar de oplossing net zo belangrijk is als de oplossing zélf.

J.C.J. van der Heyden began his career as a draughtsman and painter, but for the greater part of the 1970s and 1980s did not touch his brushes or pencils. Just like many fellow artists he preferred less old-fashioned media such as video, television and computer. The main idea driving conceptual artists of that period – the immaterial idea as the artistic end-product – can also be recognized in Van der Heyden's work. His paintings can be interpreted as an exploration of the extreme limits of painting and the transitional area between narration and abstraction. He seems mainly to be interested in showing the thought process that underlies the making of a painting.

This small gouache from 1963 shows a score of freely-sketched squares. It is a work from the series 'chessboard paintings', which plays such a central role in Van der Heyden's work. We can see an intuitive, free reinterpretation of the raster dating back to the days of High Modernism; a reinterpretation of the modular shapes which Mondriaan and his followers used in their research on elementary division of a surface and composition. Van der Heyden's work is nonetheless more organic, less severe. In his studies on artistic division of space there are always traces of his signature, as if the search for a solution is just as important as the solution itself.

010308

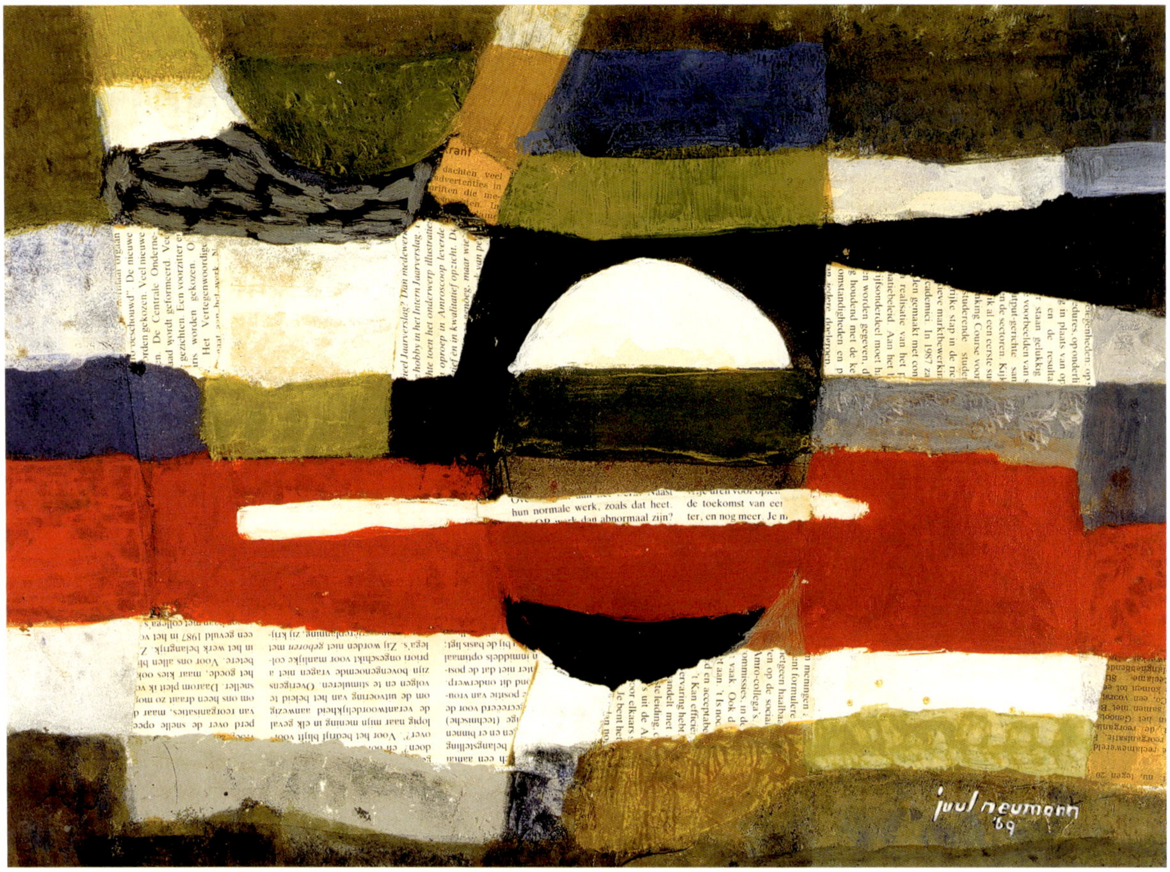

110634

JUUL NEUMANN
1919 – 1997

De toekomst
The future
1969

Collage en verf
Collage and paint
26 x 36 cm

Van de jaren veertig tot de late jaren zestig is Juul Neumann actief binnen de kunstwereld. Zijn keuze voor de abstractie verklaart de schilder uit de oorlog. De nazi's hadden een hekel aan abstracte kunst, dus wat lag er direct na de oorlog meer voor de hand dan het loslaten van de traditionele vormen? Niet voor niets blijft Neumann er levenslang op staan dat zijn naam op z'n Nederlands wordt uitgesproken.

De artistieke opvattingen die hij in de loop van zijn carrière aanhangt, voeren hem langs diverse kunstenaarverenigingen. Achtereenvolgens is hij lid van De Onafhankelijken, Vrij Beelden, Creatie en de Liga Nieuw Beelden. *De toekomst* maakt hij nog juist in zijn Nieuw Beelden-periode. Bij wijze van uitzondering geeft hij dit werk een titel: al sinds 1949 is hij gewoon zijn werken van nummers te voorzien.

Als de Liga in 1969 wordt opgeheven, raakt Neumanns kunst in de vergetelheid. Pas in de jaren tachtig, als de geometrische abstractie van na de oorlog opnieuw in de belangstelling komt, wordt zijn werk herontdekt. Dat leidt tot enkele nieuwe exposities, die overigens bescheiden van omvang blijven.

Juul Neumann was active in the art world between the 1940s and the late 1960s. He explained his choice for abstract art by referring to World War II. The Nazi's thought that anything smacking of the abstract was 'degenerate' – so what was more obvious once the war was over than to let go of all the traditional forms? It is not irrelevant that Neumann always insisted on having his name pronounced in the Dutch, not the German, manner.

In the course of his career his ideas on art would lead him to various groups of artists. He was successively a member of De Onafhankelijken *(The Independents),* Vrij Beelden *(Free Images), Creatie (Creation) and the* Liga Nieuw Beelden *(League for New Images). In the period that he followed the ideas of* Nieuw Beelden *(a movement for renewing art) he made this work,* De toekomst *(The future). It is exceptional that he gave it a title – his custom since 1949 had been simply to number his work.*

When the Liga was dissolved in 1969, Neumann's work fell into obscurity. It was not until the 1980s when the Geomteric Abstraction of the postwar years was rediscovered, that interest in his work revived. This resulted in several new exhibitions, which were, however, of modest proportions.

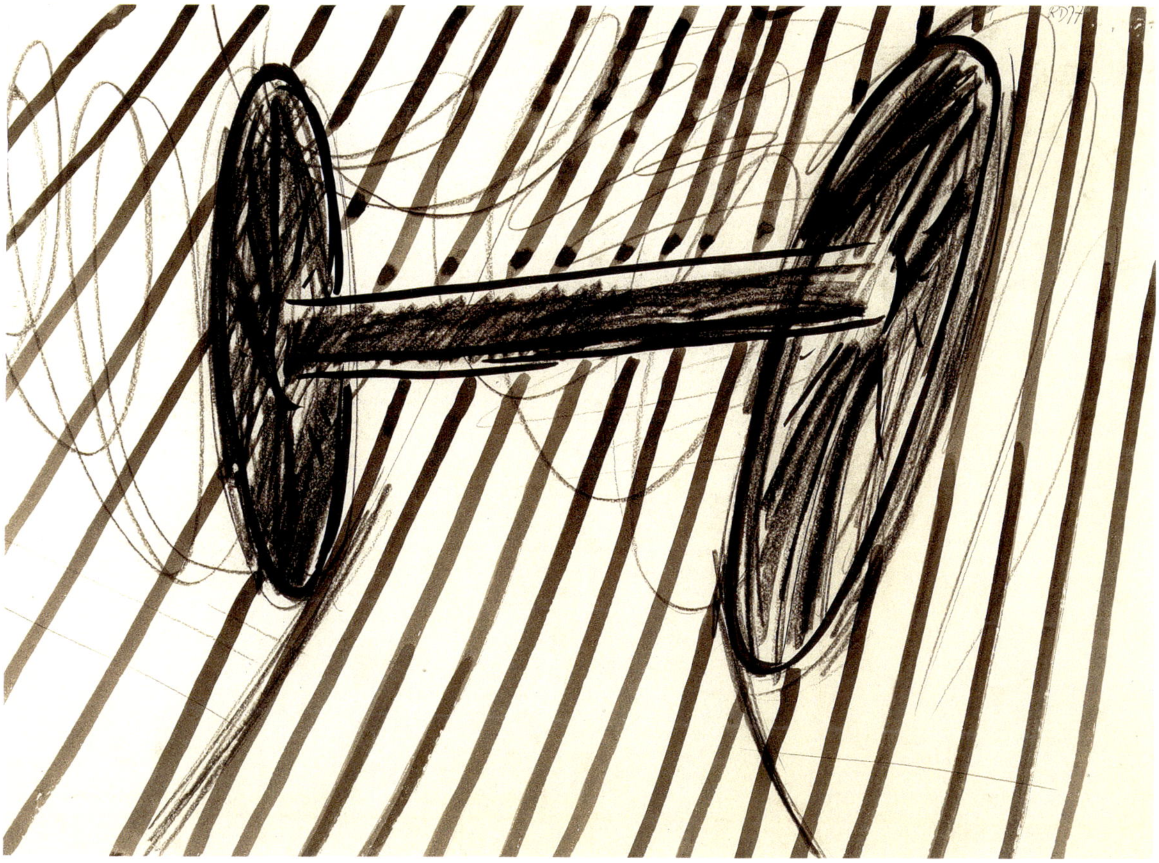

010415

RENÉ DANIËLS
1950

Zonder titel
Untitled
1977

Houtskool en oostindische inkt
Charcoal and Indian ink
48 x 70 cm

Van de kunstenaars die begin jaren tachtig de wederopstanding van de schilderkunst inluidden, wordt René Daniëls veelal gezien als de belangrijkste. Zijn als 'postmodern' omschreven oeuvre is vooral een even raadselachtige als intelligente zoektocht naar de mogelijkheden van het medium, in een periode waarin de naweeën van de minimale en conceptuele kunst het artistieke discours domineerden.

In Daniëls' vroege werk bepaalt zijn affiniteit met de populaire cultuur van muziek en punk een belangrijk deel van zijn onderwerpkeuze. Hij zoekt naar manieren om formele elementen in steeds verder gemuteerde vorm te laten wederkeren. Ook de relatie tussen woord en beeld is een bepalende factor, zoals blijkt uit de ironische titels die hij zijn schilderijen geeft en uit de rebusachtige elementen. Inhoudelijk ontwikkelt zijn werk zich steeds meer in de richting van de metakunst: zijn schilderijen worden gelaagde, introspectieve commentaren op de idee van 'schilderij' en 'tentoonstellingsruimte'. In 1987 wordt Daniëls getroffen door een ernstige hersenbloeding, die zijn artistieke carrière vroegtijdig beëindigt.

Deze tekening uit 1977 is een aantrekkelijk voorbeeld van Daniëls' vormexperimenten. De ovale vorm van de wielen komt in andere tekeningen en schilderijen uit dezelfde periode in velerlei vermommingen terug: als eiland, planeet, vis of veiligheidsspeld bijvoorbeeld. Ook de continue beweging, de herhaaldelijke transformatie van eenzelfde vorm en de tekenachtige flair blijven als rode draden door zijn werk lopen.

Of all the artists who contributed to the resurrection of painting in the early 1980s, René Daniëls is usually considered to be the most important. His 'postmodern' oeuvre is above all else an enigmatic and intelligent investigation into the scope the medium has to offer, in a period in which the aftermath of Minimal and Conceptual Art dominated artistic discourse.

In Daniëls's earlier work his affinity with popular culture in the form of music and punk determines his choice of subject. He is looking for ways of allowing formal elements to recur in increasingly mutated shapes. The relationship between word and image is also a decisive factor, as becomes apparent from the ironic titles he gives to his paintings and from the rebus-like elements. The content of his work has developed increasingly in the direction of meta-art: his paintings have become layered, introspective commentaries on the idea of 'painting' and of 'exhibition rooms'. In 1987 Daniëls suffered a massive stroke, which brought his artistic career to an untimely end.

This drawing from 1977 is an attractive example of his experiments with shape. The oval form of the wheels recurs in many disguises in other drawings and paintings from the same period: in objects like an island, a planet, a fish or a safety pin. Other elements running through his work are the perpetual movement and the recurring transformation of the same shape and a draughtsmanlike flair.

010415

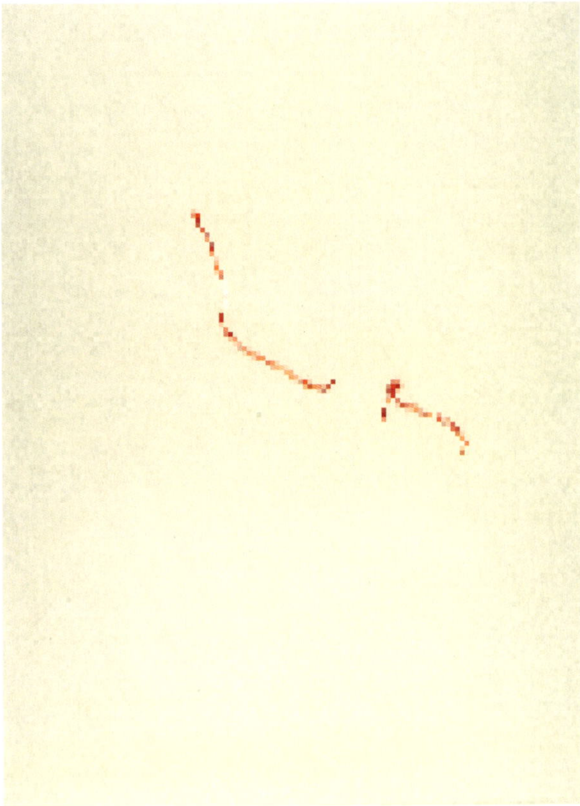

058396/98

ARMANDO
1929

Schuldig Landschap 1,2,3 (Natzweiler)
Guilty Landscape 1,2,3 (Natzweiler)
1977

Krijt en foto
Chalk and photograph
98 x 73 cm, 71 x 97 cm, 98 x 73 cm

Schrijver en beeldend kunstenaar Armando groeit begin jaren veertig op in de omgeving van het strafkamp Amersfoort. De geur, de woorden en de kleuren uit die periode maken op hem een onuitwisbare indruk. Maar al bepaalt de Tweede Wereldoorlog zijn kunstenaarschap, Armando's thematiek reikt veel verder. Hij is gefascineerd door het levensverhaal van iedere mens die wordt geconfronteerd met macht en geweld. In zijn eigen woorden: 'Ik benader de oorlogsjaren als een gecomprimeerde vorm van leven waar je alle grote, universele thema's uit kunt halen.'

Samen met andere 'informele' kunstenaars, onder wie Henk Peeters en Jan Schoonhoven, richt hij in 1961 de Nederlandse Nulgroep op. In haar *Manifest tegen niets* wordt de expressionistische kunst doodverklaard. De Nulkunstenaars willen de werkelijkheid op een objectieve manier vastleggen: elk persoonlijk gevoel moet tot nul worden gereduceerd. Hun streven naar neutraliteit vertaalt zich in monochrome werken.

Medio jaren zeventig neemt Armando afstand van de Nulbeweging en kiest hij voor een lossere werkwijze. Voor zijn *Schuldig Landschap* krast hij rode lijnen op een wit vlak, alsof zijn hand een seismograaf is. Op deze idyllische plek stond eens het concentratiekamp Natzweiler, waar zeker twaalfduizend mensen de dood vonden.

As a teenager the Dutch writer and artist Armando lived during the Second World War close to a Nazi prison camp. The words, the colours and the smells from those years made an indelible impression on the growing boy. But although Armando's artistic work is strongly influenced by the war, his range of subject matter is far broader. He is fascinated by the life story of every person who finds himself confronted with power and violence. As he once said, 'I see the war years as a compressed form of life from which I can extract all the grand, universal themes.'

In 1961, together with other so-called 'informal' artists including Henk Peeters and Jan Schoonhoven, he founded the Dutch Nulgroep *(Zero Group). In their* Manifeso against nothing *they declared that Expressionist Art was defunct. The Zero artists wanted to represent reality in an objective manner: every personal emotion must be reduced to below freezing point. Their desire for neutrality expressed itself in their work through the use of monochrome.*

In the mid-1970s Armando distanced himself from the Zero movement and adopted a freer approach in his work. In Guilty Landscape *he scratched red lines onto a white surface, using his hand as a seismograph, his finger like the pointer. On this idyllic spot of natural beauty there was formerly a concentration camp: Natzweiler, where at least twelve thousand people were killed.*

058396/98

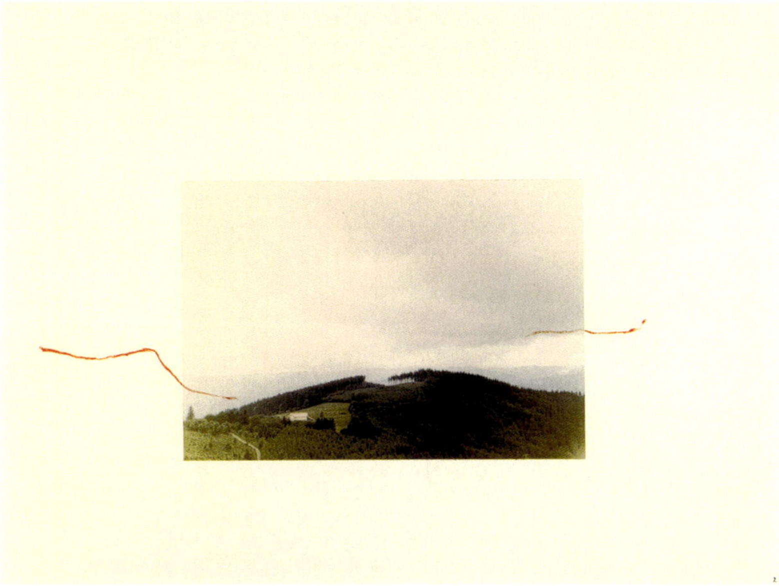
2

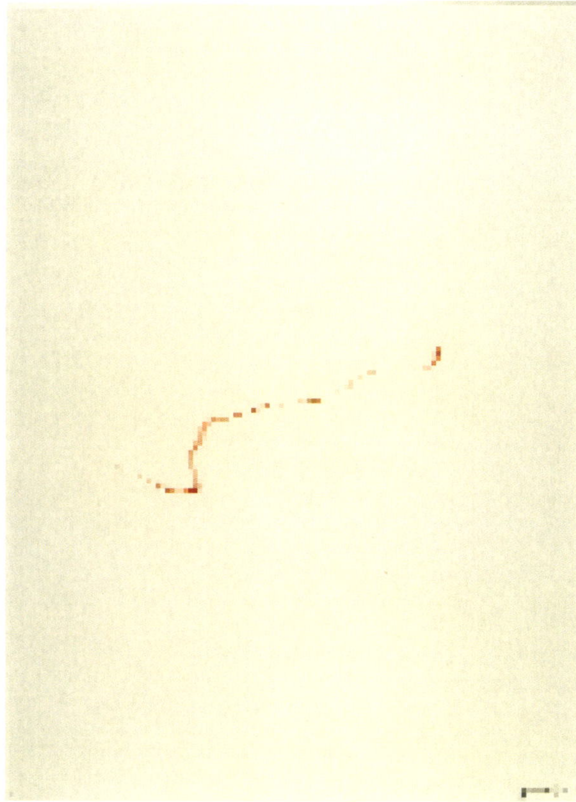

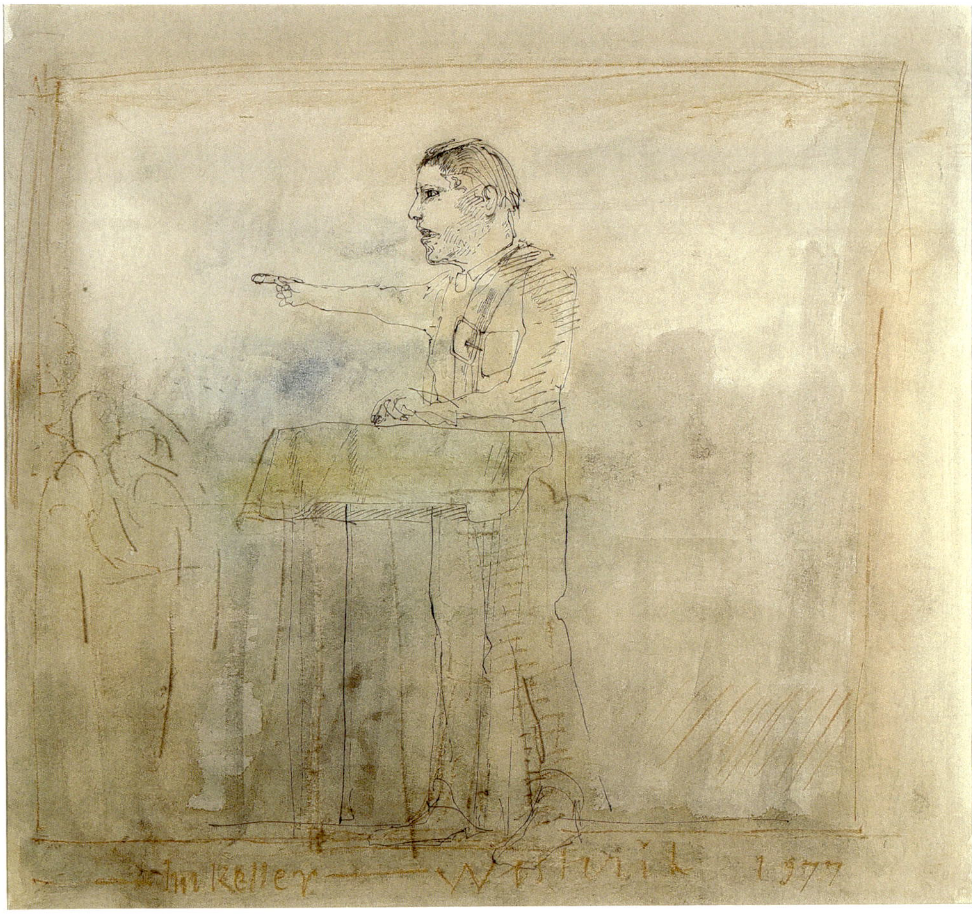

900162

CO WESTERIK
1924

Im Keller
In the cellar
1977

Aquarel, pen en krijt
Watercolour, pen and chalk
39 x 43 cm

Co Westerik wordt wel gerekend tot de 'gematigd realisten': kunstenaars die zich op een gebied bewegen waar realisme, magisch realisme en vaag surrealistische tendensen in elkaar overlopen, en die er een bijna naïeve schilderwijze op nahouden.

De schilderijen van Westerik 'zoomen' vaak in op een stukje alledaagse werkelijkheid. Door de schaalvergroting kunnen ogenschijnlijk futiele aangelegenheden een heel andere lading krijgen. Overduidelijk is dat bij zijn roemruchte doek *Snijden aan gras* uit 1975, waarop een reusachtige vinger zich verwondt aan een grasspriet. Pijnlijk, niet het minst voor de toeschouwers, die er vrijwel zonder uitzondering met een huivering op reageren.

Westeriks uiterst gedisciplineerde en tijdrovende schilderwijze is legendarisch. De kunstenaar houdt zelfs een weekjournaal bij, waarin hij voor elk werk noteert wat de gebruikte techniek is, welke kleuren eraan te pas gekomen zijn en welke artistieke onvolkomenheden het kent.

Zo uitgekiend en afgewerkt als zijn kleurige schilderijen zijn, zo spontaan en 'onaf' blijven de tekeningen. Op *Im Keller* spreekt een losjes geschetste, militante figuur een obscuur publiek toe. De schijnbaar achteloze stijl lijkt de dreiging nog te vergroten.

Co Westerik is considered to belong to the ranks of the 'moderate realists' whose adepts have embraced an almost naïve style of painting operating in an overlapping area somewhere between Realism, Magic Realism and something vaguely resembling Surrealism.

Westerik's paintings often 'zoom in' on a piece of everyday reality. By increasing the scale in this way different overtones can be given to what at first sight appear to be futile subjects. This is patently obvious in his renowned painting titled Cut on grass *(Snijden aan gras) from 1975, where we see a giant finger with a blade of grass slicing into it. Painful, not least for the onlookers, who almost always react with a shudder.*

Westerik's extremely disciplined and time-consuming method of painting is legendary. The painter even keeps a weekly diary in which for each separate work he records the technique and colours used and its artistic flaws. The calculation and fine workmanship displayed in his colourful paintings is in sharp contrast with his spontaneous and 'unfinished' drawings. In In the cellar *a roughly sketched, militant figure is addressing an obscure audience. The apparently casual style seems to make the scene even more threatening.*

900162

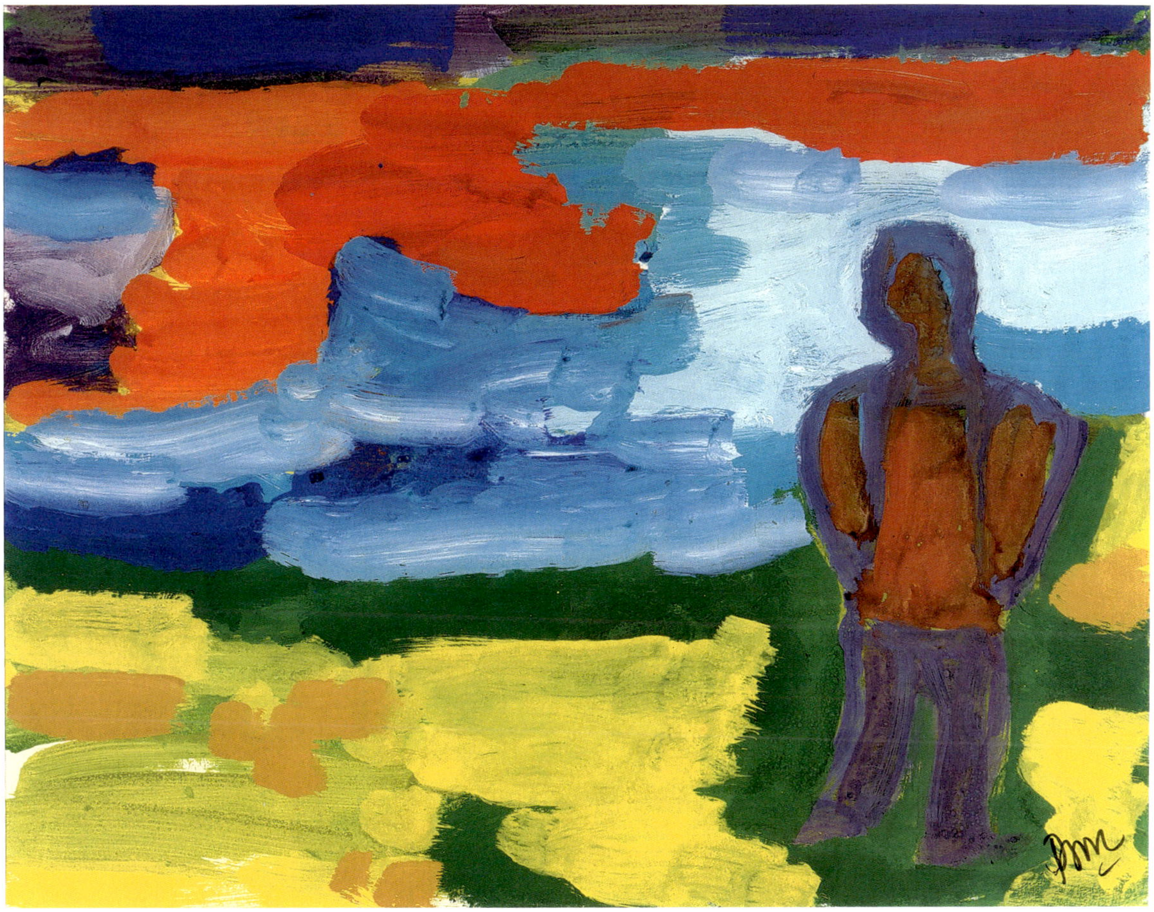

GERRIT BENNER
1897 – 1981

Boer in landschap
Farmer in landscape
1979

Gouache
Gouache
48 x 63 cm

Voor Gerrit Benner begint het schilderen als een hobby. In Leeuwarden drijft hij een winkel in galanterieën; andere bezigheden blijven noodgedwongen beperkt tot zijn vrije tijd. Pas enkele jaren na de Tweede Wereldoorlog, als hij al vijftig jaar oud is, gaat hij zich volledig op de schilderkunst richten. Voor het eerst wordt zijn werk nu ook geëxposeerd. Nationale en internationale erkenning volgen al snel en eind jaren vijftig is hij een gerespecteerd kunstenaar.

Desondanks werkt hij in betrekkelijke afzondering. Benner heeft belangstelling voor het Expressionisme; met de Cobra-schilders Karel Appel en Corneille raakt hij bevriend. Maar als kunstenaar blijft hij een *Einzelgänger*, die weigert zich bij enigerlei stroming aan te sluiten.

De natuurlijke omgeving is al die jaren zijn voornaamste thema. Hij schildert landschappen, weilanden en duinen, koeien en paarden, tuinen en dorpen. Met simpele, pure kleuren en brede, rechte penseelstreken vereenvoudigt hij de vormen van beesten en landschappen, zonder ze ooit volledig te abstraheren.

Painting began as a hobby for Gerrit Benner. He ran a shop supplying fancy goods in the Frisian capital of Leeuwarden, which meant that other occupations got relegated to his spare time. It was to be a few years after the end of World War II, when he was already fifty, before he could devote himself entirely to painting. His work was also exhibited then for the first time. He soon gained national and international recognition; by the late 1950s he was a widely esteemed artist.

Benner worked, however, in comparative isolation. He was interested in Expressionism and became friends with the Cobra painters Karel Appel and Corneille. But as an artist he remained an Einzelgänger*, a loner, refusing to attach himself to any one artistic stream.*

His chief theme throughout these years was the natural environment. He painted landscapes, meadows and dunes, cows and horses, gardens and villages. Using simple, pure colours and broad straight brushstrokes he simplified the shapes of animals and scenery, although never making them entirely abstract.

Gerrit Benner®, Boer in landschap, 1979

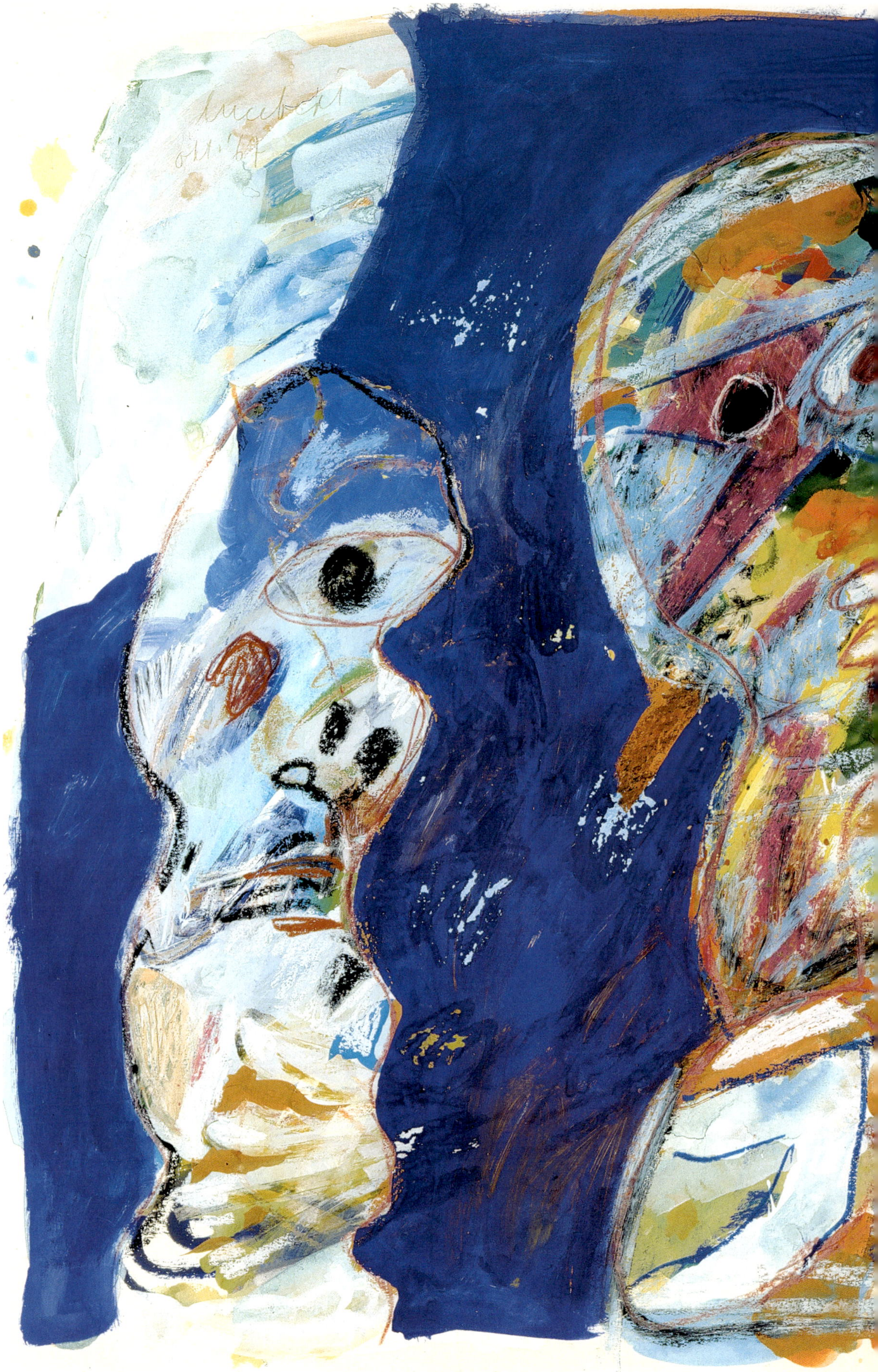

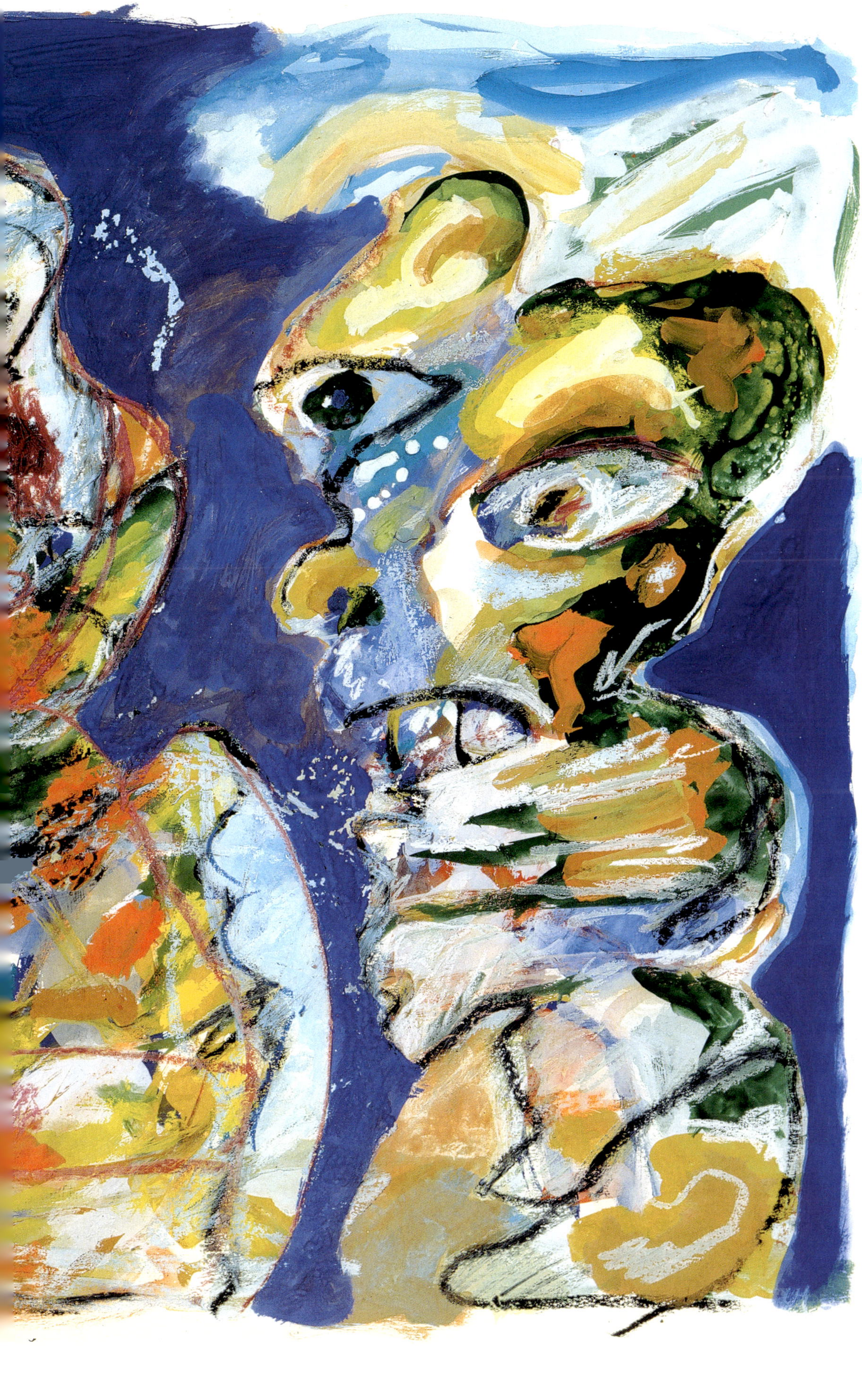

010370

LUCEBERT
1924–1994

<<

Vergadering
Meeting
1979

Gemengde techniek
Mixed media
69 x 96 cm

Lucebert, pseudoniem van Lubertus Jacobus Swaanswijk, was een zeldzaam dubbeltalent. Zijn literaire reputatie zal onverbrekelijk verbonden blijven met de Beweging van Vijftig, een groep dichters die de traditionele vormen verwierpen en een 'lichamelijke' poëzie voorstonden.

Dankzij medevijftiger Gerrit Kouwenaar komt hij in 1948 in contact met de Cobra-groep, waar hij zich als experimenteel dichter bij aansluit. Luceberts lidmaatschap is echter maar van korte duur. Na een uit de hand gelopen literaire avond, ten tijde van de Cobra-tentoonstelling in het Stedelijk Museum, zet de schilder Constant hem in 1949 uit de groep.

Hoe kortstondig het Cobra-avontuur ook was, voor zijn schilderscarrière blijkt het van grote betekenis. Vanaf eind jaren vijftig verwerft Lucebert, die van jongs af aan intensief heeft getekend en geschilderd, een toenemende bekendheid als beeldend kunstenaar. Zijn vroege werk is doordrongen van de 'kinderlijke' figuratie die ook de Cobra-schilders gemeen hebben.

In de jaren zeventig gaat hij minder onbevangen te werk. De schilder Lucebert is gebiologeerd door gezichten. Met meedogenloze ironie vertaalt hij het palet van menselijke gelaatsuitdrukkingen in karikaturale koppen. *Vergadering* laat de felheid van zijn schilderen goed zien.

Lucebert was the pseudonym of the Dutch artist Lubertus Jacobus Swaanswijk. He was an exceptionally gifted man, both as writer and artist. His literary reputation is inextricably linked with the Dutch movement of the 1950s, known as the Vijftigers*; this group of poets rejected traditional poetic forms and represented a type of concrete poetry.*

In 1948, through one of his fellow Vijftigers, Gerrit Kouwenaar, Lucebert came in contact with the Cobra group of artists and linked up with them as an experimental poet. However, he was not to remain with them for long. During a literary evening at the Cobra exhibition in Amsterdam's Stedelijk Museum, things seem to have got somewhat out of hand. As a result, in 1949 the artist Constant asked Lucebert to leave the group.

Brief the Cobra affair may have been, but it was highly significant for Lucebert's career as a painter. From the end of the 1950s Lucebert – who had from his early youth shown an intense interest in drawing and painting – earned himself a growing reputation as an artist. His early work is characterized by the unsophisticated figuration also typical of Cobra painters.

In the 1970s his work became more controlled. The painter Lucebert was fascinated by the human face. With merciless irony he translates the palette of people's facial mimicry into powerful caricatures. This work, Meeting, *illustrates the power and intensity of his paintings.*

010370

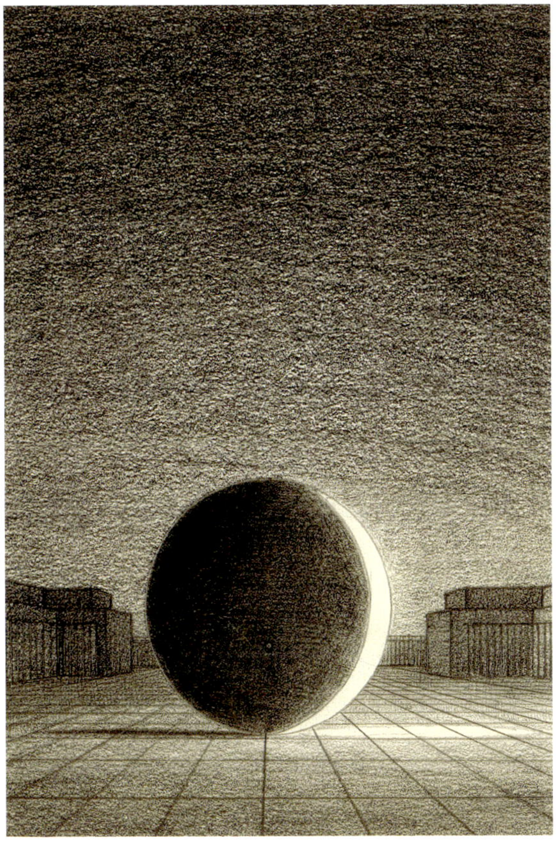

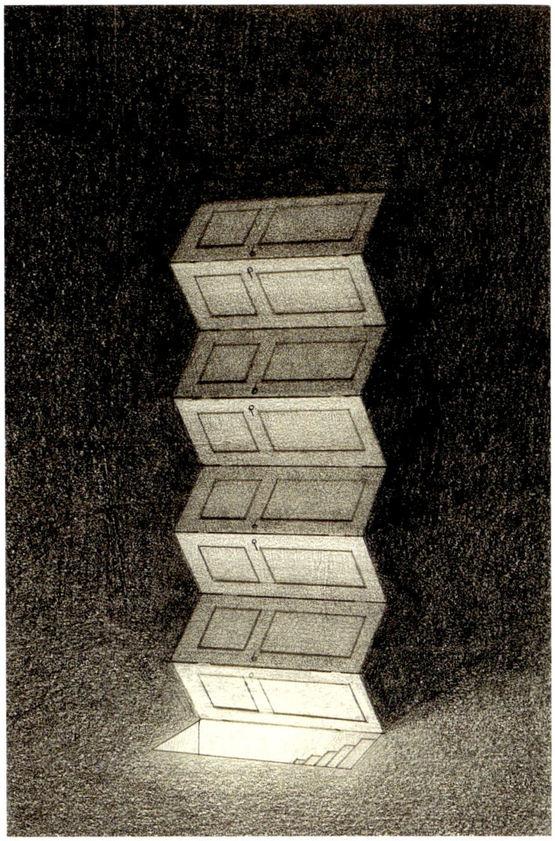

010405/08

JEROEN HENNEMAN
1942

De verduistering
Eclipse
1982

Aandenken
Keepsake
1982

Potlood
Pencil
27 x 17 cm (2x)

De kunstenaar van de vondsten wordt hij wel genoemd, Jeroen Henneman. Puzzeltjes en oogbedriegertjes, getekend of geschilderd in een heldere, bijna surreële stijl vormen de rode draad in zijn werk. De knutselvaardigheden die hij als jongen opdoet in de timmerwerkplaats van zijn vader, komen Henneman later goed van pas bij de vervaardiging van driedimensionale objecten en decors.

Alledaagse voorwerpen, vaak in kennelijk bewoonde maar zojuist verlaten ruimtes, spelen in zijn werk een hoofdrol. In 'Aandenken' geeft een serie van acht naar boven scharnierende deuren toegang tot een helder verlicht trapgat. Niet minder geheimzinnig is de atmosfeer van 'De verduistering', waarop een enorme kanonskogel of misschien wel de omlaaggevallen maan een nachtelijk leeg plein domineert. Beide werken komen uit een serie potloodschetsen die Henneman in 1982 maakte voor de dichtbundel *Opus Gran* van Harry Mulisch.

Wat fascineert Henneman zo in de wisselwerking tussen licht en donker? 'Misschien heeft het ermee te maken dat ik nachtblind ben', verklaarde de kunstenaar ooit. 'Het grensgebied tussen licht en duisternis kan me volkomen in verwarring brengen. Het licht is wonderlijk, niet tastbaar. Maar ook ongelooflijk dienstbaar. Het licht is als een padvinder die een oud vrouwtje helpt bij het oversteken.'

'The artist of invention' – a name used by some when referring to Jeroen Henneman. Puzzles and optical illusions, drawn or painted in bright, almost surreal shapes are the main themes in his work. As a boy he learnt a variety of skills by just tinkering around in his father's joinery workshop, techniques he was able to put to good use later on when he was making three-dimensional objects and decors.

Everyday items, often with a lived-in, but recently-deserted look, play a leading role in his work. In Keepsake *a series of eight doors, hinging upwards, lead the way to the entrance of a clearly lit stairwell. No less mysterious is the atmosphere of Eclipse, in which an enormous cannonball, or what might be the moon fallen from the sky, dominates an empty square by night. Both works come from a series of pencil sketches that Henneman made in 1982 for the collection of poems by Dutch author Harry Mulisch, titled* Opus Gran.

Why is Henneman so fascinated by the interaction of dark and light? 'It might have something to do with the fact that I am night-blind', the artist once suggested. 'The fine line between dark and light can throw me right off balance. Light is a strange, intangible phenomenon, yet unbelievably useful. Light in its helpfulness can be compared to a boy scout helping an old woman to cross the road.'

010405/08

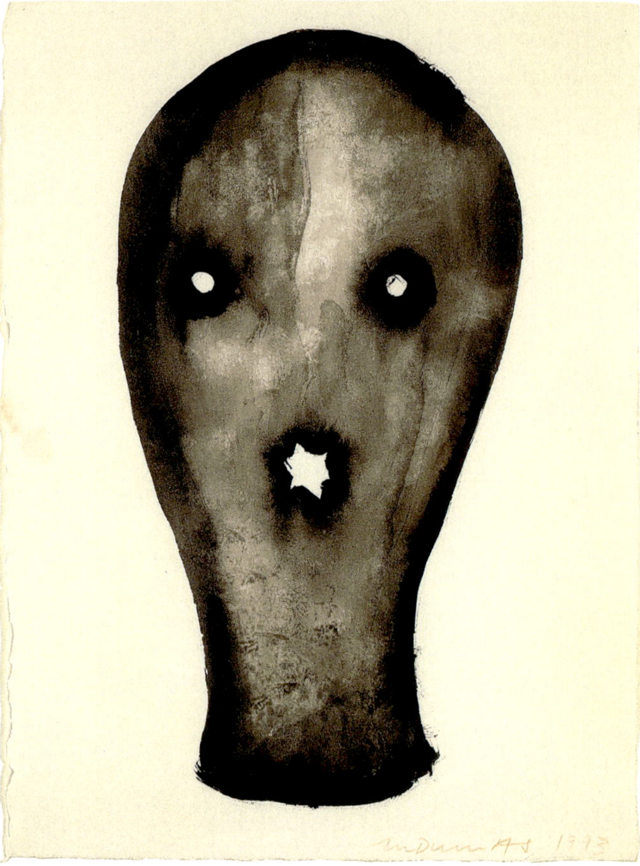

110600/04

MARLENE DUMAS
1953

Zonder titel
Untitled
1993–1994

Oostindische inkt en acrylverf
Indian ink and acrylic
32 x 24 cm (5x)

Uit moddergrijze inkt zijn deze kinderportretten opgetrokken. Piepkleine puntjes blauw, roze of geel bevestigen het kleurloze grijs. De beeltenissen willen blijkbaar iets anders zijn dan een blozende, levensechte kopie.

Kort nadat de in Zuid-Afrika opgegroeide Marlene Dumas naar Nederland kwam, eind jaren zeventig, begon ze met haar vreemd-aantrekkelijke collages en tekeningen al op te vallen. Dumas' werk heeft vrijwel altijd een kritische inslag. Het gaat over de donkere, met schuld verbonden kanten van het menselijk bestaan.

De reeksen portretten in grijze inkt behoren tegenwoordig tot de lievelingen van het internationale kunstpubliek. Dat alle personages verschillend zijn springt onmiddellijk in het oog. Maar raadselachtig blijven ze en hun identititeit geven ze zelden prijs. Van de zeven portretten die Dumas de afdeling Kinderoncologie van het AMC schonk, vormen deze vijf een serie. Ze zijn gemaakt in de periode 1993-'94, toen ze zowel naar polaroids werkte als vanuit de verbeelding. 'In mijn werk lopen heden en verleden, verbeelding en realiteit vaak door elkaar', verklaarde de kunstenares zelf, 'zoals je ook wel ziet in tekeningen van gestoorde mensen en *outsider art*. Daar heb ik altijd een voorliefde voor gehad.'

Het afgebeelde vijftal is gebaseerd op fantasie. Kinderen houden ervan gekke bekken te trekken, dat is wat Dumas haar keuze ingaf. De dikkop met de roze nek, het spookje met de stervormige lippen, het vrolijke boeddhahoofd... Wie of wat zijn het precies? Bij Marlene Dumas mag de toeschouwer het schilderen naar eigen inzicht afmaken.

These children's portraits were forged out of murky grey ink. Tiny specks of blue, pink or yellow confirm the colourless grey. Apparently, these images want to be something else than blushing, true-to-life pictures.

Raised in South Africa, Marlene Dumas found her way to the Netherlands at the end of the 1970s, where her oddly appealing collages and drawings immediately began drawing attention. Dumas's work almost always has a critical tenor, related to the dark, guilt-ridden aspects of human existence.

Her series of portraits in grey ink are presently greatly favoured by an international art public. What immediately stands out is that each of the sitters is different. However, they all remain enigmatic and their identity is seldom revealed. Of the seven portraits that Dumas donated to the Academic Medical Center's Children's Oncology Department, these five form a series. They were made in 1993-94, when she relied on polaroids as well as her own fertile imagination. 'Past and present, fantasy and reality, often criss-cross each other in my work,' explained Marlene once. 'It's like in pictures made by people who are mentally disturbed or in outsider art. I've always been attracted to this.'

This mysterious set of five is based on sheer fantasy, and her selection was informed by the fact that children love to make funny faces. The fat head with the pink neck, the ghost with star-shaped lips, the cheerful Buddha... Who, or what, are they exactly? Marlene Dumas leaves it up to the spectators to fill this in according to their own ideas.

110600/04

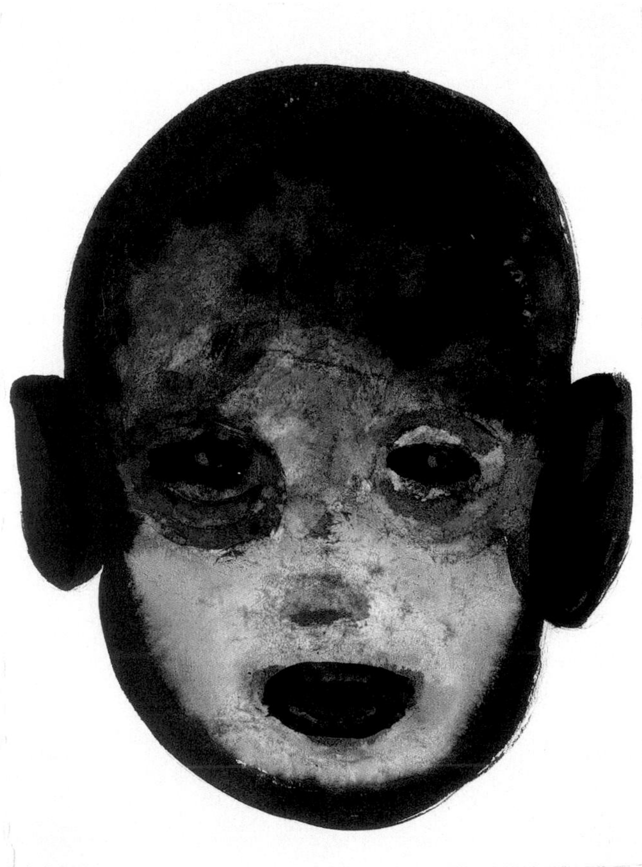

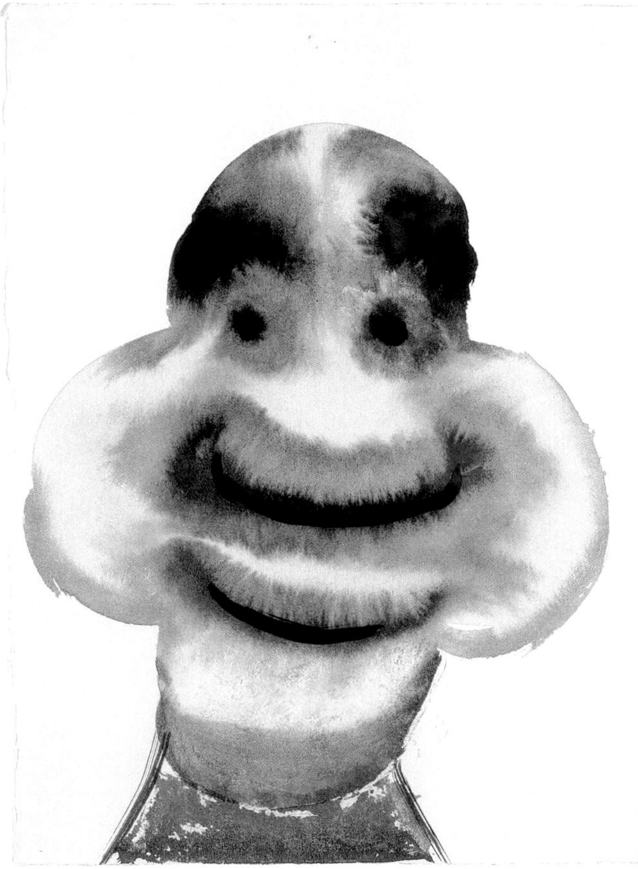

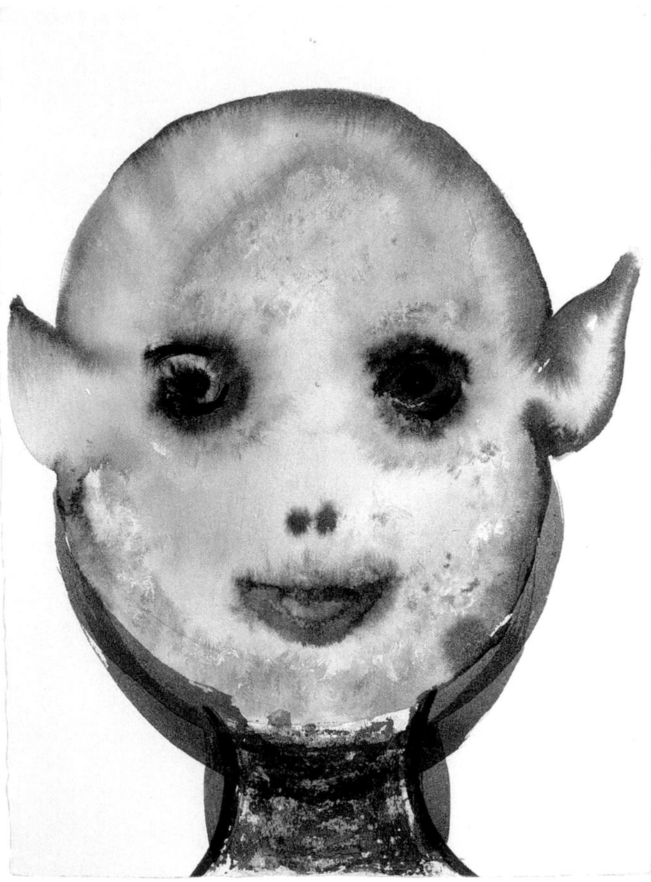

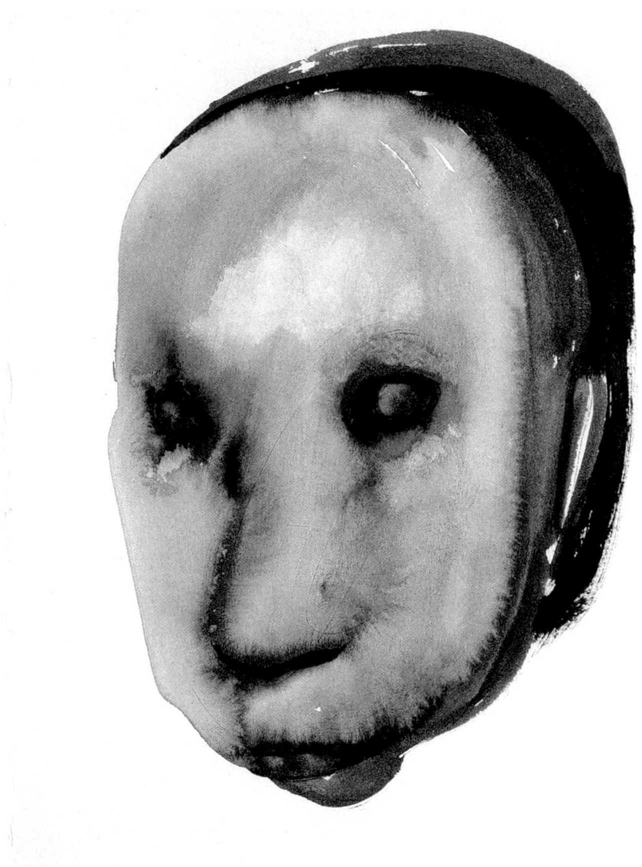

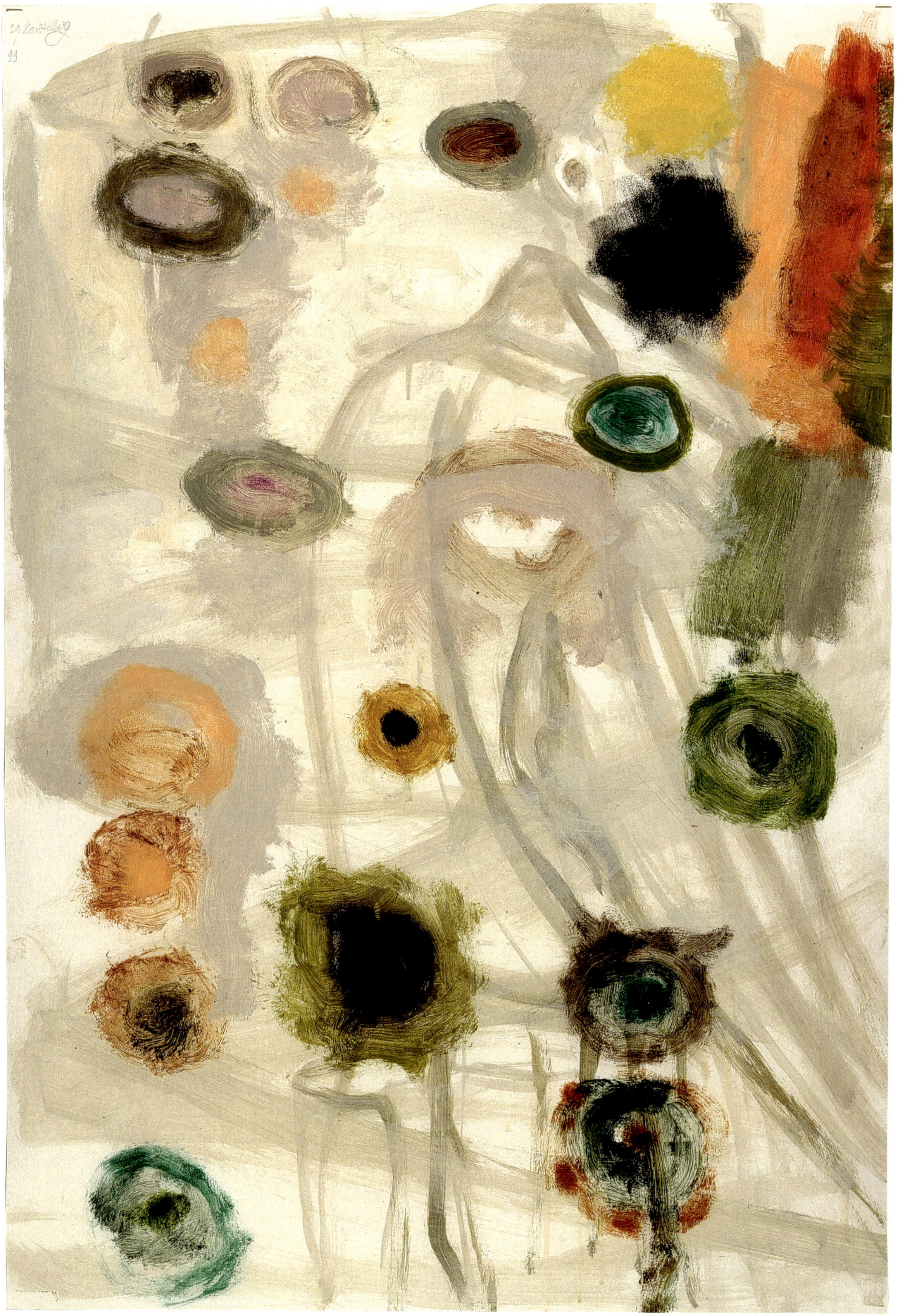

PETER KANTELBERG
1947

Achter mij: de maan
Behind me: the moon
1999

Olieverf en bijenwas
Oil and beeswax
100 x 70 cm

Peter Kantelbergs werk laat zich niet gemakkelijk in een bepaalde stroming onderbrengen. Begin jaren tachtig, toen het werd gekenmerkt door een simpele belijning en duidelijke kleurvlakken, kon zijn oeuvre onder de noemer Nieuwe Figuratie worden geschaard. In die periode maakte Kantelberg deel uit van de hechte groep kunstenaars die exposeerde in *The Living Room*. Deze 'huiskamergalerie', driehoog achter in Amsterdam-Oost, speelde in het promoten van de Nieuwe Figuratie een belangrijke rol.

Als *The Living Room* in 1993 wordt gesloten, trekt Kantelberg zich enigszins uit de kunstwereld terug. Hij blijft wel schilderen, maar kiest voor rustiger vaarwater en gaat lesgeven op de kunstacademies in Breda en Eindhoven. In zijn werk is deze omslag duidelijk zichtbaar: zijn schilderijen geven blijk van een meer intuïtieve aanpak. Het kleurenpalet is uitgewaaierd en de belijning vervaagd. De vaak poëtische titels die de kunstenaar aan zijn recentere werken geeft, behoeden de toeschouwer voor een al te eenzijdige uitleg.

It's not easy to put a label on Peter Kantelberg's work. In the early 1980s, when it still consisted of simple lines and definite fields of colour, it might have been given the tag New Figurative. At that time Kantelberg was one of a close-knit group of artists exhibiting their work in a gallery called The Living Room. *This room on the third floor in an East Amsterdam house was a major center in the promotion of New Figurative art.*

When in 1993 The Living Room *closed its doors for good, Kantelberg assumed a low profile in the art world. True, he still painted, but he chose more tranquil waters, and took up a post as teacher at the Art Academies of Breda and Eindhoven in the south of the Netherlands. This change of course is clearly reflected in his work: it now reveals a more intuitive approach. His palette grew richer while the contours softened. He often gives a poetic title to his more recent work: a warning to the viewer against providing too pragmatic an explanation.*

110517

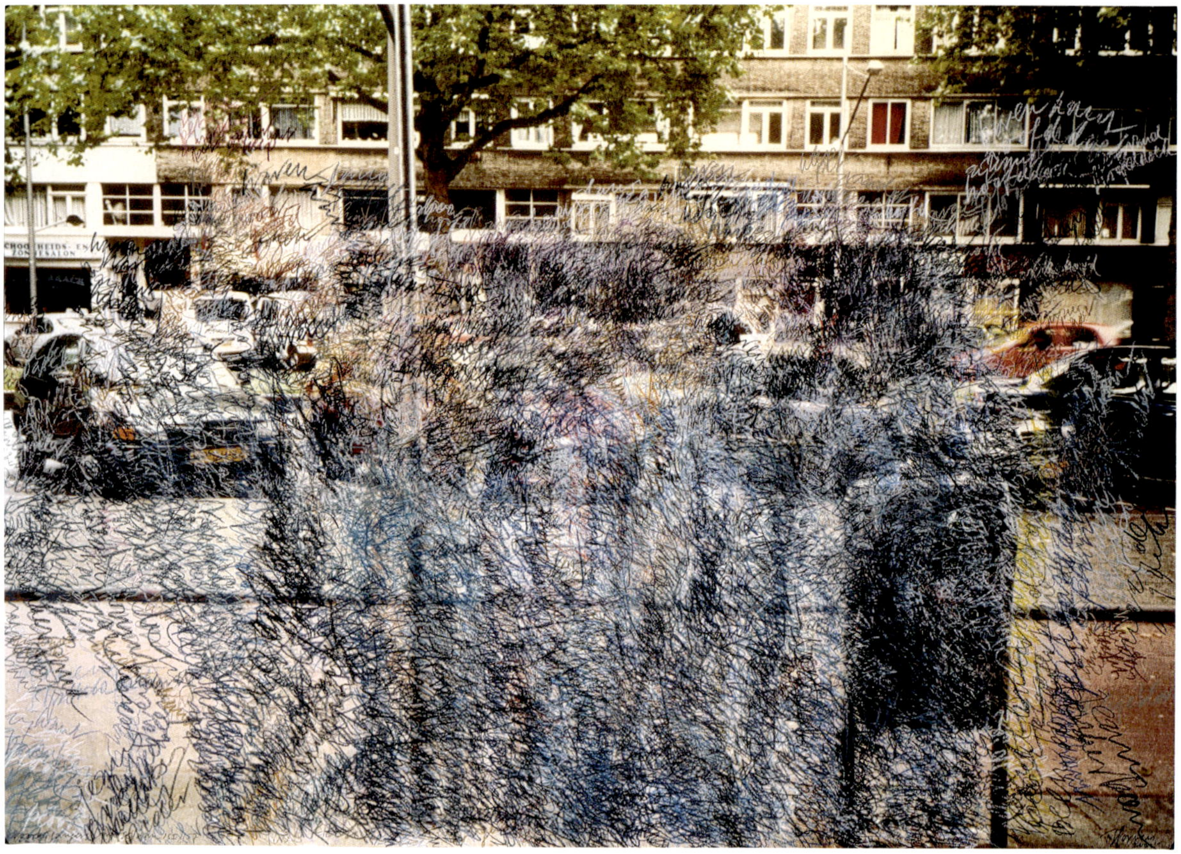

110703

TOINE HORVERS

1947

Voorbijgangers Dordtselaan
Passers-by in Dordtselaan
2002

Kleurpotlood op wasprint
Colour-pencil on wax print
70 x 100 cm

Toine Horvers verwerft vanaf 1979 bekendheid door zijn nauwkeurig geregisseerde performances, overwegend vocaal van aard en met ruimte en tijd als terugkerende motieven. Door de strakke regie doen ze denken aan conceptuele kunst en Minimal Art; aan de wandschilderingen van Sol LeWitt bijvoorbeeld.

Zo nodigt Horvers midden jaren tachtig 244 personen uit om in de hal van het Haags Gemeente Museum een vierentwintig uur durende 'geluidssculptuur' uit te voeren. Deze grote hal van Berlage is een van de mooiste ruimtes in Nederland en Horvers' inventieve gebruik van stemmen en verplaatsingen benadrukt dat nog eens. Zijn ruimte/bewegingssculpuren maken herinneringen los aan tijdloze rituelen.

Even nauwgezet als in zijn performances gaat de kunstenaar te werk in zijn tekeningen, zoals *Voorbijgangers Dordtselaan*. Zijn bronnen vindt hij in neutraal materiaal: tabellen, waterstanden, plattegronden, atlassen en namen van lichaamsdelen. Hij projecteert bijvoorbeeld een bladzijde uit een medische atlas op zijn tekentafel, om dan met kleurpotloden de kleinste anatomische details door en over elkaar te schrijven. Het resultaat is een obsessief en realistisch schrift. Door de eenvoud, een veelheid van gekleurde woordjes, weet Horvers deze losgezongen opeenhoping van 'levensgegevens' luchtig over het voetlicht te brengen.

Since 1979, Toine Horvers has been making a name for himself with his carefully controlled performances using mainly voice and with the themes of time and space as recurring motifs. Their careful and painstaking production recalls works of Conceptual or Minimal Art, for instance the murals of Sol LeWitt.

In the mid-1980s Horvers invited 244 people to the performance of a 24-hour-long 'sound sculpture' in the hall of The Hague's Gemeentemuseum, one of the most impressive spaces in the whole of the Netherlands. The large hall was designed by Dutch architect Berlage and Horvers's inventive use of voice and movement emphasized yet again the beauty of the setting. His space-and-movement sculpture calls up associations with timeless rituals.

When he makes a drawing, such as Passers-by in Dordtselaan, *Horvers is just as scrupulous as in preparing a performance. He looks for his sources in neutral materials such as charts and tables, shipping forecasts, maps, atlases and the names of parts of the body. For instance, he will project a page from an anatomical atlas onto his drawing board and then using colour pencils will copy the most minute details from it. The result is a text that has both obsession and realism. With their simplicity – lots of tiny multi-coloured words – Horvers contrives a delicate presentation for this introductory accumulation of 'vital statistics.'*

110703

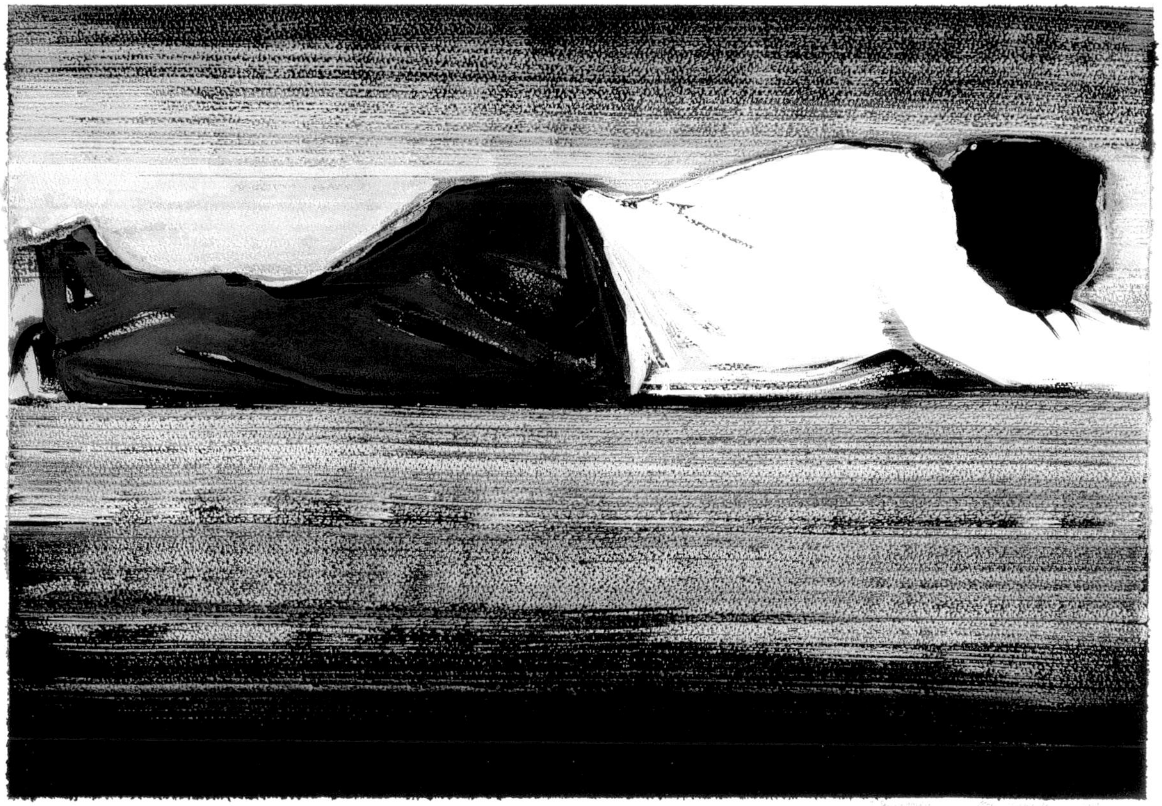

110706

KOEN VERMEULE
1967

Figuur naar Seurat
Figure after Seurat
2002

Gouache
Gouache
55 x 81 cm

De schilder Koen Vermeule houdt van simpele, duidelijke onderwerpen en die zoekt hij het liefst dicht bij huis. Vermeule, een enthousiast beoefenaar van de judosport, is geboeid door lichaamshoudingen en motoriek. Het zijn vooral valbewegingen die hem intrigeren, net als de speelse bewegingen van kinderen.

Met de fotocamera probeert hij net dat éne moment of die éne beweging te vangen. De fotografie stelt hem daar maar ten dele toe in staat, maar met verf en kwasten kan hij het beeld alsnog naar zijn hand zetten. In de beslotenheid van zijn atelier ontdoet hij de foto's van hun ruis, tot er sterke en heldere beelden overblijven.

Het zwaartepunt in zijn werken ligt zowel bij onderwerp en compositie als bij het pure schilderen. De meeste schilders concentreren zich op een van die drie aspecten, maar Vermeule ziet kans ze schijnbaar moeiteloos in elkaar te laten overvloeien. Met de vlakverdeling en het kleurenspel benadrukt hij het formele aspect van zijn composities; de emotie moet hoofdzakelijk van het onderwerp komen.

Het hoge standpunt van waaruit hij veelal fotografeert brengt een zekere abstrahering met zich mee. Als geen ander verstaat hij bovendien de kunst van het weglaten. De figuur op deze gouache lijkt daardoor in een bijna onnatuurlijke houding te liggen.

The painter Koen Vermeule likes simple, clear-cut subjects, preferably sought close to home. Vermeule is an enthusiastic member of the judo fraternity, fascinated by posture and motor skills. He is highly intrigued by falling motions, as well as the playful movements made by children.

Using a photo camera he tries to capture that one particular moment or that one particular movement. Photography allows him to do this up to a certain point, but with paint and brushes he can alter the picture to suit his requirements. In the privacy of his studio he can strip the photographs bare so that a strong, clear picture remains.

The main emphasis in his works is on both subject and composition as well as on pure painting. Most painters concentrate on one of the three aspects but, with apparent ease, Vermeule sees his way clear to letting them flow into one another. With the arrangement of his surface area and the play of colours he emphasizes the formal aspects of his composition; the emotion must come chiefly from the subject.

He usually photographs from a high vantage point, which brings a certain abstraction into play. He is the past master of the art of omission. This is why the figure in this gouache appears to be lying in a somewhat unnatural pose.

110706

CHAPTER 3

HOOFDSTUK 3

FOTOGRAFIE

PHOTOGRAPHS

HET ECONOMISCH MONSTER VOLGENS JACQUELINE HASSINK

Domeniek Ruyters
Hoofdredacteur *Metropolis M*, tweemaandelijks tijdschrift over beeldende kunst

Het zijn zoekplaatjes, de foto's die Jacqueline Hassink speciaal voor het Nederlands Centrum voor Beroepsziekten van het AMC heeft gemaakt. 'Welk akelig ongeluk zou een mens hier kunnen overkomen?' denk je onvermijdelijk als je de registraties van zes werkplekken voor je ziet. Bij sommige is dat niet moeilijk te raden. De foto van een marmergroeve toont een steiger hoog aan een wand, met niet ver daarvandaan de peilloze zwarte diepte van een schacht. Als je in zo'n mijn geen stoflongen oploopt, wacht je ongetwijfeld een gebroken ledemaat, zo niet erger.

Bij de weeffabriek staan machines in lange rijen opgesteld. In het midden de in beweging opgeloste gestalte van een nauwelijks herkenbaar mens. Hij symboliseert, schijnbaar tollend op z'n voeten, de dynamiek van het geheel: het gedraai van de spoelen, de draden, het heen en weer schieten van de slee door het weefgetouw. Vooraan staat een machine met een wit stuk plastic erover. Het beeld brengt een onverwachte dreiging teweeg, alsof er iets aan het zicht onttrokken moet worden, precies zoals altijd gebeurt bij een noodlottig ongeval.

In de nauwe gang van het Nederlands Centrum voor Beroepsziekten hangen verder nog afbeeldingen van een autospuiterij, een metaalwerkplaats en een gigantische scheepswerf. Ook bij deze drie kost het weinig verbeeldingskracht je voor te stellen waarom juist die werkplekken zijn gefotografeerd. Dat geldt zeker voor de scheepshal, waar op de flatgebouwhoge boot tal van personen aan het werk zijn. Tegenover de kolossaliteit van boot, steigers en kranen eromheen vallen de arbeiders volkomen in het niet. De drama's liggen voor het oprapen.

Zinnebeeld van het kapitaal

De uitzondering op de regel vormt meteen het hart van de reeks: een overzichtsfoto van de New York Stock Exchange. Natuurlijk, het gros van de beroepsziekten in de westerse wereld heeft niets meer met handarbeid of een val van de steiger te maken, maar alles met kantoorarbeid, met stress en te hoge werkdruk. En waar is die werkdruk hoger dan op een hectische beurs als de New York Stock Exchange? Afgemeten aan de financiële belangen die er spelen en de snelheid waarmee erover beslist moet worden, is het waarschijnlijk de werkplek met de grootste kans op een stressgerelateerde kwaal. Vanuit dat perspectief is het niet raar hier zo'n overzichtsfoto aan te treffen van de *dealingroom* van de mondiale kapitaalhandel.

Te midden van alle andere foto's uit de reeks krijgt het beeld uit New York tegelijkertijd een andere lading. Je gaat je realiseren hoezeer elke foto een andere branche uit de hedendaagse economie vertegenwoordigt. Het gaat hier om economische bedrijvigheden uit verschillende windstreken van de wereld. Windstreken die zich, of ze nu willen of niet, verbonden weten met het financieel-economische centrum van de wereld, het *financial district* van New York, met in het midden daarvan het symbool van het grootkapitaal: de beurs aan Wall Street.

De fotoreeks suggereert een relatie tussen beroepsziekten en wereldeconomie, tussen arbeidsongeschiktheid en kapitalisme. De manier waarop de beurs in New York in beeld is gebracht getuigt ervan. Hier wordt geen levendige broeinest van activiteiten geportretteerd, waarin mensen bruisend van energie in hun werk opgaan. De beurs ziet eruit als een groot technologisch apparaat, bestaand uit buizen en beeldschermen die zich als tralies om de mensen op de handelsvloer vlechten. De constructie overspant de gehele ruimte als een groot insect, en reduceert de enkele handelaar die tussen de buizen door zichtbaar is tot een speelbal van het systeem. Daarmee toont de foto het ware gezicht van de New York Stock Exchange: de beurs als zinnebeeld van het kapitaal, dat de 'onderbouw' – in marxistische terminologie – ofwel de anonieme productiekrachten volledig in zijn greep heeft. Zonder aanzien des persoons en enkel en alleen ter meerdere eer en glorie van zichzelf.

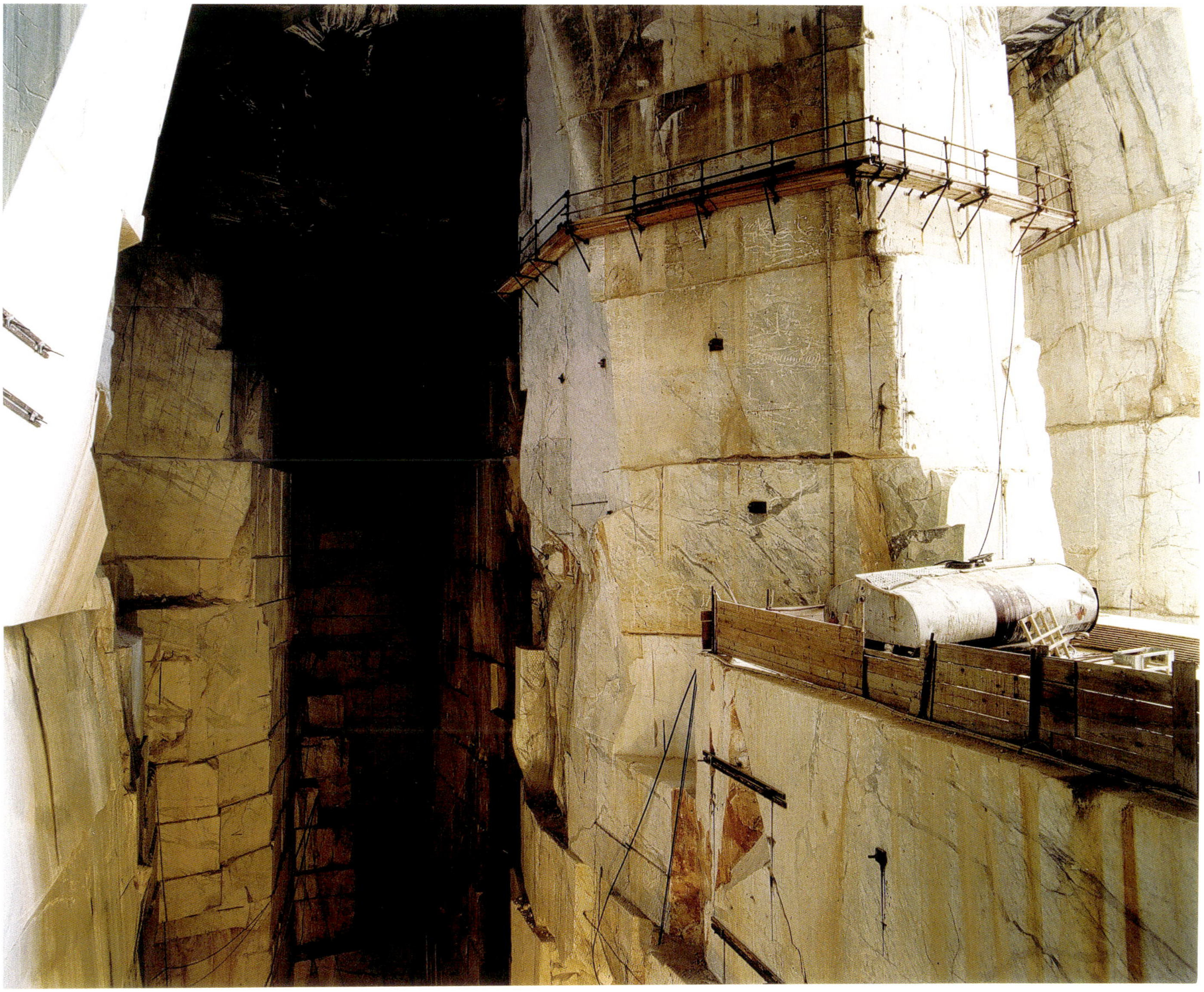

JACQUELINE HASSINK

Marmer steengroeve
Marble excavacation
2002

Foto
Photograph
95 x 120 cm

Stil protest

Het besef van de verborgen lading die aan de foto van de New York Stock Exchange gegeven kan worden, verleent ook de overige foto's een andere dimensie. Van stijlvolle en lichtelijk geësthetiseerde portretten van werkplekken veranderen ze in een stil protest tegen de terreur op de werkvloer van de hedendaagse internationale economie. Ze tonen het wereldwijde economische netwerk niet als een levendig, productief systeem, waar velen voordeel bij hebben, maar als een stil en machtig apparaat waaraan de werknemers ondergeschikt zijn.

Nu wordt ook duidelijk waarom mensen in de fotoserie van Hassink zo'n bescheiden rol spelen. Ze zijn onherkenbaar als individu omdat ze te klein zijn of opgaan in de beweging die de machine dicteert. Tegenover deze wolkjes van dynamiek staan de machines er verstild en machtig bij, alsof het hele leven in de fabriek om hen draait – wat welbeschouwd ook zo is. Zij zijn de werkelijke machthebbers op de werkplek, zij dicteren hoe iedereen zich gedraagt, zij zetten iedereen in beweging, en niet andersom. De werknemers hebben zich ernaar te voegen, op straffe van de akeligste ongelukken.

We hebben hier te maken met een wereldwijd probleem, dat op de golven van het globalisme alleen maar groter wordt. Hassink zet het in haar serie foto's ook als zodanig neer. Ze heeft haar best gedaan een scala aan activiteiten te belichten, die stammen uit alle windstreken. Opschriften op dozen en lichtreclames verwijzen naar locaties waar de opnamen misschien niet eens gemaakt zijn, maar die wel aangeven hoezeer economie inmiddels geworden is tot een wereldzaak, die overal zijn sporen nalaat. In de weverij staat bijvoorbeeld een doos met opdruk uit Egypte, de autospuiterij is er – getuige de lichtreclames – één uit Japan, de marmergroeven zijn Italiaans en de scheepswerf is onmiskenbaar een Nederlandse werkplek. Spin in dit web is, zoals gezegd, de New York Stock Exchange. Dat is de centrale regisseur die de machine van de wereldeconomie draaiende houdt. Dat is het economische monster waarvoor persoonlijke integriteit niet telt en waarvoor alles opgeofferd moet worden, ook de eigen gezondheid.

Verontrustend

Wellicht is het voor sommigen vreemd te zien hoe Hassink de mens in deze serie op afstand zet, terwijl juist hij het slachtoffer van beroepsziekten is. Waarom niet de persoonlijke dramatiek in beeld gebracht? Waarom alleen de locaties? De werkplekken staan er zelfs prachtig bij – onschuldig bijna, zo mooi als ze zijn uitgelicht, met een overvloed aan de prachtigste details.

Een belangrijke reden is dat Hassink altijd zo werkt. Al haar werk kenmerkt zich door een afstandelijke stijl van fotografie die past in de traditie van de Düsseldorfse school, ook wel bekend als 'de school Bernd en Hilla Becher'. Dit fotograferende echtpaar is in de jaren zeventig bekend geworden door zijn koele, seriële foto's. Industriële motieven als watertorens en graansilo's worden daarin op een vergelijkbare manier geregistreerd, als was het streven alle typen graansilo's van de wereld te inventariseren. Dat deze afstandelijke wijze van fotograferen van de Bechers school heeft gemaakt, komt mede door hun langdurige verbintenis aan de Düsseldorfse kunstacademie. Vanaf midden jaren tachtig is er een hele serie jonge Duitse fotografen opgestaan die zich hebben gespecialiseerd in deze ietwat formele, doorgaans in serie vervaardigde fotografie.

Zo ook Jacqueline Hassink, die zich halverwege de jaren negentig ging toeleggen op het in beeld brengen van de hedendaagse machtsstructuren in de wereldeconomie. Hassink is bekend geworden met een reeks foto's van vergaderzalen van Raden van Bestuur van grote, wereldwijd opererende ondernemingen. Ook daarin zijn nooit mensen zichtbaar – alsof de architectonische 'hardware' belangrijker is dan de 'software', de werknemer. Die werkwijze heeft Hassink tot haar methode gemaakt, mede om de wetenschappelijke uitstraling van haar onderzoek te versterken.

Hassinks fotoserie in het Nederlands Centrum voor Beroepsziekten onderscheidt zich van haar overige werk door ondernemingen op een geheel ander niveau op de korrel te nemen. Dit keer zijn niet de topmanagers aan de beurt met hun zakelijke habitat, maar de onderbouw, de arbeiders en werknemers van het lagere kader. Haar stijl en methode heeft Hassink echter ongewijzigd gelaten. Nog altijd wordt de wereld op afstand gezet in fraaie panorama's, die door het ontbreken van mensen iets verontrustends hebben. Het maakt haar werk niet onmenselijk. Menselijke aanwezigheid wordt louter gesuggereerd en binnen de gegeven context blijkt dat des te sterker voor de uiteindelijke betekenis van het werk. Hassinks niet te letterlijke wijze van fotograferen zorgt ervoor dat de beelden niet doordesemd zijn van een politiek oordeel, maar de openheid houden waarmee ze op meerdere niveaus geïnterpreteerd kunnen worden.

THE ECONOMIC MONSTER ACCORDING TO JACQUELINE HASSINK

Domeniek Ruyters
Editor in chief Metropolis M, *bimonthly journal for the visual arts*

Jacqueline Hassink made a series of photographs for the Netherlands Center of Occupational Diseases in the Academic Medical Center. They are puzzle-pictures. 'What ugly accidents might people meet with here?' is your immediate thought when you see the pictures of the six work places. You don't need much imagination to picture them. For instance, the marble quarry with a towering scaffold overshadowing it high on the wall, and close by unfathomable depths plunging into darkness. You have a choice in a mine like this – either contracting brown lung disease or suffering a fall entailing, at the very least, a broken limb.

Long rows of machines stand outside the textile factory. Somewhere in between them is a scarcely recognizable human shape, the form dissolving into movement. Apparently spinning on his toes, he symbolizes the dynamism of the scene – the swing of the spools, the yarns, the shuttle shooting to and fro across the loom. At the front of the row is a machine covered in a plastic sheet. It introduces an unexpected threat, as if something must be hidden from view. Just like when a fatal accident occurs.

In the narrow corridor of the Netherlands Center of Occupational Diseases there are more pictures hanging on the walls. A car re-spraying shop, a metal workshop and a huge shipyard. Here again it takes little imagination to understand why they have been photographed. This is certainly true of the dry dock, where the ship under construction is as huge as a high-rise block, with countless people at work on it: the boat, the scaffolds and the tall cranes around it dwarf the workers, reducing them to nonentities. The scene is set for dramatic events.

Symbol of capitalism

At the heart of the series is a photograph that doesn't fit in. It shows the New York Stock Exchange. We all know that the majority of industrial diseases and injuries in the Western world have little to do with physical labour or even an accidental fall, but are almost entirely the result of stress and over-pressure of work. And where is this pressure and stress greater than in the hectic New York Stock Exchange? In terms of the financial consequences at play and the rapidity with which decisions have to be taken it's probably the work place with the highest risk of stress-related ailments. So it's not very surprising to find an overview photograph here showing the dealing room of the world centre of high finance.

Surrounded by the other photos in the series, this picture from New York immediately takes on a new significance. You realize how much each picture reveals a different branch of the contemporary economic culture. These photos deal with economic activity in various corners of the world. Far-flung corners which – whether they like it or not – know themselves to be linked to the financial-economic centre of the world, the financial district of New York, which has at its heart the symbol of big capital – the Wall Street Stock Market.

The photo series suggests a link between industrial diseases and the world economy, between work disability and capitalism. This is evidenced by the way in which the New York Stock Exchange is pictured. We aren't shown a portrait of a dynamic hive of activity where people full of vital enthusiasm immerse themselves in their work. On the contrary, what we see is something like a gigantic technological machine consisting of tubes and viewing screens, the tubes coiling fetter-like among the people on the trading floor. The construction arches above the entire space like a huge insect, reducing the occasional trader who can still be detected among the tubes to a mere ping-pong ball in the system. In this way the photograph reveals the true nature of the New York Stock Market – the exchange as a symbol of capitalism, clenching within its grasp the substructure (in Marxist terminology) otherwise known as the anonymous production forces. And being no 'respecter of persons' but existing simply and solely for its own greater glory.

Silent protest

Realizing the hidden message behind this photograph of the New York Stock Exchange also brings an added dimension to the other pictures. Instead of being stylish and mildly aesthetic portraits of workplaces they are transformed into a silent protest against the rule of brutal intimidation that dominates contemporary international economy. They reveal the worldwide economic network not as a vital, productive system operating to the advantage of many, but as a powerful insidious machine to which the workers are subservient.

Now it becomes clear why Hassink's human figures play so modest a role in her photos. They are unrecognizable as individuals, because they are too tiny, or have been swallowed up in the process dictated by the machine. In contrast to these minute dynamic organisms the machines stand immense and immobile. As if the whole factory depends on them – which of course it does. They are the real wielders of power in the workplace, they dictate everyone's actions, they set everyone in motion – and not the other way round. The workers have to follow orders and toe the line – or the most ugly accidents may occur.

What we are dealing with is a worldwide problem – and it's only becoming worse as globalism grows. Hassink's photos record it without beating about the bush. She directs the spotlight onto a whole range of activities that occur in all corners of the world. Labels on boxes and advertising signs indicate locations throughout many continents; although the photos might not even have been taken there, it becomes clear how much the economy has becomes a global affair, leaving a trail from Taiwan to Timbuctoo. In the textile-weaving factory we find a box with a label showing it's from Egypt while in the car-painting shop there's a container suggesting (in view of the lettering on it) that its origins are in Japan; the marble quarries lie in Italy and the dry dock is unmistakably a location in the Netherlands. And the spider at the centre of the web is the New York Stock Exchange. That is the central director keeping the machinery of the world economy spinning. That is the economic monster that doesn't give a hoot about personal integrity. It is the altar upon which everything must be sacrificed – including employees' good health and welfare.

Alarming

It's probably strange for some to see how Hassink distances people in this series of photographs, although it is they who are the victims of industrial diseases. Why doesn't she high-profile the personal dramas? Why only show the locations? Indeed, the workplaces are beautifully pictured, emanating a kind of innocence, so subtly spotlighted, revealing an abundance of attractive details.

A major reason is quite simply that Hassink always works like this. All her photographs are characterized by the reserved style typical of the Düsseldorf School, also known as the 'school of Bernd and Hilla Becher'. This photographer couple became known in the 1970s for their series of cool pictures. In these photos industrial motifs such as water-towers and grain silos appear, registered in a comparable manner, as if the aim were to inventory all the types of grain silo in the whole world. This detached method of photographing developed into a stream or school because the couple were associated for a long time with the Art Academy in Düsseldorf. Starting in the mid-1980s a whole generation of young German photographers arose, specialising in this somewhat formal method of taking pictures, usually producing photographs in series.

So it was that Jacqueline Hassink came to work in this way. In the mid-1990s she began concentrating on producing images reflecting the contemporary power structures in world economy. She made her name with a series of photographs showing the committee rooms where the Boards of Directors of multinationals are wont to gather. No human being is visible in these pictures. It is as though the architectural hardware is more important than the software – in this case, the employees. Hassink has adopted this working method as her hallmark, partly in order to underscore the scientific nature of her research.

Hassink's photo series in the Netherlands Center of Occupational Diseases is different from the rest of her work. Here she examines industrial enterprises on a completely different level. This time it isn't the turn of top managers in their business-world habitat; it is the substructure, the workers, the low-rung employees. Hassink, however, has altered neither style nor method. The world is still held at a distance, framed in picturesque panoramas which, lacking any human presence, create an uneasy sense of alarm. It doesn't make her work inhuman. But human presence is merely suggested and within the given context that appears all the more significant for the ultimate meaning of her work. Her not-too-literal way of composing photographs means that Hassink's pictures aren't larded with political judgments; rather, they retain an openness which enables the spectator to interpret them on many levels.

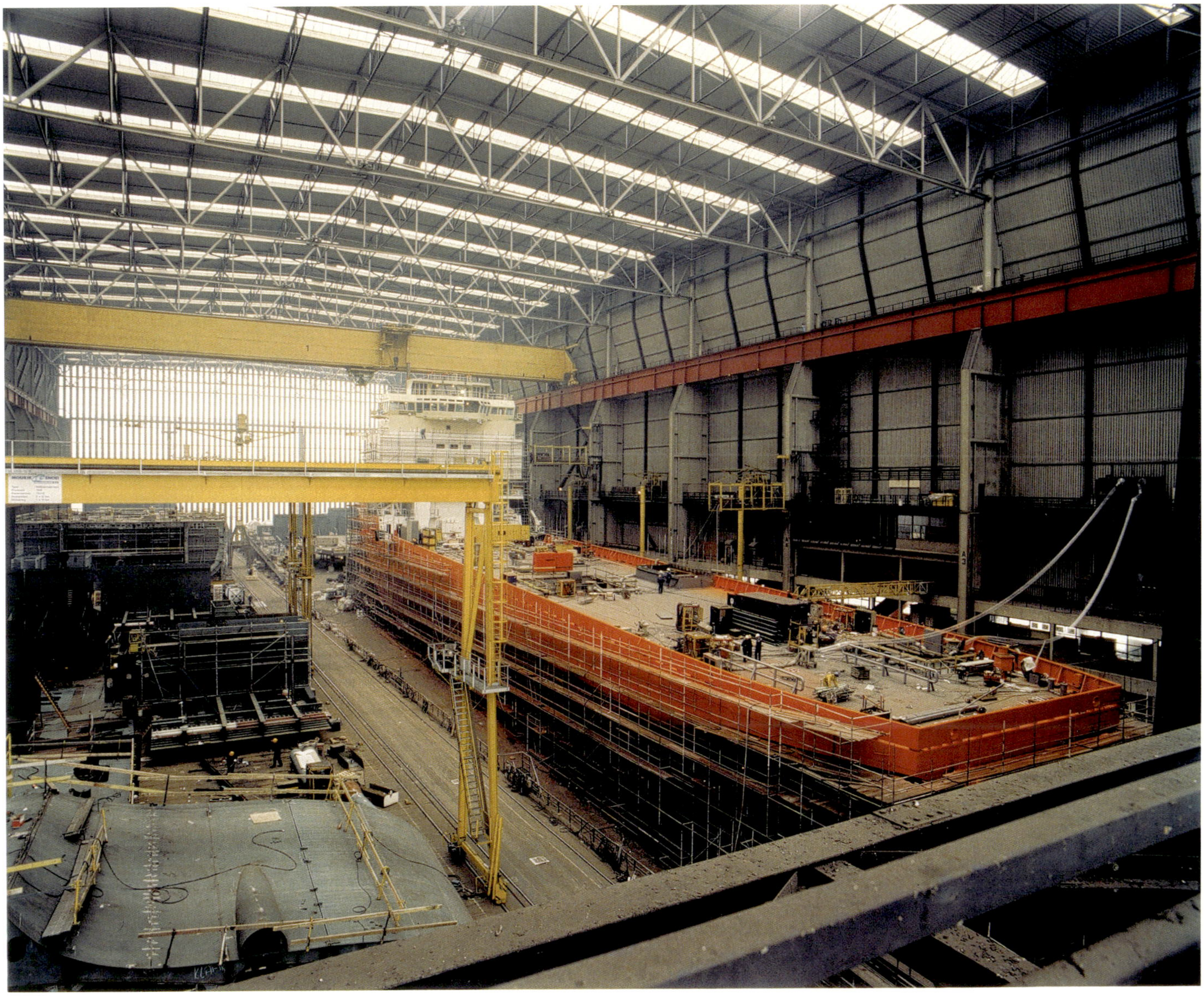

JACQUELINE HASSINK

Scheepswerf
Shipyard
2002

Foto
Photograph
95 x 120 cm

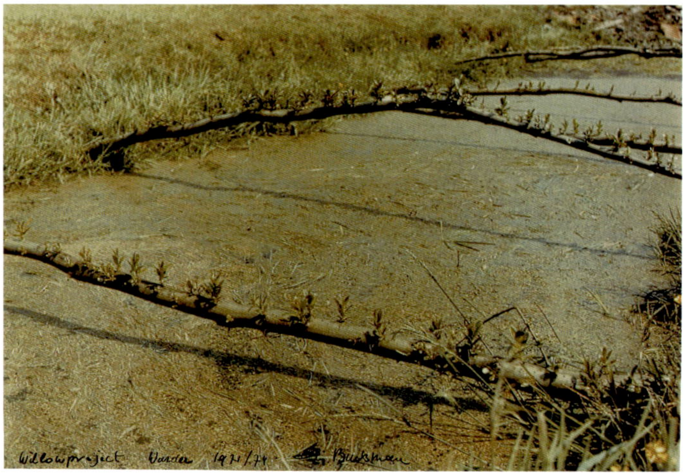

047156/58

SJOERD BUISMAN
1948

Willowproject Warder
Willowproject Warder
1971–1974

Serie van drie kleurenfoto's
Set of three colour photographs
39 x 58 cm (3x)

In het oeuvre van Sjoerd Buisman heeft de natuur een centrale plek. Waar kunstenaars zich al eeuwenlang bezighouden met het nabootsen van die natuur, presenteert Buisman aan het begin van zijn carrière de natuur zélf als kunstwerk. Gedurende de jaren zeventig maakt hij de groeiprocessen van planten en bomen aanschouwelijk, en de wijze waarop externe factoren als licht, zwaartekracht en vochtigheid die processen beïnvloeden. Zo fotografeert hij series abnormale vergroeiingen van bomen onder invloed van bepaalde weersomstandigheden.

In dezelfde tijd vervaardigt hij ook werk waarvoor hij zelf het groeiproces beïnvloedt, bijvoorbeeld door planten op hun kop te hangen, ze te beknotten of hun lichtbron te manipuleren. *Willow Project Warder* is een voorbeeld van werken uit deze laatste categorie. Door een rij wilgen horizontaal over een sloot te laten groeien, zorgt Buisman ervoor dat de spruiten aan de bovenkant uitkomen en groene 'bruggen' over het water vormen. De fotoserie illustreert zijn uitgekiende oog voor schoonheid. Meer dan om de biologische aspecten is het hem altijd gegaan om de formeel-esthetische kwaliteiten van natuurlijke processen.

In de loop van de jaren tachtig gaat hij zich meer en meer bezighouden met 'traditionele' sculptuur, waarin natuurvormen overigens het enige uitgangspunt blijven. Vooral spiraalvormen, als uitdrukking van de eeuwige kringloop van de natuur, worden in zijn beelden op vele manieren herschapen.

Nature looms large in Sjoerd Buisman's oeuvre. At the start of his career Buisman presented nature itself as a work of art, unlike other artists who have been imitating nature down the centuries. During the 1970s he captured the growth of plants and trees on film and showed the way in which external factors like light, gravity and humidity influence these processes. One series of photographs he made showes abnormal growths on trees, brought on by specific weather conditions.

In the same period he produced work showing how he had influenced the growth process, using methods like hanging plants upside down, radically pruning them or manipulating their sources of light. Willow Project Warder *is typical of work that falls into this last category. By having a row of willows planted in such a way that they would grow horizontally over a ditch, Buisman has ensured that the new shoots would sprout out at the top and form green 'bridges' over the water. This series of photographs illustrates his sophisticated eye for beauty. He is more interested in natural processes for their formal, aesthetic qualities than for their biological significance.*

During the 1980s he started to take more of an interest in 'traditional' sculpture, natural shapes still being the sole guiding principle. He has a particular fondness for spiral shapes as an expression of the eternal cycle of nature, and recreates them in his sculptures in several ways.

047156/58

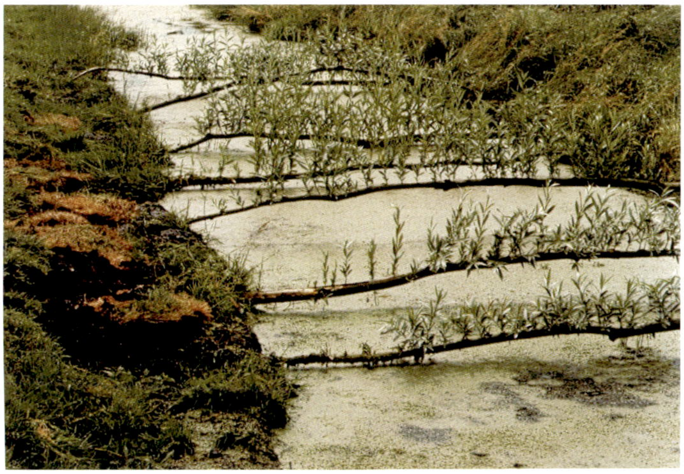

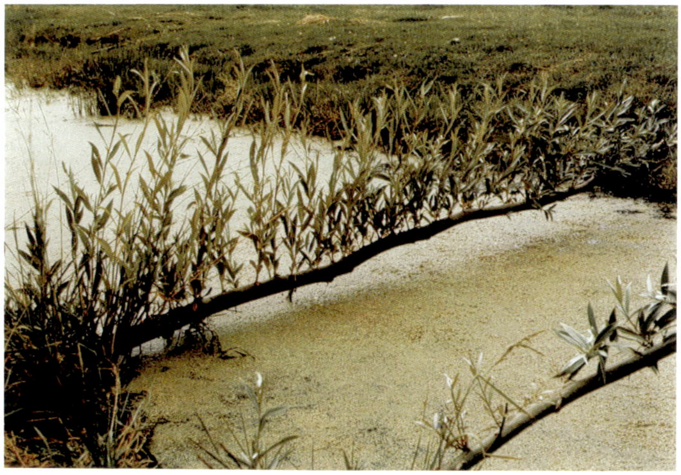

900158

PETER STRUYCKEN
1939

Change B4
Change B4
1979

Fotografisch vergrote tekening van microfiche
Photographic enlarged drawing of microfiche
100 x 100 cm

Al op de Haagse Koninklijke Academie geldt hij als een buitenbeentje. Terwijl zijn jaargenoten abstract werk maken, houdt Peter Struycken het op natuurgetrouwe portretten. Pas na zijn academietijd wordt Struyckens conventionalisme voorbijgestreefd door zijn exploratiedrift. Rond 1968, als het rekenwerk ten behoeve van zijn vormexperimenten al te complex begin te worden, wendt hij zich gretig tot de pas geïntroduceerde computer.

Aanvankelijk zijn het verdelingen van zwarte en witte blokjes die hij daarmee ontwerpt. In een volgende fase ontstaan de DOTS-schilderijen, gebaseerd op puntentekeningen die met het gelijknamige computerprogramma tot stand zijn gekomen. Brede bekendheid verwerven zijn op identieke wijze vervaardigde postzegelafbeeldingen van koningin Beatrix.

Zeker in het begin roept hij echter ook veel verzet op. Struycken wordt het gedrag van een fantasieloze wetenschapper verweten – kunst is toch de expressie van het allerindividueelste? Een kwestie van kortzichtigheid, reageert de aangesprokene. 'Ik vind mezelf puur een kunstenaar. En nog een romantisch kunstenaar ook. (...) Mensen die de computer betitelen als een rem op de emotionaliteit, zeggen in wezen dat een schrijver met een kroontjespen wél gevoelig kan schrijven en met een tekstverwerker niet.'

Voor *Change B4* heeft Struycken gebruikgemaakt van een computerprogramma dat hij samen met het Massachusetts Institute of Technology (MIT) ontwikkelde.

Even as a student at the Royal Academy of Art in The Hague he was considered to be the odd one out. Whilst his fellow students were doing abstract work, Peter Struycken stuck to realistic portraits. It was not until after he had left the academy that Struycken's conventionalism was to be outstripped by his urge to explore. Around 1968, when the calculations for the purposes of his design experiments began to become too complicated, he eagerly changed over to the recently introduced computer.

Initially, he used it to design the distribution of black and white cubes. In a following stage the DOTS paintings were created, based on dot drawings that were produced by using a computer program of the same name. His postage-stamp pictures of Queen Beatrix made in an identical fashion were to become widely known. However, certainly earlier on, this technique aroused a great deal of protest. Struycken was accused of acting like an unimaginative scientist – after all, isn't art the most individual form of expression?

A question of short-sightedness, was his reaction. 'I think of myself as a true blue artist. And a romantic artist at that. (...) People who describe the computer as curbing the emotions, are really saying that a writer with a dip pen can write sensitively but one with a computer cannot.'

For Change B4 *Struycken has used a computer programme that he developed together with the Massachusetts Institute of Technology (MIT).*

900158

078801

NIKOLAUS URBAN
1942

Target
Target
1982

Foto
Photograph
97 x 64 cm

De van oorsprong Hongaarse kunstenaar Nikolaus Urban is begonnen als schrijver. Maar vanaf 1974, als hij zich na een verblijf in Wenen in Amsterdam vestigt, vergaart hij binnen korte tijd bekendheid als beeldend kunstenaar. Behalve als vervaardiger van conceptueel getint werk is hij in de jaren zeventig vooral actief als performancekunstenaar. Zijn geruchtmakende optredens, vaak met sterk lichamelijke aspecten, sluiten aan bij die van tijdgenoten als het duo Ulay en Abramovic.

Niet zelden koppelt Urban een meer conceptuele strategie aan een performance met publieksparticipatie. Dat gebeurt bijvoorbeeld in *Parrot Training* uit 1976, als hij samen met bezoekers pogingen doet Wittgensteins beroemde 'Wovon man nicht sprechen kann, darüber muß man schweigen' door een papegaai te laten uitspreken.

Ook *Target* is een werk met een wat onderzoekend, conceptueel karakter, waarin de grenzen worden afgetast tussen realiteit en kunstmatigheid, tussen echt en onecht. De foto is een portret van Urban zélf; het woord eronder, *target*, suggereert een verband met de gaten die zichtbaar lijken in de foto en het hoofd van de kunstenaar. Lijken – want bij nadere beschouwing zijn de gaten lichtvlekken die van buitenaf op zijn gezicht vallen. Zo blijkt *Target* een werk over jezelf blootgeven, over kwetsbaarheid, en speelt het op poëtische wijze met het cliché van de zichzelf niets besparende kunstenaar.

The Hungarian born Nikolaus Urban began his career as a writer. However, after spending some time in Vienna, he took up residence in Amsterdam where he soon made a name for himself as an artist. Apart from making work with a conceptual tint, he was also a performance artist in the 1970s. His controversial shows, often with strong physical elements, fitted in with those of his contemporaries like the duo Ulay and Abramovic.

Urban quite frequently linked a more conceptual strategy to a performance using audience participation. That happens for instance in Parrot Training *from 1976, when he and the audience attempt to get a parrot to utter Wittgenstein's famous adage* Wovon man nicht sprechen kann, darüber muß man schweigen *(whereof one cannot speak, thereof one must be silent).*

Target*, too, is a work of a somewhat investigative, conceptual nature which explores the boundaries between the genuine and the artificial, between the real and the unreal. This photograph is a portrait of Urban himself; the word underneath,* target*, seems to be a reference to what appear to be holes in the photograph and in the artist's head. Appearances can be deceptive, because if looked at more closely, the holes are spots of light which fall onto the face from outside. Thus* Target *proves to be a work about dropping one's guard, about vulnerability, and in a poetic way it plays with the cliché of the artist looking truth straight in the face.*

078801

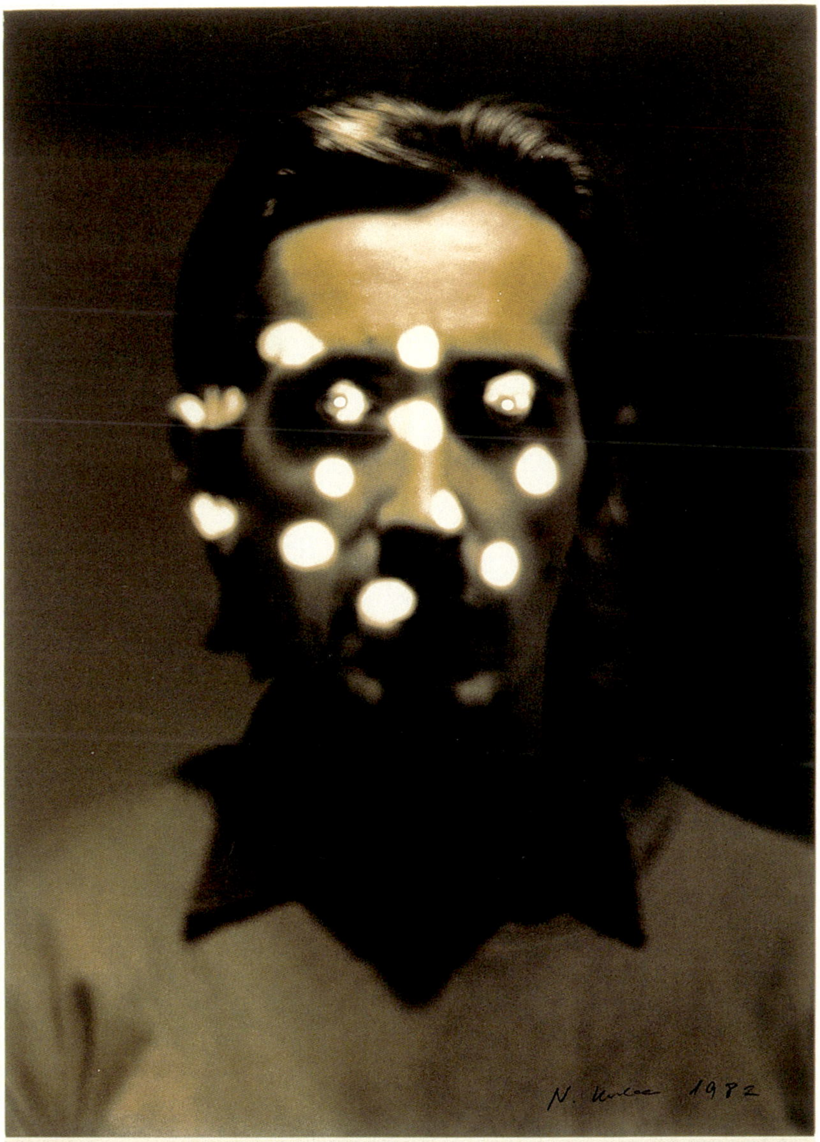

target

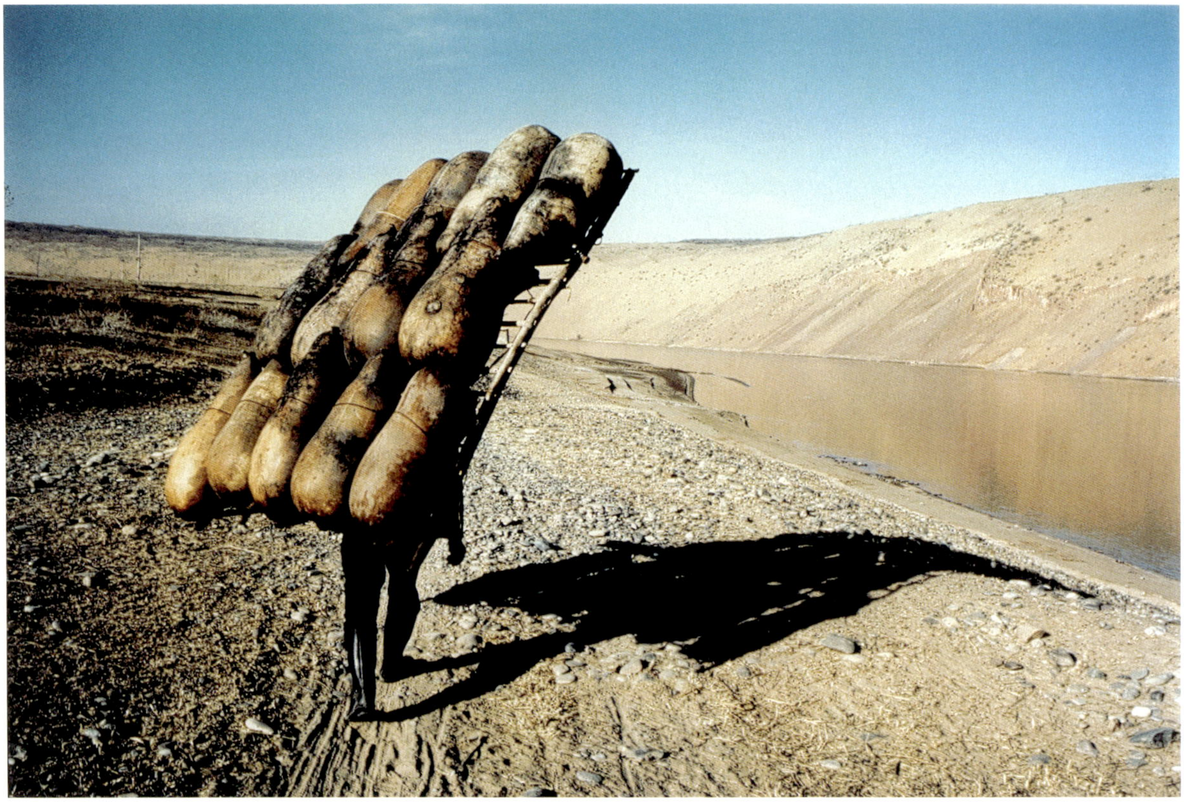

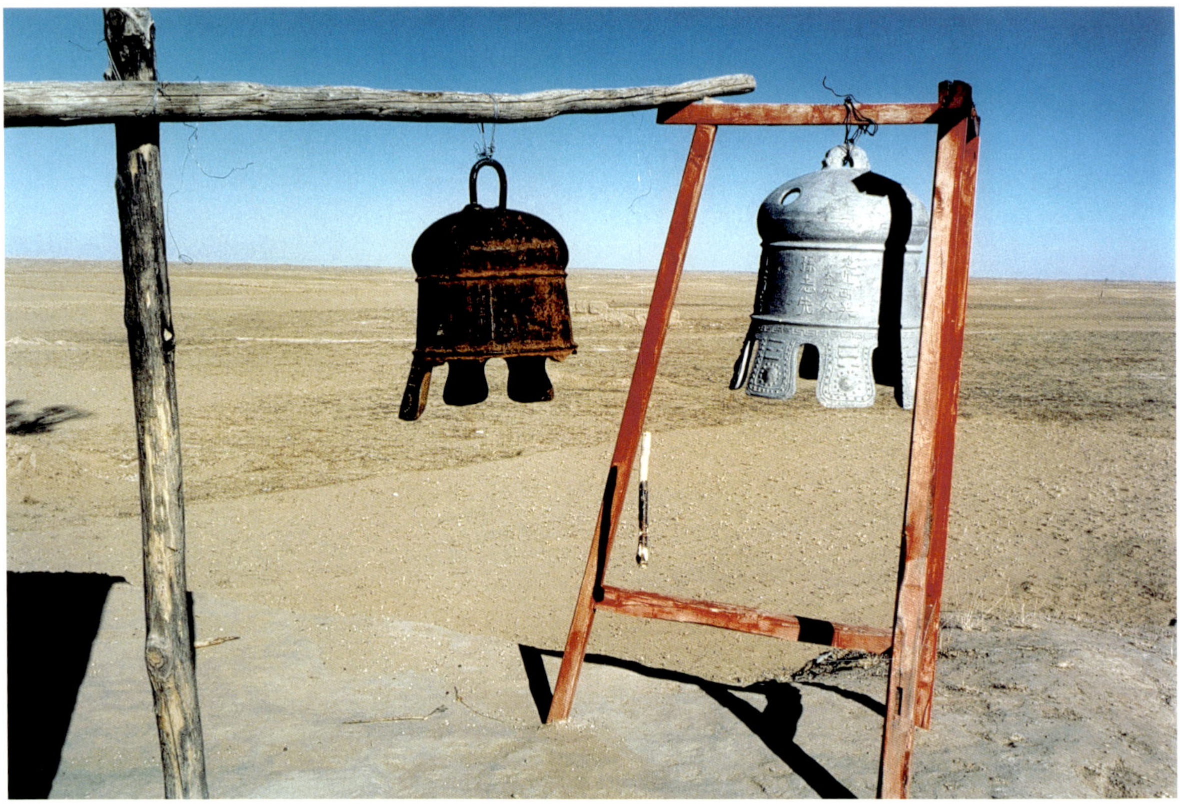

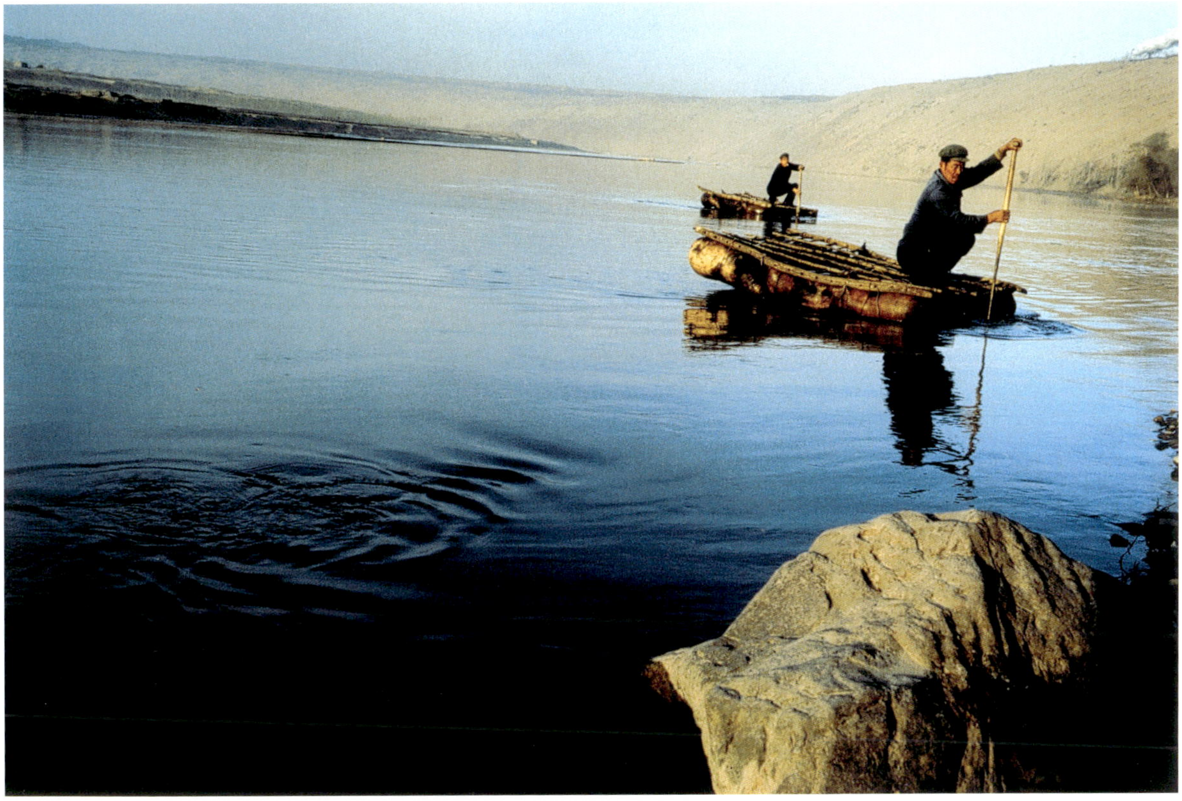

110468/71

UWE LAYSIEPEN
1943

The Great Wall Walk p.r. China
The Great Wall Walk p.r. China
1988

C-type foto 2/6
C-type photograph 2/6
80 x 103 cm (3x)

Ulay, als Uwe Laysiepen geboren in het Duitse Solingen, begint zijn artistieke carrière als (polaroid)fotograaf. Maar zijn grootste bekendheid verwerft hij in de jaren zeventig door de theatrale samenwerking met zijn partner, Marina Abramovic. In zwaar beladen live-performances, vaak met reëel gevaar voor de eigen gezondheid, gaan de twee op zoek naar de grenzen van het menselijke uithoudingsvermogen. Ulay en Abramovic exploreren de relatie tussen lichaam en 'zelf', tussen man en vrouw en de angsten die ten grondslag liggen aan de *condition humaine*, op een manier die doet denken aan sjamanistische reinigingsrituelen.

In 1988 beginnen ze aan hun laatste en meest ambitieuze gemeenschappelijke performancewerk, *The Lovers – The Great Wall Walk*. Het project behelst een wandeling over de Chinese Muur, waarbij de geliefden ieder aan één kant beginnen om elkaar halverwege te treffen. Bij die ontmoeting, na een drie maanden durende voettocht, moet hun voorgenomen huwelijk plaatsvinden. Maar in plaats daarvan besluiten Ulay en Abramovic definitief uit elkaar te gaan.

Tijdens de wandeling bestaat Ulay's artistieke productie uit dagboeken en foto's. Zijn panorama's van het uitgestrekte Chinese landschap vormen een lofzang op de overweldigende schoonheid van het onherbergzame. Hoewel ten dele reisverslag, zijn de foto's vooral prachtig uitgekaderde landschappen: de ideale omgeving voor geestelijke reiniging, een zoektocht naar identiteit en een spirituele ervaring van het aardse.

Ulay, born in the German town of Solingen as Uwe Laysiepen, started his artistic career as a photographer using a Polaroid camera. However, it was in the 1970s that he made a name for himself through his theatrical productions with his partner Marina Abramovic. In emotionally charged live-performances, often potentially damaging to their own health, the two tried to push back the frontiers of human endurance. Ulay and Abramovic explored the relationship between body and 'self', between man and woman, and the anxiety that underlies the human condition, in a form similar to shamanistic cleansing rituals.

In 1988 they started on the final, and most ambitious, of their joint performance works: The Lovers – The Great Wall Walk. *The project basically amounted to the lovers walking along the Great Wall of China, starting at opposite ends and meeting each other half way. The idea was that when the couple met up, after a three-month trek, they would get married. Instead, Ulay and Abramovic, living and working together for twelve years, decided to split up for good.*

During the walk Ulay's artistic works consisted of keeping a diary and taking photographs. His panoramas of the vast Chinese landscape are an ode to the overwhelming beauty of desolate places. Although they are partly a travelogue, the photographs are still on the whole superbly presented landscapes: ideal surroundings for spiritual cleansing, searching for identity and divine experiences of the terrestrial sort.

110468/71

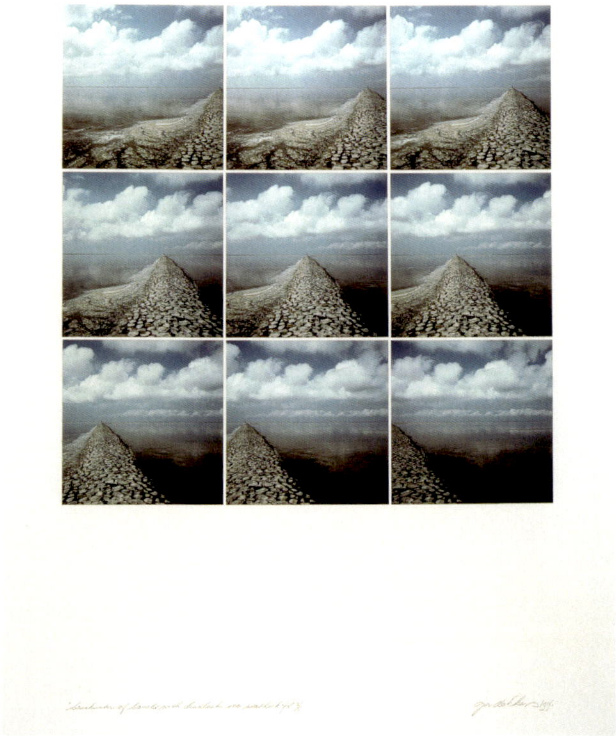

110553

GER DEKKERS
1929

Breakwater of basalt with cloudbanks near Westhoek Friesland
Breakwater of basalt with cloudbanks near Westhoek Friesland
1996

Cibachroom 3/5
Cibachrome 3/5
100 x 70 cm

Leidraad in het fotografische oeuvre van Ger Dekkers is het door mensenhand geschapen landschap. Polders, dijken, strekdammen en bollenvelden: het zijn allemaal plekken en objecten die mensen hebben bedacht. Maar Dekkers fotografeert ze alsof er in geen velden of wegen een mens te bekennen is.

De landschappen waarmee hij internationale bekendheid heeft verworven, moeten aan verschillende eisen voldoen. Ze moeten vlak zijn, met een ononderbroken horizon, zonder obstakels van bebouwing en doorsneden met de kunstmatig rechte lijnen van bijvoorbeeld akkers en dijken. Zulke landschappen zijn alleen te vinden in Zeeland, Friesland en de IJsselmeerpolders.

De door Dekkers gefotografeerde plekken mogen dan te boek staan als monotoon, het is juist de geometrische eenvormigheid die hem inspireert. In de rechte lijnen in het vlakke land ziet hij een abstract spel van perspectief en verdwijnpunten. De levendige dynamiek daarvan benadrukt hij door zijn foto's in een repetitief, bijna filmisch kader te plaatsen.

Running through the photographic oeuvre of Ger Dekkers like a guideline is the theme of man-made landscape. Polders, dykes of various type, and bulb fields: all places and structures that people have created. But not a soul is to be seen in Dekkers's photographs – the fields and roads are uninhabited.

The landscapes he pictures and with which he earned his international reputation, have to meet various demands. They must be flat, have an uninterrupted skyline, be without buildings, cranes or constructions, and they must be criss-crossed by the artificial straight lines of fields and dykes. Only in the provinces of Zeeland and Friesland and the polders of IJsselmeer are such landscapes to be found.

Maybe you might call the places Dekkers chooses to photograph monotonous, but it is their very uniform geometrical appearance that inspires him. He discovers an abstract play of perspective and vanishing points in the straight lines of the flat countryside. He emphasizes the vital dynamism of such scenes by setting his photographs in a repetitive, almost cinematic framework.

110553

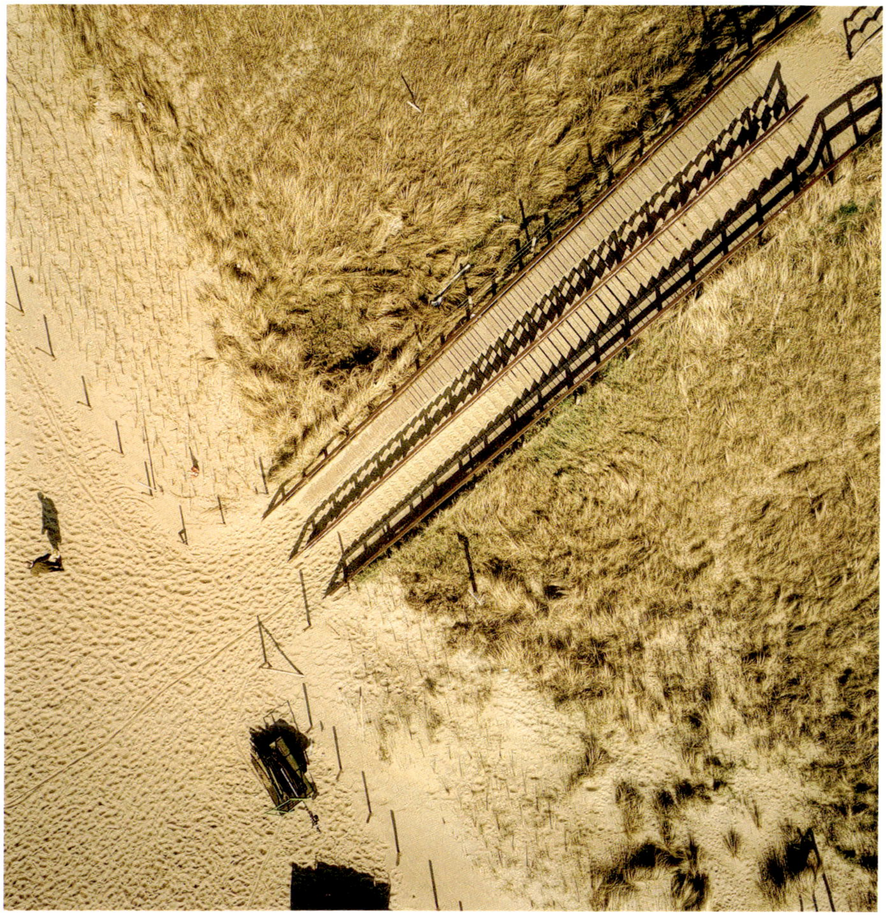

110491

GERCO DE RUIJTER
1961

Zonder titel
Untitled
1997

Kleurenfoto op aluminium 2/5
Colour photograph on aluminium 2/5
80 x 80 cm

Gerco de Ruijter fotografeert het Nederlandse landschap via een unieke, zelfontwikkelde methode. Hij bevestigt zijn camera aan een vlieger die zo'n veertig meter de lucht in gaat. Met behulp van een radiografisch bestuurbare ontsluiter maakt hij al zijn opnamen vanaf de grond.

Het idee voor die methode dateert al van zijn studietijd. Op de kunstacademie wilde De Ruijter schilderijen maken die steunden op realistische elementen, zonder direct herkenbare beelden te presenteren. Aanvankelijk gebruikte hij zijn luchtopnamen als uitgangspunt voor schilderijen. Maar gaandeweg raakte hij zo in de ban van de onverwachte beelden die zijn vliegercamera hem voorschotelde, dat hij zich volledig op de fotografie ging toeleggen.

Alledaagse landschappen, vooral in de omgeving van Rotterdam, hebben De Ruijters voorkeur. Op zijn loodrecht van boven genomen foto's worden polders, bossen en weilanden getransformeerd tot semi-abstracte composities. Het vervreemdende effect neemt nog toe doordat mogelijke oriëntatiepunten, zoals huizen, kerken en de horizon, zorgvuldig buiten beeld zijn gehouden.

Gerco de Ruijter has a unique, self-invented method for photographing the Dutch landscape. He attaches his camera to a kite that he sends about forty metres up into the air. He takes the photographs from the ground using a radiographically-controlled shutter.

The idea of this method dates from his student days. At Art Academy, De Ruijter wanted to paint pictures based on realistic elements without presenting images that were immediately recognizable. Initially, he used his air photographs as the starting point for his painting. But he gradually became so fascinated by the unexpected images that his kite-camera presented to him that he began to concentrate entirely on photography. De Ruijter's preference is for everyday landscapes, especially in the Rotterdam district. His photos, taken from straight above, transform flat polders, woods and meadows into semi-abstract compositions. The effect of alienation is increased by his careful exclusion from the picture of possible orientation points such as houses, churches and the skyline.

110491

110613

GERMAINE KRUIP
1970

Zonder Titel (Man, Roemenië)
Untitled *(Man, Romania)*
1998
300 x 200 cm

Zonder Titel (Vrouw, Amsterdam)
Untitled *(Woman, Amsterdam)*
1998
300 x 200 cm

Zonder Titel (Jongetje, Amsterdam)
Untitled *(Little boy, Amsterdam)*
1998
250 x 175 cm

Transparant cibachroom, dubbelzijdig geplexificeerd
Transparent cibachrome, double-sided plexiglas

Na haar studie Theatervormgeving, aangevuld met de theatervervolgopleiding DasArts, werkte Germaine Kruip jarenlang voor het theatergezelschap *Mug met de Gouden Tand*. In 1999 ontving ze de Prix de Rome voor theatervormgeving en nog in datzelfde jaar werd ze aangenomen op de Rijksakademie van Beeldende Kunsten in Amsterdam.

Kruip is gebiologeerd door de wisselwerking tussen beeld, situatie en publiek. Tijdens de opleiding gaf ze haar bevindingen op dat terrein gestalte in theatrale installaties en foto-installaties. Als beeldend kunstenaar gaat ze uit van de notie 'wat je denkt is wat je ziet'. Op zeer persoonlijke wijze speelt ze met de manier waarop we de wereld om ons heen interpreteren en proberen te begrijpen. Gewapend met een videocamera pleegt Kruip de straat op te gaan om willekeurige passanten te filmen. Terug in haar atelier loopt ze het geschoten materiaal beeldje voor beeldje na, tot ze op de pose stuit die haar het meest op het netvlies staat gebrand. Met een computerprogramma bewerkt ze dat tot een 'still'.

Geïsoleerd uit hun vertrouwde context krijgen haar beelden vaak een dreigende, en soms een uitgesproken desolate uitstraling.

After studying Theatre Design together with the postgrad theatre course DasArts, Germaine Kruip worked for several years with the theatre company Mug met de Gouden Tand *(Mosquito with the Golden Tooth). In 1999 she was awarded the Prix de Rome for theatre design and in the same years gained an appointment at the Academy of Art in Amsterdam.*

Kruip is fascinated by the relationship between image, situation and audience. While still a student she explored this interest, making theatre- and photo-installations. As an artist she adapts the motto wysiwyg *– 'what you see is what you get' – to 'what you think is what you see'. In a highly individual way, she plays with the way in which we interpret the world around us and try to understand it. Armed with a camcorder she is wont to stride the streets, filming passers-by at random. Back in her studio she carefully studies her film, sequence by sequence. She selects the shot that she finds the most striking and memorable. Using a computer program she makes a 'still' from the sequence.*

Isolated from their original safe context her pictures gain a force that is often threatening and sometimes utterly desolate.

110613

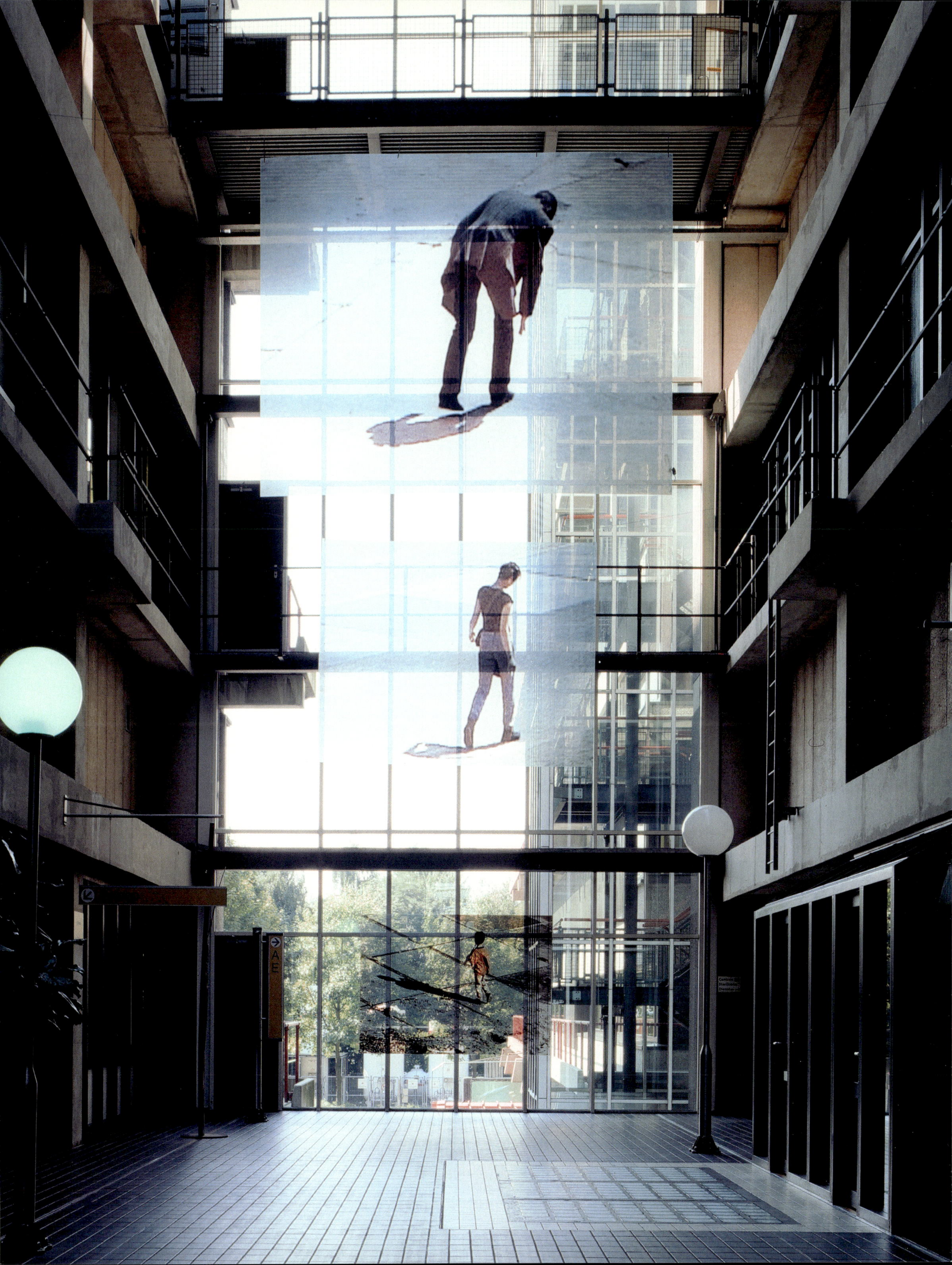
AE

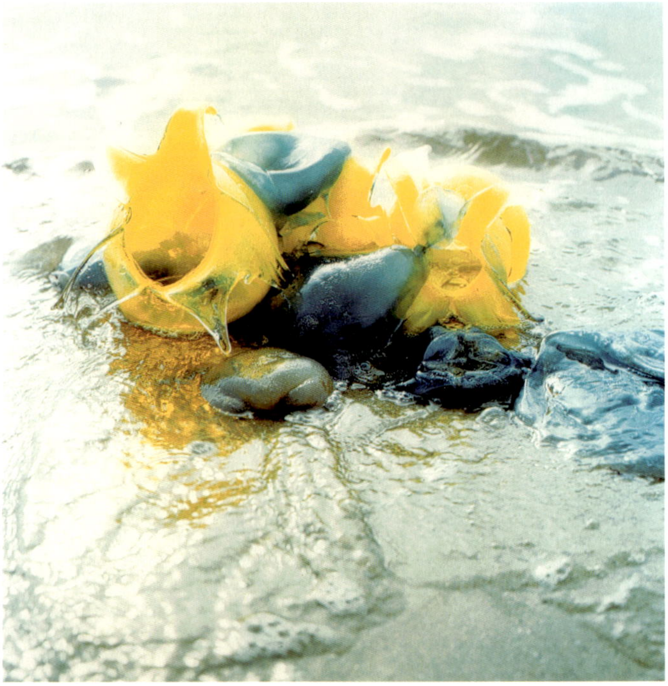

110566/68

MARGRIET SMULDERS
1955

Medusa II, III en IV
Medusa II, III and IV
1999

Cibachrome op aluminium 2/6
Cibachrome on aluminium 2/6
70 x 70 cm (3x)

Fotografe Margriet Smulders trekt sinds eind jaren tachtig de aandacht met haar zorgvuldig geënsceneerde stillevens en portretten.

Identititeit is al vanaf het prille begin een sleutelbegrip in haar oeuvre. Dat illustreert bijvoorbeeld een mild-ironische documentaire van zelfportetten, waarop de fotografe aanvankelijk figureert als zwangere en vervolgens te midden van haar gestadig groeiende gezin.

Uit haar bloemenstillevens spreekt een sensueler, bijna wellustige vrouwelijkheid. Wat begint als een enkele bloem in een vaas wordt allengs complexer en overdadiger. Zelfportret en stilleven gaan in elkaar overlopen. De vazen vallen om en de bloemen krijgen gezelschap van takken, rijpe vruchten en draperieën. Er verschijnen nieuwe vazen, ingezet als symbolen van expliciete lichamelijkheid – ronder, wulpser en speelser. Zo groeien haar voorstellingen uit tot barokke, verlokkende scènes.

Op Smulders' drieluik *Medusa II, III en IV* zijn de bloemen vervangen door stervormige gele vazen, als gebruikelijk naar ontwerp van de fotografe en geblazen door Bernard Heeze. Als aangespoelde exotische vruchten figureren ze tussen de kwallen op het strand.

'Het moet zo zijn dat je als kijker niet meer ziet wat er eigenlijk gebeurt', vindt Smulders. 'Dat je je afvraagt wat nu glas is en wat natuur.'

Photographer Margriet Smulders has been attracting notice since the end of the 1980s with her meticulously produced still lifes and portraits. From the very start she was fascinated by the concept of identity. This can be seen in a mildly mocking documentary showing self-portraits in which she first figures as a pregnant mother and is later seen amid her gradually expanding family.

Her flower still lifes radiate a more sensual, almost voluptuous womanhood. Initially a single flower in a vase, these works gradually become more complex and exuberant. Self-portrait and still life start to overlap. The vases topple over, the flowers are joined by twigs, ripe fruit and draperies. New vases appear, stationed as symbols of an outspoken physicality – they are more curvaceous and seductive, more playful. The scenes develop into ornate, enticing spectacles.

In Smulders's Medusa II, III and IV *the flowers have been replaced by star-shaped yellow vases, designed as always by the photographer herself and made by glassblower Bernard Heeze. They resemble exotic fruits washed up on the beach together with jellyfish, also incidentally called 'medusas'. 'The point is that you, the spectator, can no longer distinguish what's really happening,' explains Smulders, 'that you can't decide what's glass and what's nature.'*

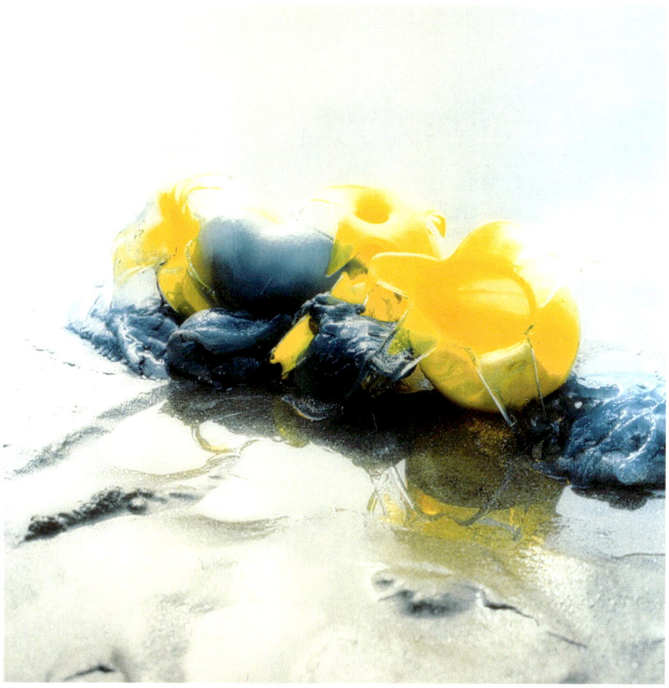

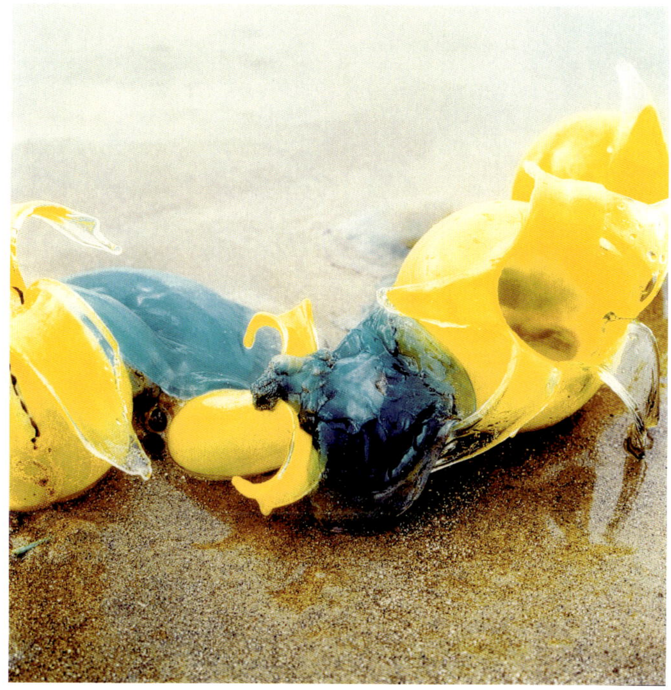

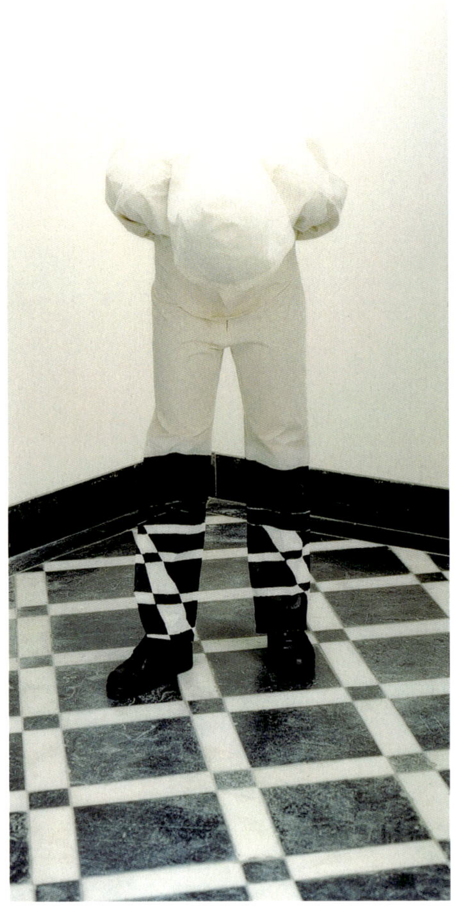

110585

DÉSIRÉE PALMEN
1963

Camouflagepak voor vloer
Camouflage costume for floor
1999

Kleurenfoto op aluminium 1/3
Colour photograph on aluminium 1/3
200 x 100 cm

We zien een persoon met afgewend gezicht in een camouflagepak. Zo gekleed en opgesteld wordt de gestalte als het ware geabsorbeerd door zijn omgeving.

De foto geeft een moment weer uit een performance van de kunstenares Désirée Palmen, bij wie het thema camouflage een belangrijke rol speelt. Ten behoeve van haar performances ontwerpt ze kleding die ze met schutkleuren beschildert, zodat figuur en locatie samenvallen. Het zijn altijd stedelijke plekken waar ze haar camouflageperformances situeert: een bankje in een stadspark bijvoorbeeld, een postkantoor, een restaurant of treincoupé.

De aanleiding voor Palmens fascinatie ligt in de enorme toename van het aantal bewakingscamera's. Door de behoefte aan een geordende, controleerbare maatschappij kan de grootstedelijke mens in haar ogen nergens meer anoniem zijn. Palmens camouflagepakken vormen een tot mislukken gedoemde poging om in de hedendaagse samenleving onopgemerkt te blijven. Vluchten kan niet meer, maar de kunstenaar blijft hardnekkig op zoek naar uitwegen.

We see a figure wearing a camouflage suit, face turned away from us. Clothed in this way and with this body language, the figure seems to become absorbed by its surroundings.

The photograph records a moment from a performance by the artist Désirée Palmen, in whose work camouflage is a major theme. She designs the clothing for her performances, painting them with camouflage colours, so that the human figure and its background merge into one. She always chooses urban locations for her performances – a park bench, a post office, a restaurant or a train compartment.

Palmen was fascinated when she noticed the huge increase in video surveillance monitors being used for security. With the growing demand for law and order, urban residents, as she sees it, have lost all chance of anonymity. Palmen's camouflage costumes constitute an attempt – doomed to failure – to remain unobserved in today's society. Escape is impossible but the artist continues searching obstinately for any possible exit.

110585

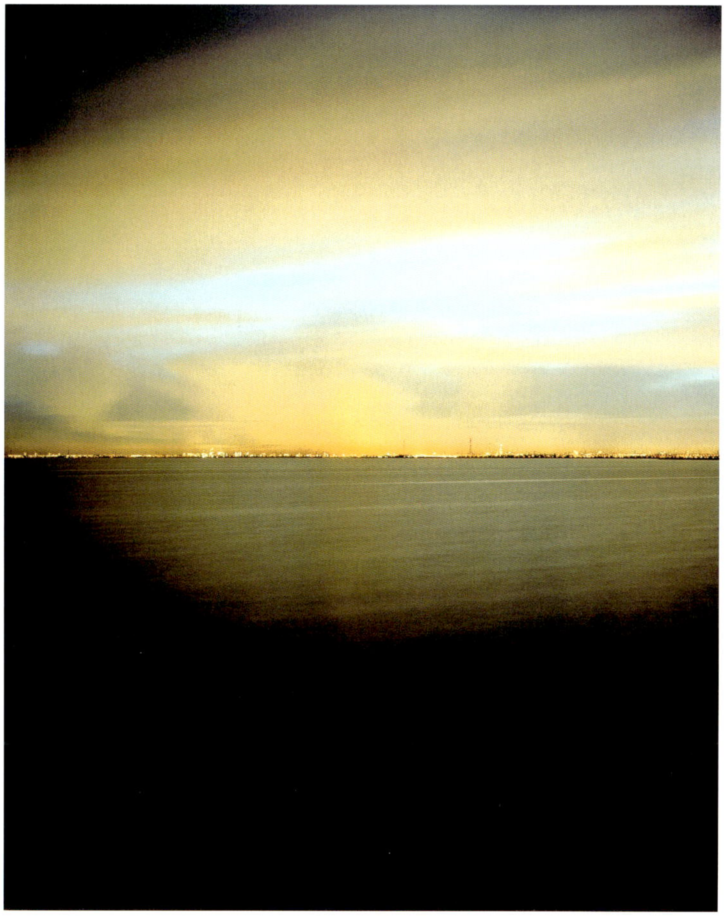

110514

WOUT BERGER
1941

IJsselmeer
IJsselmeer
2000

Kleurenfoto 1/3
Colour photograph 1/3
119 x 97 cm

Fotograaf Wout Berger legt zich toe op het in kaart brengen van de Nederlandse leefomgeving. Het is hem niet zozeer te doen om de ongerepte natuur als wel om de stedelijke rafelranden: de bouwputten en industrieterreinen, maar ook de tuinderijen aan de zoom van de bebouwde kom.

Veel bekendheid oogstte hij met een omvangrijke serie over giflandschappen. Op het eerste gezicht onschuldig ogende locaties, waar de chemische nalatenschap van het geïndustrialiseerde Nederland de bodem heeft verziekt. Voor die veelbesproken opnamen vond Berger de aanleiding in zijn directe leefomgeving. De fotograaf bewoont een oud dijkhuis aan de rand van het IJsselmeer in Uitdam en stuitte zo ongeveer om de hoek op een groot gifterrein.

Ook voor deze compositie is hij dicht bij huis gebleven. We zien de nachtelijke weidsheid van het IJsselmeer, met aan de horizon de oplichtende walmen van de grote stad. Kenmerkend voor Berger is de vergaande precisie waarmee hij te werk gaat. Zijn technische vaardigheden stellen hem in staat een landschap als dit met een ongebruikelijke zuiverheid te registreren.

Photographer Wout Berger has dedicated himself to mapping out the Dutch natural environment. He isn't so much concerned with unravished nature as with the ravelled suburbs: things like building sites and industrial estates but also the market gardens edging the hem of built-up areas.

He attracted considerable attention with his comprehensive series on the subject of polluted landscapes. Pretty scenes that at first glance appear innocent but where the soil is poisoned by the chemical waste of the industrialized Netherlands. Berger didn't have to look far to find the locations pictured in this series. The photographer lives in an old house on a dyke at the edge of IJsselmeer (formerly the Zuyder Zee) in Uitdam. Just round the corner from his home he discovered a big patch of contaminated land.

This composition was also filmed near his home. We see the wide-open stretch of water that is IJsselmeer, viewed at night with plumes of smoke from the city lighting up the distant sky. Characteristic of Berger's work is the extreme precision he applies to his task. His technical skills enable him to register a landscape such as this with exceptional clarity.

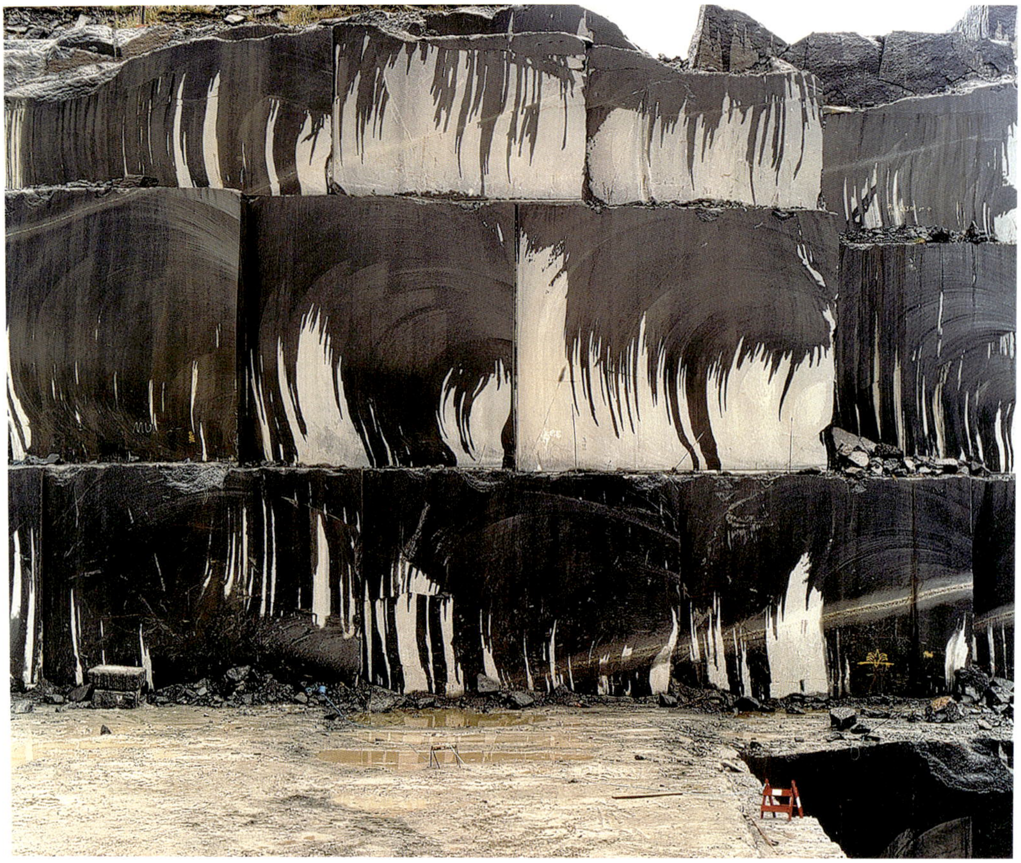

110620

JACQUELINE HASSINK
1966

Blue Wall 2 (Quarry Walls)
Blue Wall 2 (Quarry Walls)
2000

Kleurenfoto 1/7
Colour photograph 1/7
130 x 160 cm

Jacqueline Hassink verwerft in 1995 internationale bekendheid met haar fotoserie *Table of Power*. In een rondgang langs 's werelds grootste bedrijven fotografeert ze met ijzeren precisie de vergaderruimtes van de raden van bestuur. Door alleen de lege tafels en stoelen in beeld te brengen en de bijbehorende bestuurders achterwege te laten, benadrukt ze het abstracte en ongenaakbare karakter van deze machtscentra.

In de serie *Quarry Walls* heeft ze ongenaakbaarheid van een heel andere orde vastgelegd. Ze fotografeerde steengroeven op diverse plekken in Europa. De enorme wand op deze afbeelding maakt deel uit van een steengroeve in het Noorse Larvik. Het blootgelegde innerlijk van de berg, dat zich hier in volle omvang toont, verandert naar gelang van de weersomstandigheden. Van de vijftig opnamen die Hassink ter plekke maakte zijn er geen twee identiek; het strepenpatroon van *Blue Wall 2* openbaarde zich na een regenbui.

Ook in deze steengroevenserie ontbreekt de mens. In het majestueuze schouwspel dat Hassink in beeld brengt, resteert voor hem niet meer dan de rol van toeschouwer.

Jacqueline Hassink gained herself an international reputation in 1995 with her photo-series Table of Power. *Touring the world's most prestigious companies she photographed with cold precision the committee rooms of the boards of directors. Recording only the empty chairs and tables and omitting the bosses, she underscored the inhuman and inaccessible nature of these nerve centres of power.*

In the series Quarry Walls *she recorded inaccessibility of a completely different sort. She made pictures of various stone quarries in Europe. In the photograph here the huge quarry wall is part of the works at Larvik in Norway. Revealed in all its vastness, the inside of the mountain is laid bare, changing its appearance according to the weather. Hassink took fifty photos of this quarry, and no two of them are the same. In this picture, titled* Blue Wall 2, *the pattern of stripes appeared after a downpour.*

No human figure is to be seen in the quarry. Hassink stages a compelling dramatic scene where people are reduced to insignificant spectators.

110620

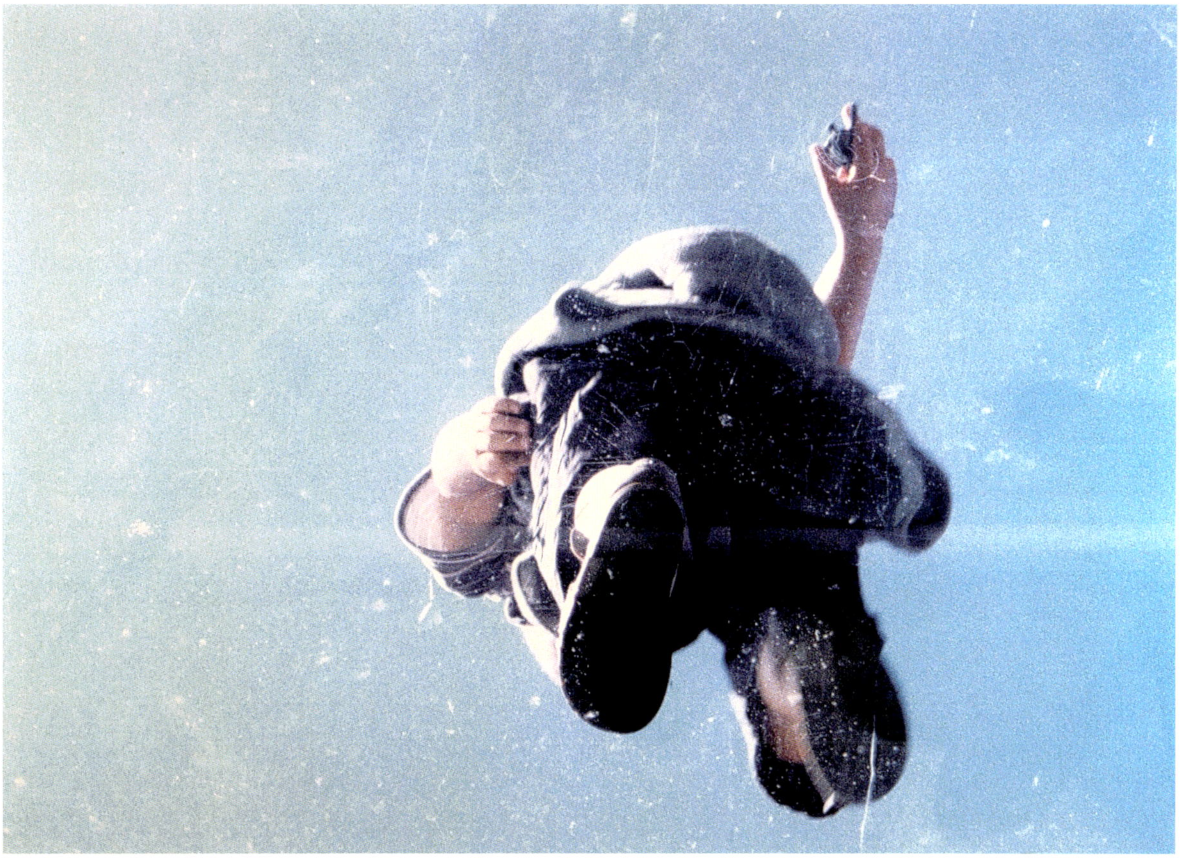

110692

FAHRETTIN GÜRKAN ÖRENLI
1969

Paars Fruit
Purple Fruit
2000

Kleurenfoto op aluminium 2/6
Colour photograph on aliminium 2/6
85 x 120 cm

Het nog jonge oeuvre van Fahrettin Gürkan Örenli kent vele vertakkingen in evenzovele media. De oorspronkelijk uit Turkije afkomstige Örenli kan gelden als een typisch voorbeeld van de hedendaagse nomadische kunstenaar, die de hele wereld tot zijn werkterrein rekent. Zijn blik is die van de nieuwsgierige buitenstaander, geïnteresseerd in kleine, alledaagse zaken; de reiziger die meer over zichzelf te weten komt door zich aan verschillende culturen bloot te stellen.

Örenli's artistieke onderzoek krijgt niet alleen vorm in tekeningen en schilderijen, maar ook in foto's, video's en installaties. Bovendien schrijft hij poëzie – de titel *Paars Fruit* is afkomstig uit een van zijn gedichten. Bij de eerste aanblik laat de foto het raadselachtige onderaanzicht zien van een kind, dat lijkt te zweven tegen de achtergrond van een blauwe hemel. Het vreemde perspectief en het ontbreken van narratieve aanknopingspunten geven dit werk een licht poëtisch, enigszins surreëel karakter.

Paars Fruit maakt deel uit van een reeks van zestig foto's, die de kunstenaar maakte door van onderaf te fotograferen door het glazen dakraam van een parkeergarage. In zijn gedicht is het paarse fruit een metafoor voor de overbevolking van de wereld. Hier verwijst het vooral naar de kinderen, die paradoxaal genoeg in al hun onschuld bijdragen aan de vernietiging van de aarde.

The still young oeuvre of Fahrettin Gürkan Örenli has branched out to incorporate many different media. Örenli, of Turkish origin, can be classified as a typical example of the contemporary, nomadic artist who considers the whole world to be his field of work. His perspective is that of the inquisitive outsider, interested in trifling, everyday affairs; a traveller who finds out more about himself by being exposed to different cultures.

Örenli's artistic research is not only realized in drawings and paintings, but also in photographs, videos and installations. In addition to all this, he also writes poetry – the title Purple Fruit *comes from one of his poems. At first glance the photograph shows the enigmatic view seen from below of a child who appears to be floating against a background of blue sky. The strange perspective and the absence of narrative clues give this work a lightly poetic, somewhat surreal character.*

Purple Fruit *is one of a series of sixty photographs which the photographer made by taking shots from below through the glass skylight of a car park. In his poem, the purple fruit is a metaphor for the over-population of the world. Here it refers to the children who, paradoxically enough, in all their innocence contribute to the destruction of the earth.*

110692

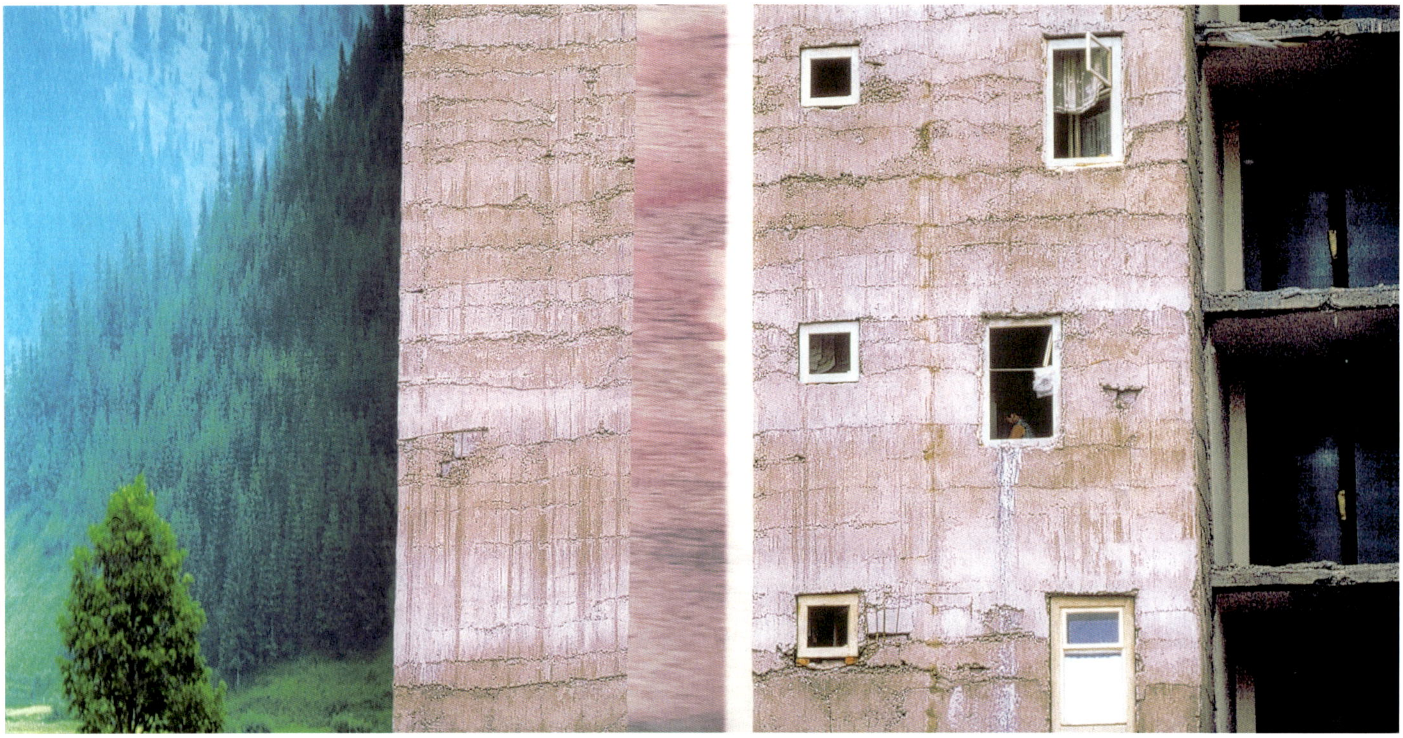

110592

THOMAS ELSHUIS
1961

Home is where the heart is
Home is where the heart is
2000

Digitale print tussen perspex 1/5
Digital print between perspex 1/5
99 x 195 cm

Home is where the heart is maakt deel uit van een reeks fotowerken van architect en beeldend kunstenaar Thomas Elshuis. Na de dood van een vriend erfde Elshuis diens privé-archief met ongeveer twintigduizend dia's, vervaardigd op talrijke verre reizen in de jaren zeventig en tachtig. Met de computer stelde hij uit veel van die lichtbeelden nieuwe voorstellingen samen. Hij voegde elementen toe, veranderde kleurstellingen en kopieerde. Zo ontstonden werken die aanvankelijk realistisch ogen, maar bij nadere beschouwing verwarring oproepen.

Home is where the heart is zou je op het eerste gezicht houden voor een plausibele foto van een niet-afgebouwde flat in bijvoorbeeld Azië. Maar de lichtpaarse kleur van het beton en de felle blauwgroene tint van het landschap wekken argwaan. De onmogelijkheid van het beeld wordt duidelijk aan de rechterzijde, waar tussen de blauwe wanden tweemaal dezelfde arm tevoorschijn komt.

Elshuis beschouwt zichzelf nadrukkelijk niet als fotograaf en die benaming zou hem ook tekort doen. De toepassing van geavanceerde digitale procédés laat zien dat hij een exponent is van een nieuwe kunstenaarsgeneratie, die de technologische ontwikkelingen van haar tijd op de voet volgt en exploreert.

Home is where the heart is *belongs to a series of photo works made by the architect and artist Thomas Elshuis. When his friend died, Elshuis inherited his collection of around twenty thousand transparencies, photographed on many journeys to distant lands during the 1970s and 80s. Using the computer, Elshuis composed new scenes from these slides. He added elements, altered the colours and duplicated. Thus he created works that initially appear to be realistic but on closer inspection are problematic.*

At first glance you might assume that Home is where the heart is *is a picture of an uncompleted apartment building somewhere in Asia. But then you grow suspicious – why is the concrete pale mauve and the landscape a violent blue-green? Doubts are confirmed by the right-hand side of the picture where between the blue walls the same arm emerges twice.*

Elshuis insists that he isn't a photographer and indeed, the description wouldn't be adequate. With his application of advanced digital procedures he is clearly an example of a new generation of artists, who follow closely and explore the latest technological developments.

110592

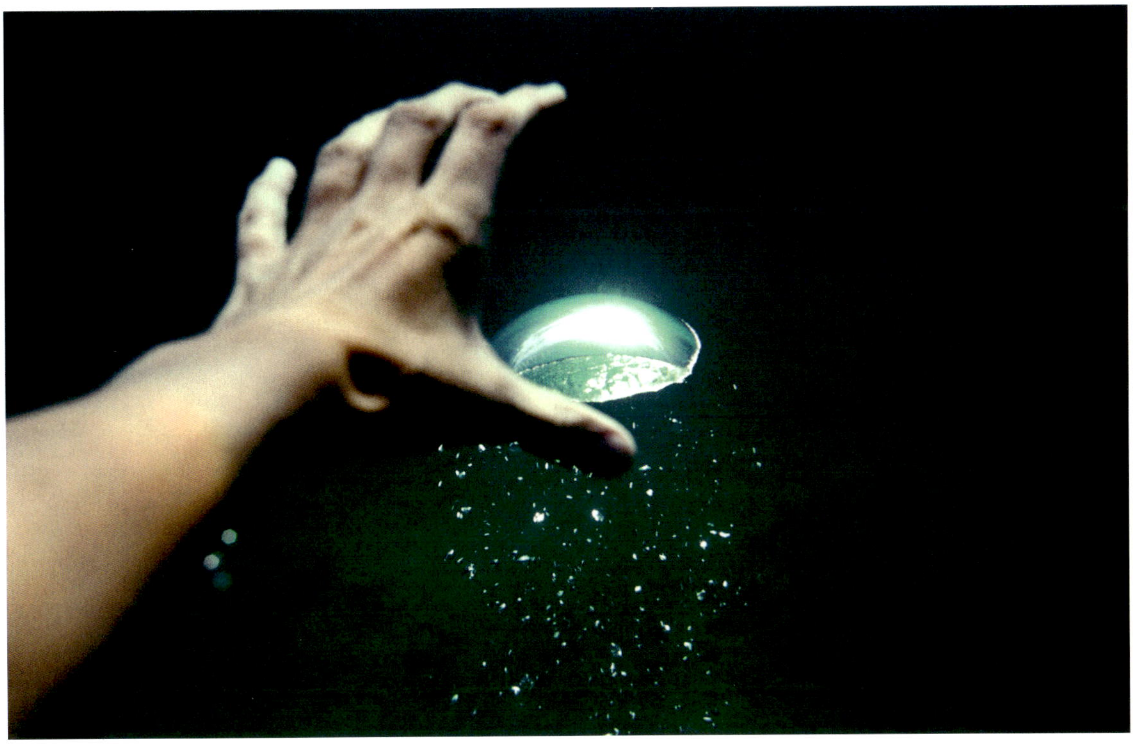

110555/63

ELSPETH DIEDERIX
1971
>>

Negenluik
Set of nine
2000

Kleurenfoto op MDF
Colour photograph on MDF
150 x 225 (9x)

In het polikliniekgebouw van het AMC springen de levensgrote onderwaterfoto's van Elspeth Diederix in het oog. Ze vormen het tastbare resultaat van een opdracht waarvoor de kunstenaar in 2000 is gevraagd via het Kleinschalig Opdracht Beleid van de Gemeente Amsterdam.

Elspeth Diederix studeerde aan de Gerrit Rietveld Academie en de Rijksakademie van Beeldende Kunsten in Amsterdam, waar ze zich specialiseerde in natuurfotografie. Voor iemand met haar achtergrond geen onlogische keuze: het gezin Diederix bracht vele jaren door in de tropen, waar Elspeths vader als geoloog werkte.

Als fotografe houdt Diederix er een strikt gecontroleerde werkwijze op na. Uitgaande van losse schetsen regisseert ze haar opnamen van a tot z. Dat levert tijdrovende fotosessies op, maar ook fascinerende beelden.

Juist in de periode dat ze haar AMC-opdracht kreeg, maakte ze kennis met het diepzeeduiken. Ze werd gegrepen door de wereld van stilte en verwondering die ze onder water aantrof. Het oerwoud van hangplanten in de polikliniek bracht haar op het idee de natuur van twee werelden te combineren. In haar atelier vervaardigde ze een houten model van het blad van een gatenplant, waarmee ze naar de Egyptische en Thaise wateren reisde voor talloze duiksessies. Terug in Nederland volgde een scherpe selectie van het geschoten materiaal.

Dit negenluik omvat alle foto's die uiteindelijk Diederix' goedkeuring konden wegdragen.

In the outpatients' building of the AMC Elspeth Diederix's life-size underwater photographs catch your eye. They are the result of a commission awarded to the artist after she had been nominated by the Small-scale Commission Policy of Amsterdam Municipal Council in 2000.

Elspeth Diederix studied at the Gerrit Rietveld Academy and the Rijksakademie van Beeldende Kunsten (National Academy of Fine Art) in Amsterdam, where she specialized in nature photography. For someone from her background this seems like a logical choice, as Diederix's family spent many years in the tropics where Elspeth's father worked as a geologist. In her photography work Diederix sticks to a strictly controlled method of work. Starting from individual sketches she directs her shots from beginning to end resulting in time-consuming photographic sessions, rewarded by fascinating pictures.

When she received her AMC commission she had just been introduced to deep-sea diving. She was deeply moved by the amazing underwater world of silence that met her eye. The jungle of hanging plants in the outpatients' building gave her the idea of combining the natural beauty of the two worlds above and below water level. In her studio she made a wooden model of the leaf of a Swiss-cheese plant, which she took with her on her diving trips to Egyptian and Thai waters. Back in the Netherlands this was followed by a strict selection of the material she had filmed.

This set of nine contains all the photographs that ultimately met with Diederix's approval.

110555/63

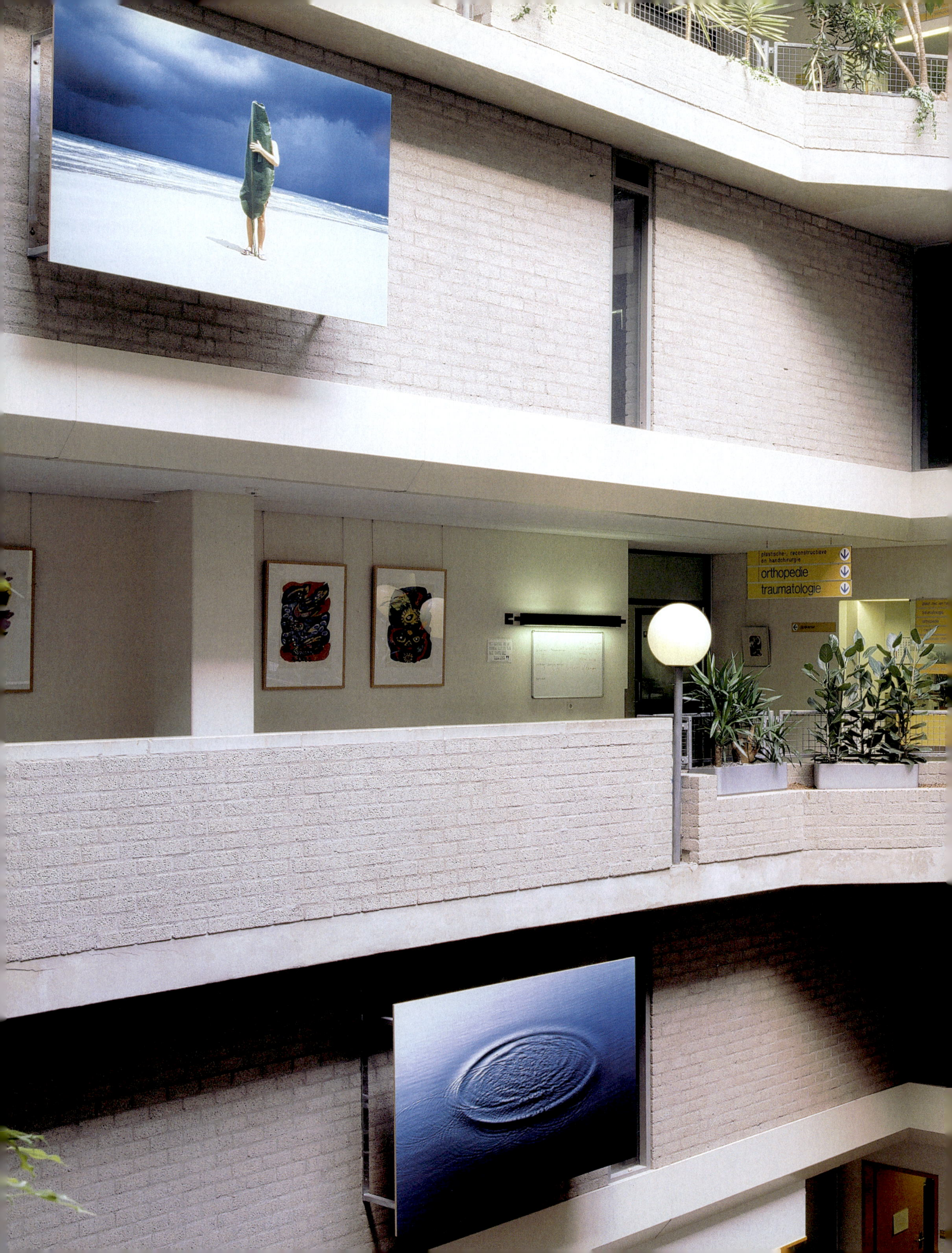
plastische-, reconstructieve
en handchirurgie
orthopedie
traumatologie

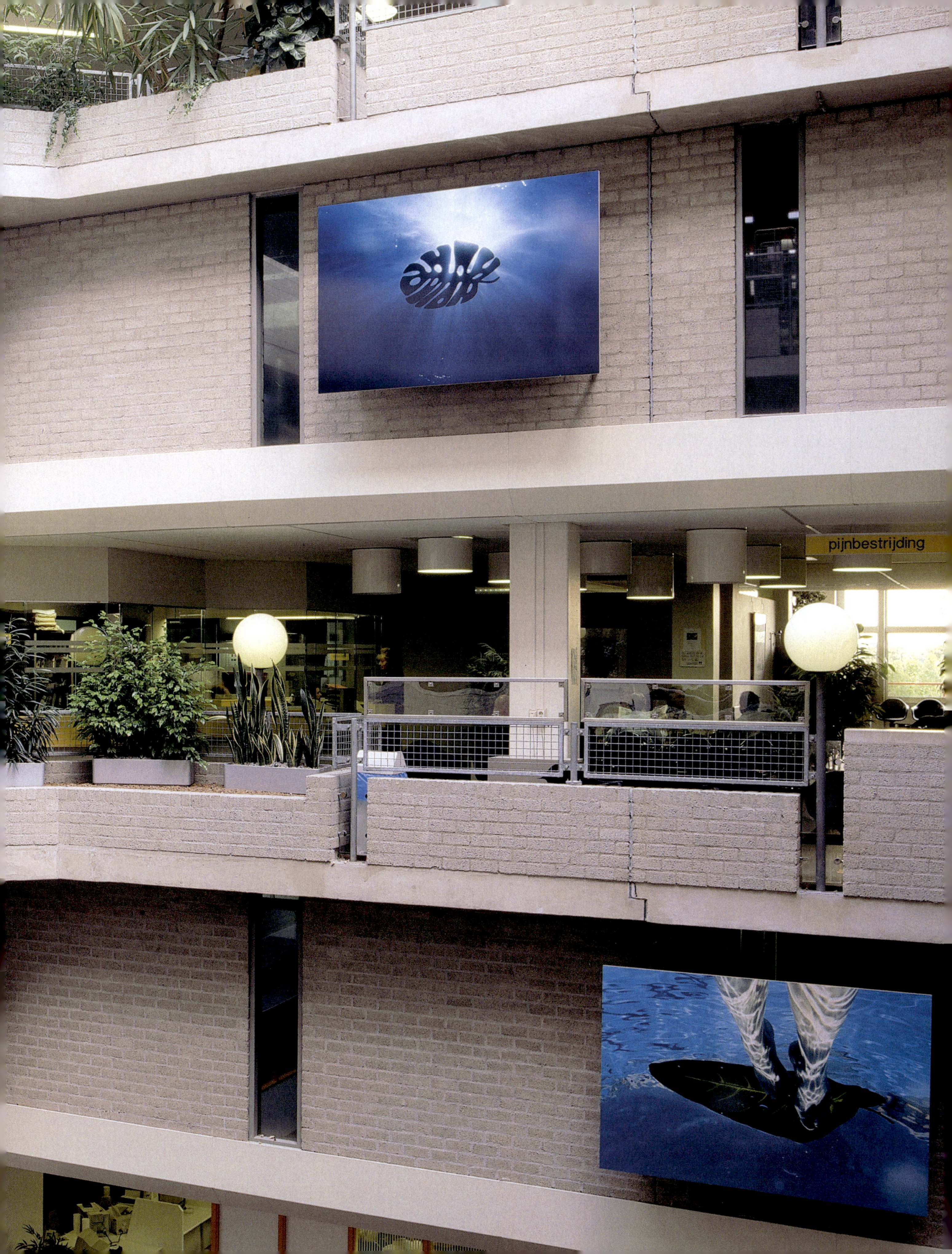
pijnbestrijding

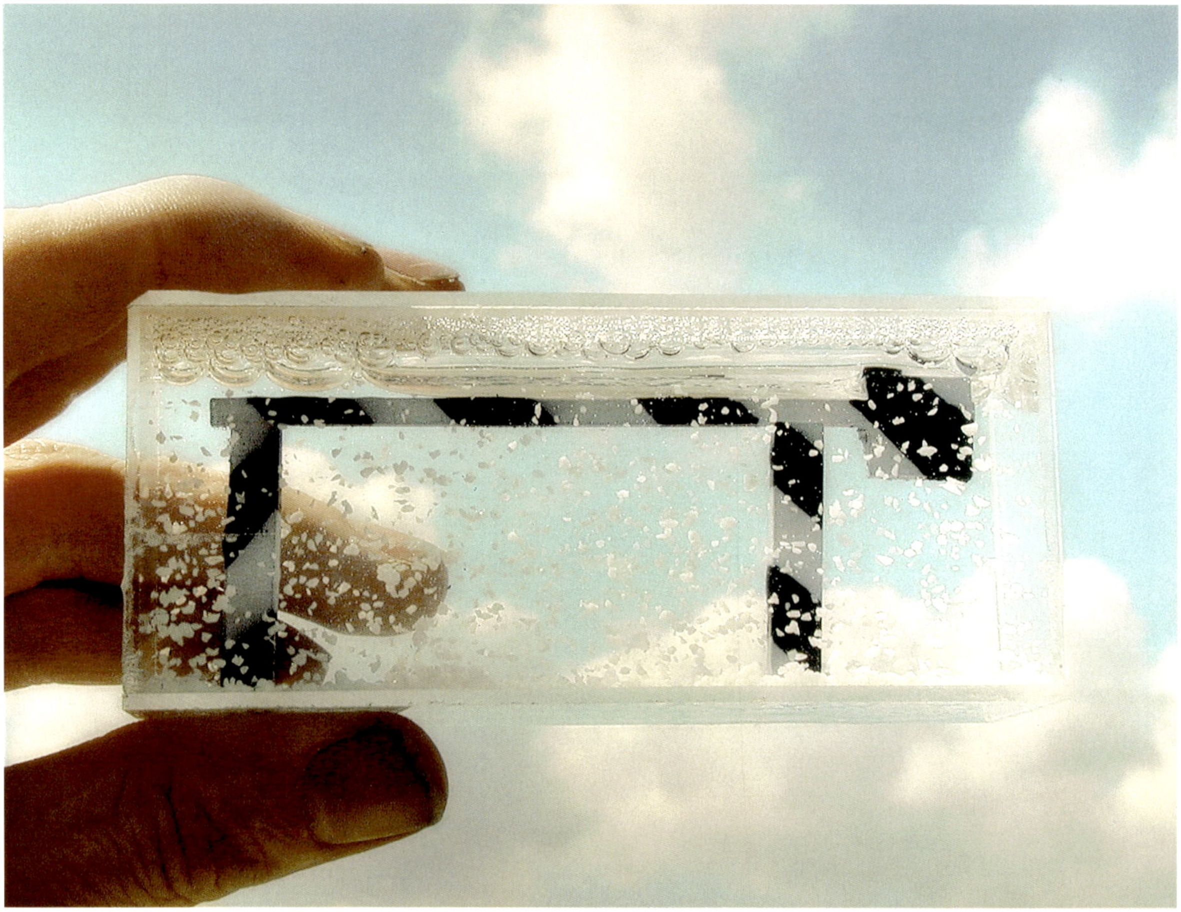

110594

JOB KOELEWIJN
1962

Zonder titel
Untitled
2001

Digitale aquarelprint op dibond 2/9
Digital watercolour print on dibond 2/9
90 x 120 cm

Al bij zijn afstuderen aan de Rietveld Academie eigent Job Koelewijn zich een volstrekt eigen plaats toe binnen het kunstlandschap. Zijn eindexamenpresentatie, waarin zijn moeder en haar zussen in Spakenburgse klederdracht het glazen Rietveldpaviljoen schoonmaken, blijft lange tijd illustratief voor de manier waarop hij werkt. Hij houdt ervan de lichte, poëtische kwaliteiten van de alledaagse werkelijkheid uit te vergroten, door het gebruik van materialen en ingrepen die refereren aan fundamentele levensthema's als geborgenheid, warmte, vitaliteit en schoonheid.

In veel van Koelewijns werk speelt de ervaring van het moment een belangrijke rol: een groot deel ervan is van tijdelijke aard. Zo bouwde hij ooit een muur van babypoeder en schreef hij met deodorant teksten op de vloer van het Stedelijk Museum. Zijn oeuvre, waarin door de jaren heen – vaak letterlijke – verwijzingen naar poëzie en literatuur een steeds grotere rol spelen, bestaat inmiddels uit installaties, video's, performances, foto's en werk in de openbare ruimte.

Dit is een foto van een 'sneeuwdoosje'. Zo'n doosje waarin gewoonlijk een kerst- of sprookjestafereeltje zichtbaar is en dat in een handomdraai in een sneeuwlandschap verandert. Centraal in Koelewijns exemplaar staat een slagboom, een wat vreemd object binnen deze context. Ontdaan van zijn oorspronkelijke functie kan de boom zich vullen met nieuwe associaties van vrijheid, vitaliteit en de lichtheid van het bestaan.

By the time he had finished studying at the Rietveld Academy Job Koelewijn had carved out his own niche in the artistic world. His final examination presentation, featuring his mother and her sisters cleaning the windows of the Rietveld Pavilion in traditional Spakenburg costume, was to continue to be typical of the way he worked for a long time to come. He enjoys enlarging the light, poetic qualities of everyday reality by using materials and effects that refer to fundamental human themes like security, warmth, vitality and beauty.

In much of Koelewijn's work, experiencing the moment plays a major role – a fleeting moment in most cases. He once built a wall made of talcum powder and wrote texts in deodorant on the floor of the Stedelijk Museum. His oeuvre, in which references to poetry and literature have played an ever increasing, sometimes literal, role as the years have gone by, nowadays consists of installations, videos, performances, photographs and work in public spaces.

This is a photograph of a 'snow box' shaker, generally depicting a Christmas or fairytale scene, transformed into a snowy landscape in two shakes. Koelewijn's version has a road barrier, a somewhat strange object in this context. Stripped of its original function the barrier can be injected with new associations of freedom, vitality and the lightness of being.

110594

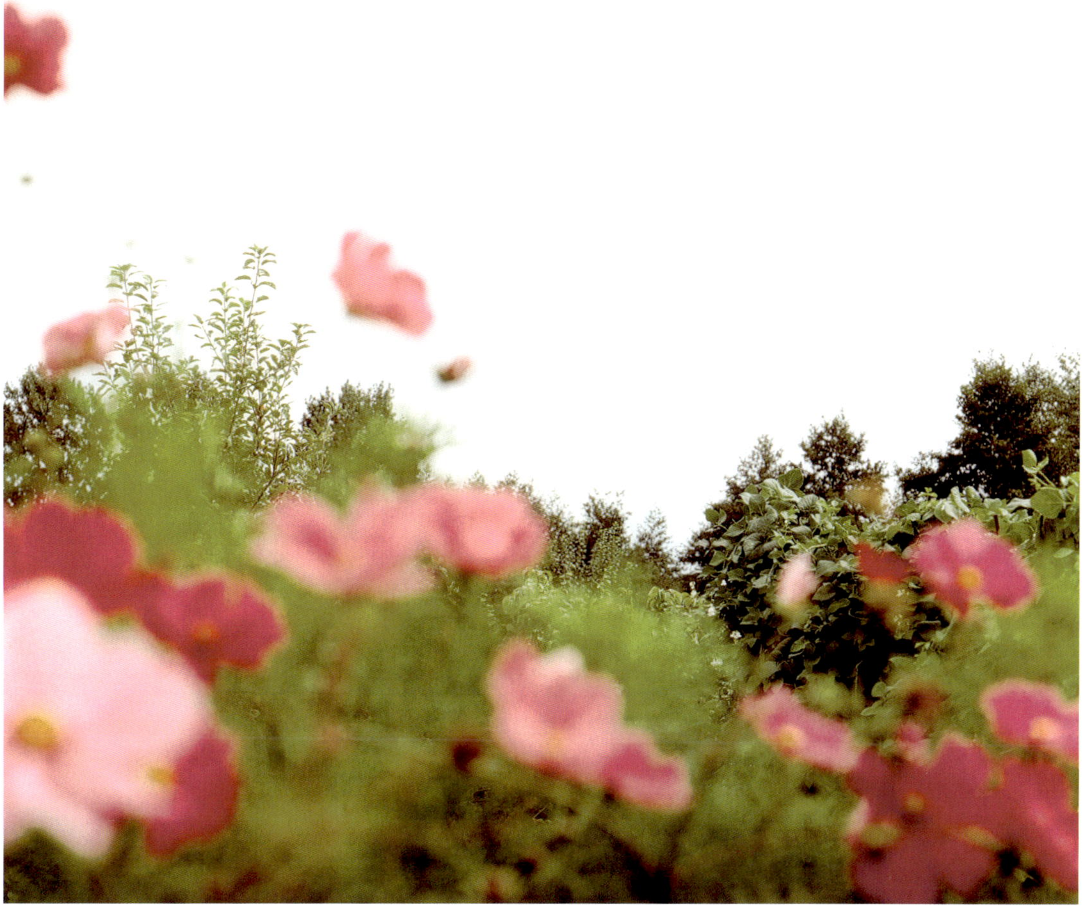

110608

MARNIX GOOSSENS
1967

Regarding Nature/Flevotuin
Regarding Nature/Flevogarden
2001

Cibachroom op dibond 1/5
Cibachrome on dibond 1/5
125 x 153 cm

Verdragen ze elkaar eigenlijk wel, kunst en schoonheid? Marnix Goossens zou die vraag met een volmondig 'ja' beantwoorden. Maar in zijn foto's valt zoveel ongerijmdheid, vreemde contradictie en raar toeval te bespeuren, dat de schoonheid meer iets is wat als een pyrrusoverwinning wordt binnengehaald.

De veelzijdige Goossens, die zijn werk afgedrukt ziet in internationale toptijdschriften, zapt moeiteloos heen en weer tussen de werelden van kunst, mode en commercie. Zijn reputatie vestigde hij met foto's van interieurs waarin hijzelf figureert, maar natuuropnamen en portretten van vrienden gaat hij evenmin uit de weg. Een constante factor lijkt het anekdotische karakter: bij hem vertelt elke foto zijn eigen verhaal.

Goossens' kracht schuilt in zijn oplettend oog. Hij vindt zijn motief op de meest onverwachte plaatsen. Vergeten plekjes in de stad bijvoorbeeld, zoals de stenen bij het Amstelstation waartussen stralende klaprozen opschieten. In opdracht van de gemeente Almere maakte hij een documentaire weergave van de natuur rond die stad. Hoewel hij er uitsluitend heeft geregistreerd wat hij aantrof, weet hij in dit stukje Flevotuin eenzelfde zonderlinge atmosfeer te creëren als in zijn meer geënsceneerde foto's.

Are they really good bedfellows, Art and Beauty? Marnix Goossens would reply with a wholehearted 'Yes'. But his photographs reveal so many contradictions, curious irrelevancies and strange coincidences that their beauty appears to be dragged in almost despite itself, somewhat like a Pyrrhic victory.

The talented Goossens, whose work appears in international top magazines, zaps with carefree ease between the worlds of art, fashion and commerce. He established his reputation with photographs of interiors in which he appears himself, but he is equally likely to make portraits of his friends or photographs of nature. A constant factor in his work appears to be its anecdotal character: every picture he takes has a story to tell.

The strength of Goossens's work lies in his acute observation. He'll find a motif in the most unlikely quarter. The city's forgotten backstreets, the bricks of Amstel Station, between whose cracks a poppy flower will blaze out. Commissioned by the municipality of Almere, he made a documentary about the natural life to be found in the city outskirts. Although he only recorded what he actually found, he has created in this small district of Flevogarden the same remarkable atmosphere as in his more consciously constructed photographs.

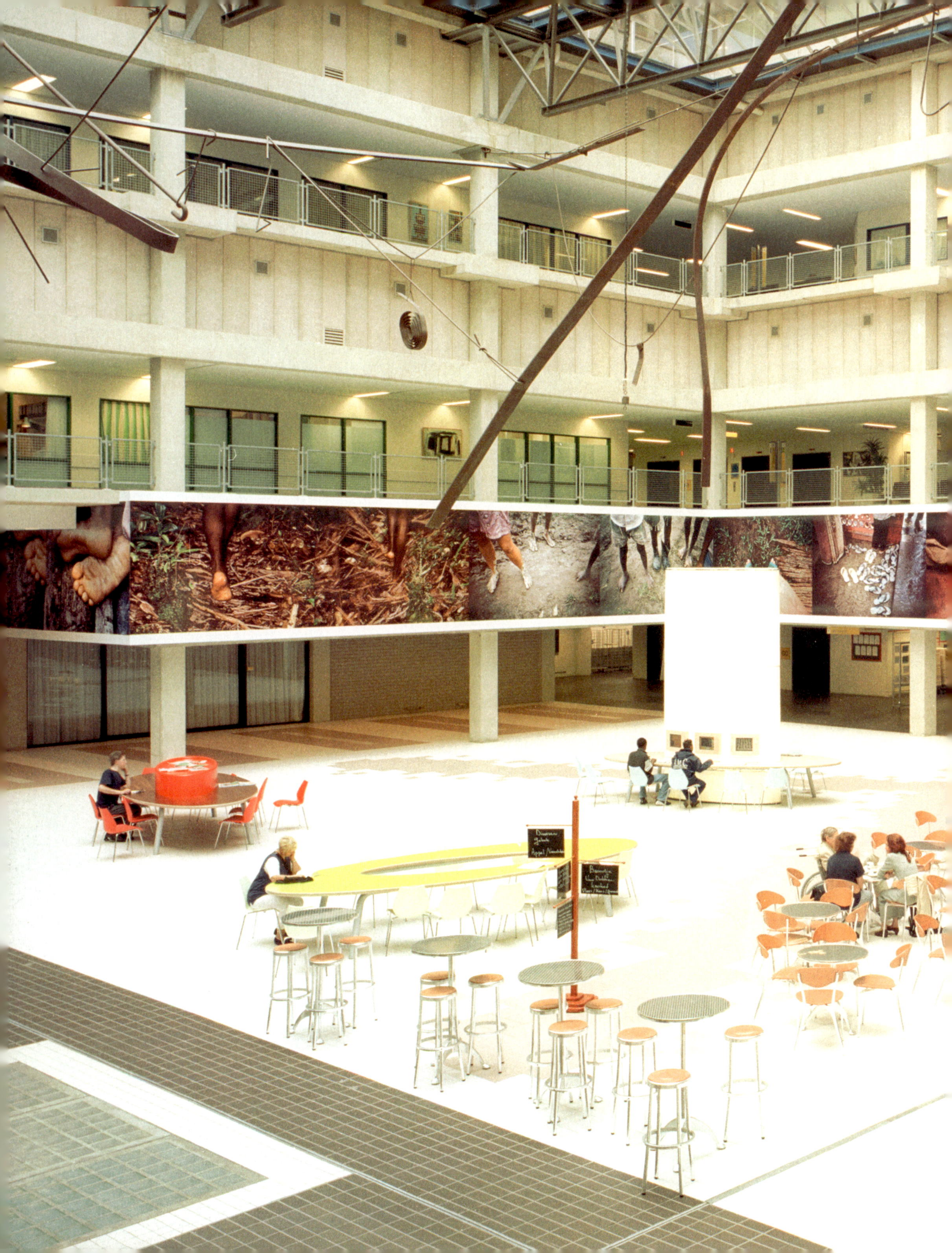

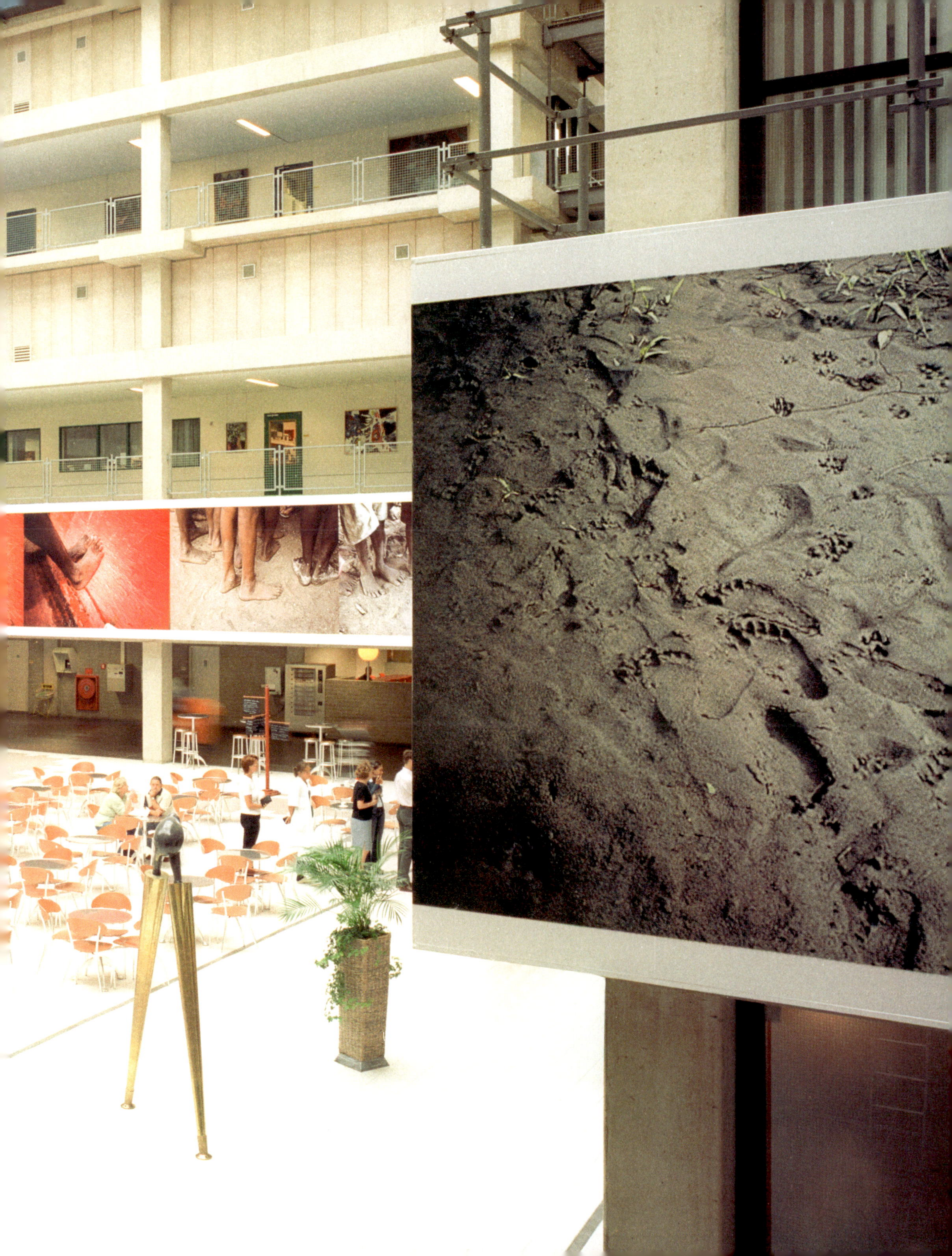

ROY VILLEVOYE
<< Foto's, *photographs*

The way to go
The way to go
2001

Digitale computerprint met acryllak op vinyl
Digital computer print with acrylic on PVC
83 x 3 m

GERT JAN LEUSINK
<< Drie tafels, *three tables*

2001

Hout, kunststof en metaal
Wood, synthetic material and metal

AUKE DE VRIES
<< Hangend sculptuur, *hanging sculpture*

Zonder Titel
Untitled
1983

Staal
Steel

ALEX VERMEULEN
<< Vrijstaande scultpuur, *freestanding sculpture*

Zonder Titel, uit de reeks sculpturen States of Humanity
Untitled, from the series of sculptures States of Humanity
1996

Brons en koper
Bronze and copper

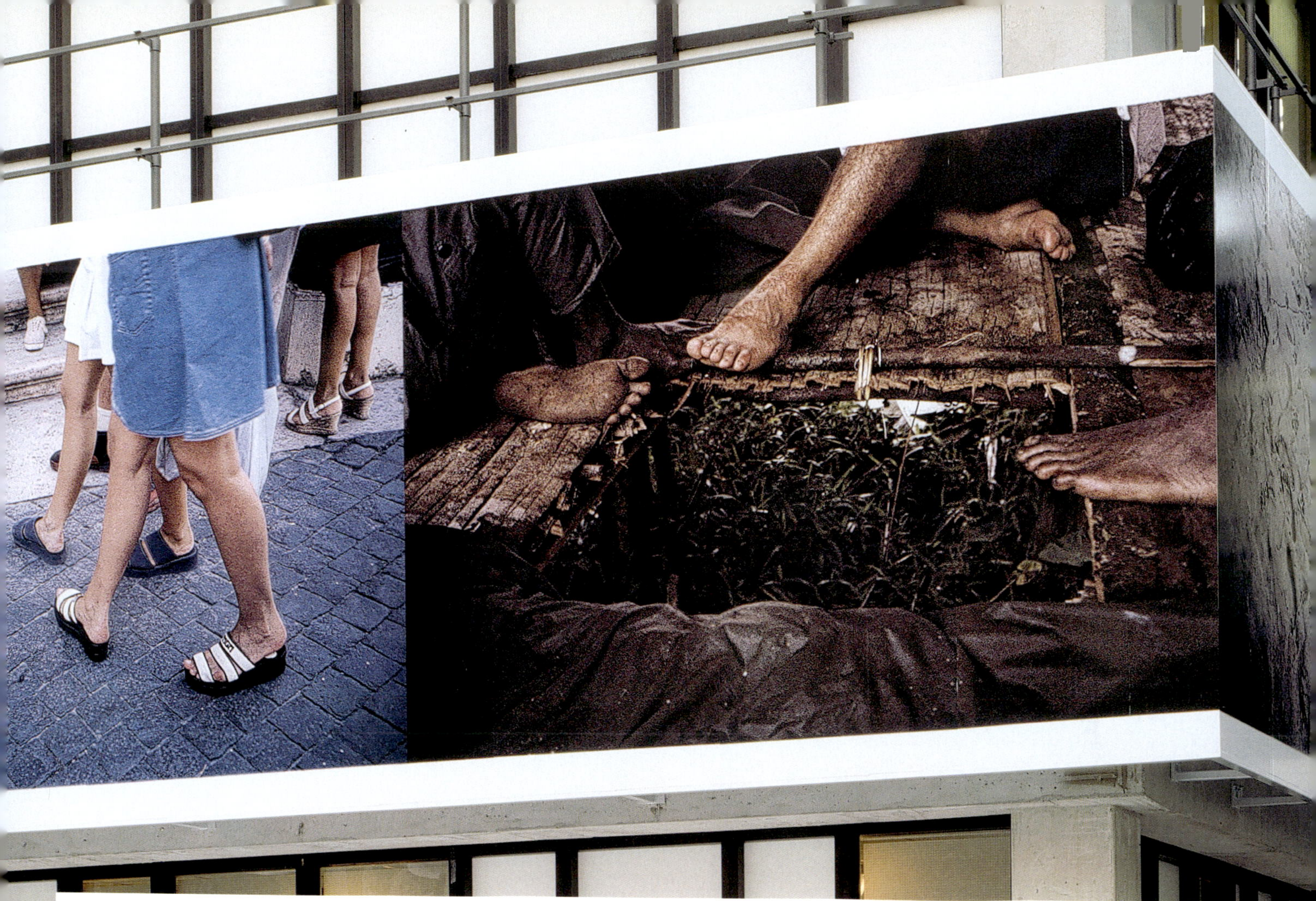

110584

ROY VILLEVOYE
1960

The way to go
2001

Digitale computerprint met acryllak op vinyl
83 m x 3 m

Het personeelsplein van het AMC, kruispunt van vele doorgangswegen, vormt het kloppend hart van de instelling. Dagelijks strijken hier honderden medewerkers, patiënten en bezoekers neer om iets te bepraten, iets te drinken of alleen maar even bij te komen. Dat maakt het een heel geschikte omgeving om een prominent deel van de kunstcollectie te laten zien.

Toen het AMC-gebouw begin jaren tachtig werd opgeleverd, kreeg beeldhouwer Auke de Vries in het kader van de éénprocentsregeling de opdracht een werk voor het plein te vervaardigen. De Vries hing aan het transparante dak een kolossale, veelarmige sculptuur van plaatstaal, die zweeft als een vlinder en afhankelijk van de gezichtshoek steeds een andere aanblik oplevert. In 1997 werd in de westhoek van het plein een sculptuur geplaatst van Alex Vermeulen, aangekocht om de voltooide integratie te markeren van het Academisch Ziekenhuis en de Faculteit Geneeskunde van de Universiteit van Amsterdam.
Bij de herinrichting van de locatie, drie jaar later, kreeg ook kunstenaar Roy Villevoye de opdracht een speciaal werk voor deze plek te maken. Hij veranderde het aanzien drastisch met *The way to go*, een fotografische 'fries' van drieëntachtig meter lang.

Villevoye – van oorsprong schilder – heeft in de Verenigde Staten gewerkt als assistent van de minimalist Sol LeWitt, die hij als zijn voornaamste leermeester beschouwt. Na zijn terugkeer in Nederland ging de kunstmatigheid van het schilderen Villevoye tegenstaan. Hij begon te reizen en te fotograferen, op zoek naar rechtstreekse en kleurrijke contacten met mensen van andere culturen. Sinds 1992 bezoekt de kunstenaar op Papua (het vroegere Irian Jaya) regelmatig de leden van een Asmat-stam, met wie hij gaandeweg een sterke band heeft opgebouwd. Daar legt hij onder meer de contrasten vast tussen de oerwoudkleuren en de kleuren van de westerse cultuur. Voor zijn foto's deelt hij bijvoorbeeld vellen papier uit in de primaire kleuren van de grafische industrie, die door Asmat worden opgehouden naast stukken karton in typische regenwoudpigmenten.

De collage *The way to go* bestaat uit ruim twintig foto's waarop de voeten te zien zijn van Asmat-stamleden en andere mensen die Villevoye op zijn reizen is tegengekomen. De keuze voor voeten is in zekere zin typerend voor zijn werk. Villevoye is altijd op zoek naar uitwisseling tussen verschillende culturen, en uitwisseling verdraagt geen niveauverschillen. Met *The way to go* plaatst hij iedereen op gelijke voet. Voor de AMC-medewerkers werd het vernieuwde plein al snel het 'voetenplein'.

110584

110584

ROY VILLEVOYE
1960
<<

The way to go
2001

Digital computer print with acrylic on PVC
83 m x 3 m

The Academic Medical Center Personeelsplein *(Staff Square), where many routes cross, is the beating heart of the institution. Every day hundreds of members of staff, patients and visitors descend upon it, stopping for a chat, a drink or a rest. That makes it a highly suitable location for showing a prominent part of the art collection.*

When the AMC building was finished in the early 1980s, Auke de Vries was commissioned to make the Square (financed by the one per cent ruling explained elsewhere in this book). From the transparent roof De Vries hung a colossal, multi-armed sculpture made of sheet steel which floats like a butterfly and looks different according to the angle from which it is seen. In 1997 a sculpture by Alex Vermeulen was placed in the west corner of the Court, purchased to mark the complete integration of the Academic Hospital and the Medical Faculty of Amsterdam University.

When the location was renovated three years later the artist Roy Villevoye was also commissioned to make a special piece of work for this spot. He changed the way it looked drastically with The way to go, *a photographic 'frieze' eighty-three metres long.*

Villevoye – originally a painter – has worked in the United States as an assistant to the minimalist Sol LeWitt, whom he considers to be his most important tutor. After he returned to the Netherlands the artificiality of painting began to pall on him. He started to travel and to take photographs, looking for direct and colourful contacts with people from other cultures. Since 1992 the artist has made regular visits to Papua (formerly Irian Jaya) to the members of the Asmat tribe, with whom he has built up a strong bond over the years. When he is there, one of the things he does is to capture the contrasts between jungle hues and colours of Western culture. For his photographs, for instance, he hands out sheets of paper in the primary colours of the graphic industry, which the Asmats hold up pieces of card in typical rain forest pigments.

The collage The way to go *consists of more than twenty photographs on which can be seen the feet of Asmat tribesmen and other people Villevoye came across on his travels. Choosing to show feet is in a certain sense typical of his work. Villevoye is always looking for exchanges between different cultures, and fair exchanges at that. With* The way to go *he puts everyone on an equal footing. For the AMC staff the renovated Court soon became known as 'Feet Square'.*

110584

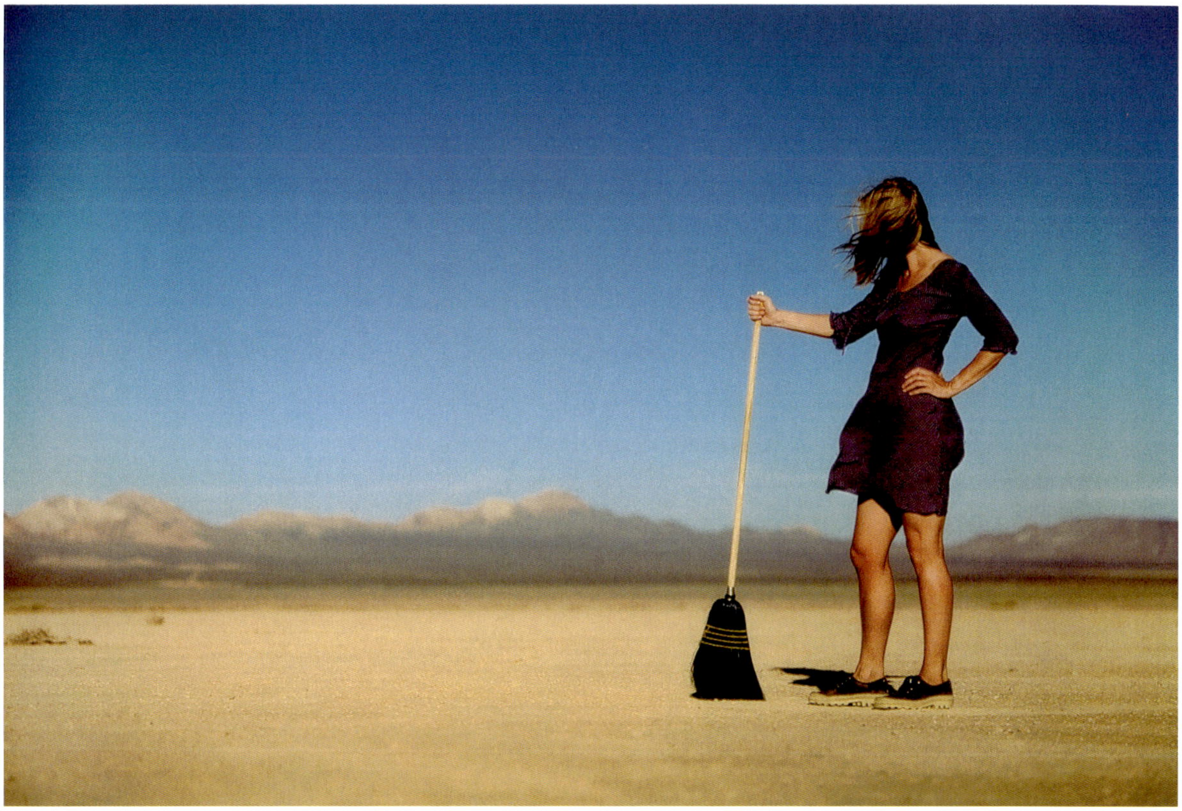

110596

LIN DE MOL
1966

The end of housekeeping
The end of housekeeping
2002

Foto op aluminium 1/5
Photograph on aluminium 1/5
87 x 130 cm

Lin de Mol behoort tot de generatie hedendaagse vrouwelijke kunstenaars die door hun laconieke eigenzinnigheid een onverwacht hoofdstuk aan de kunstgeschiedenis toevoegen. De Mol studeerde als beeldhouwster af aan de Amsterdamse Rietveld Academie, maar heeft zich in de jaren daarna vooral in audiovisuele richting ontwikkeld. Met haar videowerken neemt ze deel aan tal van internationale festivals en tentoonstellingen.

Deze foto maakte deel uit van haar installatie *The end of housekeeping*, opgebouwd uit een bank, een vloerkleedje, een koffietafel, drie videomonitoren, twee plasmaschermen en drie foto's. Kijken we naar een typisch staaltje van onbegonnen werk? Dat idee verdampt als we kennisnemen van De Mols inspiratiebron: Maria Reiche, de beroemde archeologe die prehistorische paden in de pampa's blootlegde na ze vanuit de lucht te hebben gelokaliseerd.

Huisvrouw versus wetenschapper, orde en netheid versus woeste natuur. De humor die uit de verschillende conflicterende combinaties opborrelt, geeft deze zorgvuldig geënsceneerde voorstelling een nonchalante vaart.

Lin de Mol belongs to the generation of contemporary women artists who have added an unexpected chapter to Art History with their cool distinctiveness. After studying sculpture at Amsterdam's Rietveld Academy, De Mol went on to work chiefly in the audiovisual sphere. She frequently shows her video work at international festivals and exhibitions

The photograph here is part of her installation titled The end of housekeeping, *which consists of a sofa, a floor rug, a coffee table, three video monitors, two plasma screens and three photographs. Are we looking at a typical example of something that's all too much for most women? This idea is soon dissipated when we learn who was De Mol's role model: Maria Reiche, the famous German doctor known as the Lady of the Lines, who took aerial photos of the ancient Nazca lines and drawings in the Peruvian pampas.*

Housewife versus scientist; everything neatly in place versus wild untamed nature. A certain humour bubbling up from the various conflicting combinations brings a dispassionate energy to this carefully constructed scene.

110596

DE ZICHTBARE ONZICHTBAARHEID

Rob Perrée
Kunsthistoricus, freelance schrijver en tentoonstellingsmaker

'Kunst maken is voor mij onderzoek doen. Ik ben een soort denktank, een esthetische, politieke denktank. Ik werk als een redacteur die in archieven op zoek is naar documenten, ze evalueert, ze beoordeelt op hun relevantie voor zijn verhaal.' Aldus de Libanese kunstenaar Walid Ra'ad in Kunstbeeld van mei 2003. Hij verwoordt een uitgangspunt waarin steeds meer van zijn beroepsgenoten zich herkennen: dat van de kunstenaar als onderzoeker, meer gericht op het proces dan op het visuele eindresultaat.

Zo opgevat raakt het kunstenaarschap aan de wetenschap. Tegen die achtergrond is het ook niet verwonderlijk dat er steeds meer projecten komen waarbinnen kunst en wetenschap daadwerkelijk samen optrekken. Tegelijkertijd is de scepsis daarover groot – de onderliggende motieven worden door velen in twijfel getrokken.

In *de Volkskrant* had kunstcriticus Rutger Ponzen al enkele maanden eerder verklaard: 'Ze (kunstenaars, rp) zeilen mee op de verworvenheden van anderen en beroepen zich, als de grond te heet wordt onder hun voeten, schouderhalend op hun status van autonome kunstenaars.' Ponzens boodschap is duidelijk. Een wetenschapper dient een maatschappelijk belang en daarop wordt zijn werk getoetst. Als een kunstenaar zich inlaat met de wetenschap, gebeurt dat vanuit een positie van vrijblijvendheid.

Collega Cornel Bierens repte in 1998* van 'de gretigheid waarmee kunst op de schouders van de wetenschap probeert te klimmen'. De kunst heeft zich in de laatste decennia zoveel vrijheid verworven, suggereert hij, dat ze nooit meer verantwoording hoeft af te leggen. Ze is de 'zachtste kunstvorm' geworden. Hij stelt daar echter een wetenschap tegenover die 'altijd maar voor god (wil) spelen'. Ondanks zijn scepsis staat voor Cornel Bierens de deur tussen wetenschap en kunst nog altijd open.

Hokjesdenken

Misschien is het nodig gezamenlijke projecten van kunstenaars en wetenschappers te toetsen op de deugdelijkheid van de achterliggende motieven. Enige terughoudendheid kan geen kwaad. Anderzijds: het is een achterhaalde manier van hokjesdenken en een teken van blindheid voor recente ontwikkelingen, om kunst en wetenschap als gescheiden werelden te blijven zien. Daarmee volhard je in het koesteren van beider cliché-representatie: de vrijdenker tegenover de denker, de flierefluiter tegenover de verstrooide professor.

De beste deugdelijkheidtoetsing is waarschijnlijk een blik op de persoonlijke historie van de kunstenaar in kwestie. Die doet een uitspraak over zijn integriteit. Hetzelfde geldt voor de andere kant, voor de wetenschapper. Wat voor belang heeft hij bij een vrijage met de kunst? Hoeveel logica zit er in zijn beslissing de grens over te steken? Is hij wezenlijk geïnteresseerd, of heeft hij meer weg van de kunsthistoricus die zo nodig kunstenaar moet spelen?

De samenwerking die Elsa Stansfield en Madelon Hooykaas met een wetenschapper zijn aangegaan, is binnen hun ontwikkeling niet meer dan een logische stap. Onderzoek was voor hen altijd al de belangrijkste artistieke drijfveer. Stansfield en Hooykaas behoorden tot de eerste Nederlandse

STANSFIELD/HOOYKAAS

Insight?
Insight?
1998

Transparante foto's gevat in lichtbakken
Transparent photographs fixed into light-boxes
80 x 80 x 20 cm (4x)

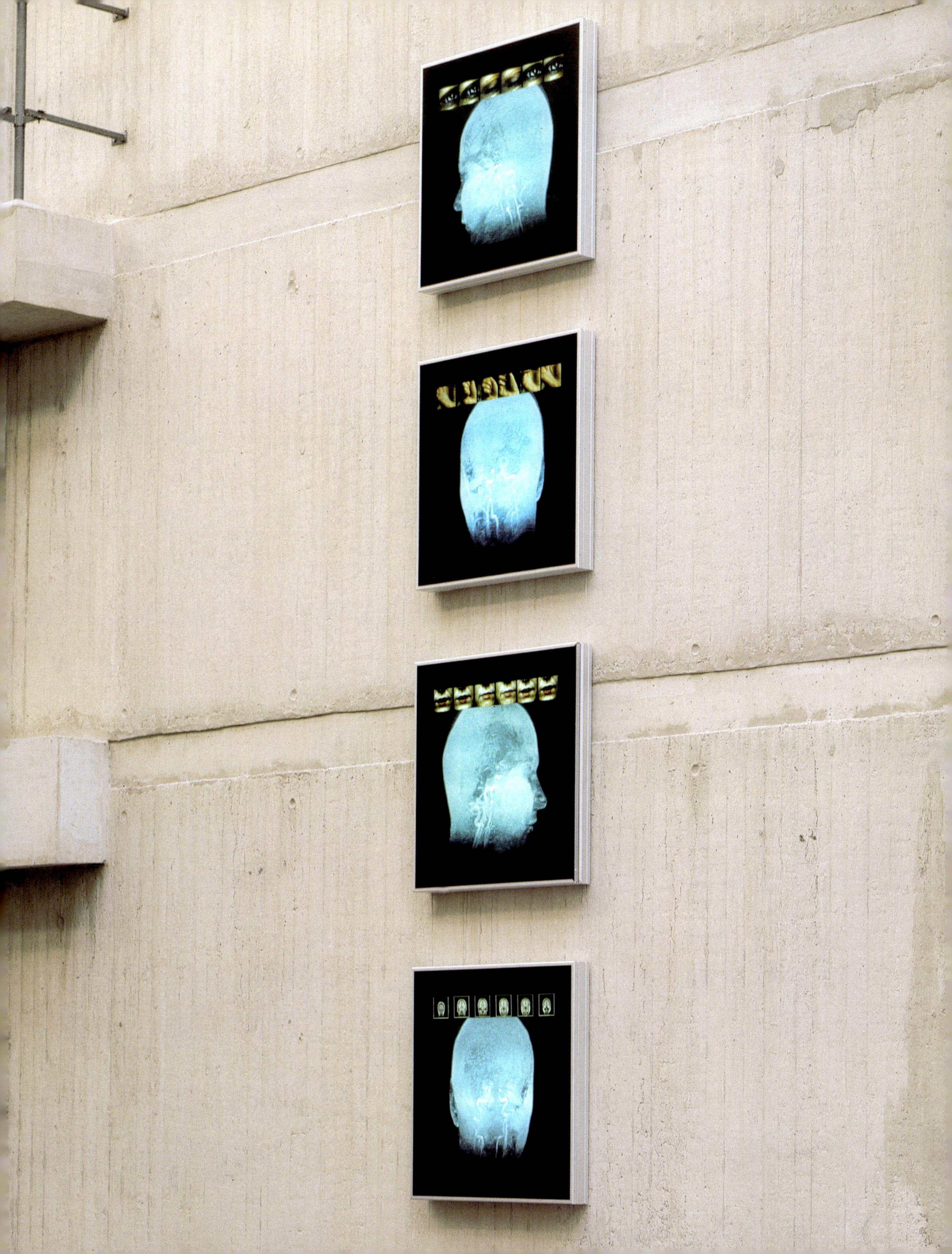

kunstenaars die het medium video gingen gebruiken, en ze deden dat al snel op een zeer persoonlijke manier. Hun videowerken beperken zich niet tot het beeldend invullen van het scherm, maar laten zich bekijken als de uitkomst van een gedegen onderzoek naar alle capaciteiten van het medium. Zo illustreren ze enerzijds de mogelijkheden van, en anderzijds de relaties tussen echte tijd, opgenomen tijd, interactiviteit, ruimte, geluid, beeld en licht. In een boeiende en schier eindeloze reeks van installaties en videobanden bieden ze inzicht in diverse facetten van de natuur, natuurlijke processen en elementen. Zoals ze dat ook doen aan de hand van andere media en andere materialen, waaronder de (geluids)sculptuur, de foto, de inkjet-print en de cd-rom.

Hoe onvoorspelbaar is de natuur? Wat is de relatie tussen de mens en het landschap? Waar komen beweging en richting vandaan? Hoe werken energieën tussen mensen? In hoeverre beïnvloedt het landschap het beeld van onszelf? Hoe verhouden beweging en waarneming zich tot elkaar? Hoe werkt de herinnering? Hoe ziet het menselijk lichaam er vanbinnen uit? Deze en andere wezenlijke vragen stelden Stansfield en Hooykaas zichzelf. Hun omvangrijke oeuvre weerspiegelt de antwoorden en de pogingen om een antwoord te vinden.

Onzichtbare schoonheid

In 1997 kwam het kunstenaarsduo in contact met hoogleraar Rien Vermeulen, hoofd van de AMC-afdeling Neurologie. Verantwoordelijk waren de initiatiefnemers van de tentoonstelling *Formule 2* in het museum newMetropolis (februari 1998) en het bestuur van de Universiteit van Amsterdam. De kunstenaars wilden 'iets met de hersens' doen, de neuroloog was van jongs af aan gefascineerd geweest door de mogelijkheid de hersens via de CT-scan in beeld te brengen. Zijn bewondering werd alleen maar groter toen de MRI-techniek in staat bleek de activiteit in de hersenen te visualiseren. Die bewondering gold niet louter de techniek, maar werd vooral gevoed door de schoonheid van de verkregen beelden.

Zowel de kunstenaars als de neuroloog waren in hun werk gewend al discussiërend en filosoferend tot resultaten te komen. Tal van besprekingen volgden, waarin beide partijen allerlei ideeën en beeldmaterialen inbrachten, uitputtend bespraken en op haalbaarheid onderzochten. Voor ieder van de betrokkenen was het proces zeker zo belangrijk als het eindresultaat.

Uiteindelijk bleef er één voorstel over. Centraal daarin stond de waarneming. Tijdens een verblijf in Glasgow, toevallig ook de geboortestad van Stansfield, had Vermeulen kennisgemaakt met de ontwerpers van de door hem bewonderde *Glasgow Coma Scale*. Dat is een methode om zonder allerlei geavanceerde technieken de diepte van een coma vast te stellen, en zo een indruk te krijgen van de duur en de mogelijke gevolgen. De relatief eenvoudige meting is gebaseerd op oogreflexen, motoriek en stem van de patiënt.

Op Vermeulen had deze 'handmatige' methode al direct een even grote indruk gemaakt als de resultaten van de hoogtechnische scanapparaten. Hoewel de technieken haast elkaars tegenpolen zijn, deden ze voor hem esthetisch niet voor elkaar onder. De uitdaging was nu om beider onzichtbare schoonheid zichtbaar te maken.

Lichtbakken

Als 'drager' kozen de drie partners voor lichtbakken – een vertrouwd medium in de diagnostische praktijk van de neuroloog. Daarnaast wilden ze graag werken met de beelden van hersenscans: transparante cibachroomafdrukken, die konden zorgen voor de 'blauwe sfeer' waarnaar ze op zoek waren. Van echt patiëntenmateriaal kon overigens geen sprake zijn. Het betrof immers geen behandeling, maar het inzichtelijk maken van een behandeling door de schoonheid ervan naar boven te halen.

Het resultaat van hun inspanningen is even vanzelfsprekend als verrassend. *Insight?* (1997/1998) bestaat uit vier lichtbakken die boven elkaar zijn opgehangen. Op de bovenste zien we een blauwe 'schim' van een naar links gericht hoofd, op de tweede de voorkant. Op de derde bak is het hoofd naar rechts gericht en de onderste laat de achterkant zien. Boven ieder hoofd is, klein van formaat, een rijtje realistische foto's afgebeeld. Ze verwijzen naar de Glasgow Coma Scale: ogen die reflexen vertonen, handen die open- en dichtgaan en monden die openen en sluiten. Aan de vierde lichtbak zijn zes verschillende, haarscherpe beeldjes van een hersenscan toegevoegd.

Kunstenaars en neuroloog zijn er content mee. Zeker nu het werk in het AMC hangt, vlakbij de ruimte waarin Vermeulens studenten wijsheid opdoen en vlakbij de bibliotheek waar de kennis gesystematiseerd is ondergebracht. Of het project invloed heeft gehad op het werk van beide partijen, is moeilijk vast te stellen. Stansfield en Hooykaas zijn gedurende hun hele carrière in dialoog geweest met de wetenschap. Voor Rien Vermeulen bevestigt *Insight?* dat de afstand tussen kunst en wetenschap aanzienlijk minder groot is dan veel mensen veronderstellen.

De eerste bespreking voor een volgend gezamenlijk project heeft al plaatsgevonden.

* Bron: 'Een deeltjesversneller beeldhouwen' in *Formule 2*, catalogus bij de gelijknamige tentoonstelling in newMetropolis, febr. 1998

MAKING THE INVISIBLE VISIBLE

Rob Perrée
Art historian, author and exhibition curator

'For me creating art is carrying out research. I am a sort of think-tank, an aesthetic, political think-tank. I work like an editor searching the archives for documents then judging and weighing them up in terms of their relevance for his story,' is the way the Lebanese artist Walid Ra'ad describes his methods in the May 2003 number of the art magazine Kunstbeeld. *He is relating a basic principle which increasing numbers of his colleagues can identify with: the artist as researcher, more concerned about the process than the final visual result.*

Interpreted like this, artistry touches upon science. And, if seen in this light it is not surprising that an increasing number of projects are being set up in which art and science actually do go hand in hand. Nevertheless they meet with a great deal of scepticism – many query the participants' underlying motives.

A few months earlier in the Dutch daily newspaper de Volkskrant, *the art critic Rutger Ponzen had pronounced: 'They (artists, rp) sail along under the flag of other people's achievements and if they sail too close to the wind they just shrug their shoulders and use their status as autonomous artists as an excuse.' Ponzen's message is clear. A scientist serves the interests of society and his work is judged accordingly: if an artist becomes involved in science he does so without obligation.*

In 1988, his colleague Cornel Bierens referred to 'the eagerness whereby art tries to climb onto the shoulders of science'. He argues that in recent decades the fine arts have gained so much freedom that they are no longer accountable to anyone. They have become the 'softest of art forms'. However, he juxtaposes it with science which 'is always (wanting) to play God'. Despite his scepticism, for Cornel Bierens the door between science and art is still ajar.*

Categorization

Perhaps joint projects involving artists and scientists should be judged according to the validity of their ulterior motives. A little restraint might not go amiss. On the other hand: it is an outdated form of categorization and an indication of blindness towards recent developments to continue to see art and science as separate worlds. Such thinking, if it persists, fosters a clichéd representation of both sides: the freethinker versus the thinker, the layabout versus the absent-minded professor.

The best reliability test is probably a glimpse into the personal history of the artist in question. This will tell you something about his integrity. The same holds for the other side, for the scientist. What interest is served by courting art? How logical is his decision to cross the border? Is he really interested, or is he more like an art historian who insists on playing at being an artist? Working with a scientist seemed to be a logical step to take for Elsa Stansfield and Madelon Hooykaas. For them, research has always been their most important artistic motivation.

Stansfield and Hooykaas belonged to the first group of Dutch artists who started to use the medium of video, and they were soon doing it in a very personal way. Their video works are not limited to filling up the screen expressively, but can be seen as the outcome of thorough research into all the medium has to offer. On the one hand they illustrate its scope and on the other, the relations between real time, recorded time, interactive space, sound, picture and light. In a fascinating, and nigh-on-endless, series of installations and video tapes they offer insight into the diverse facets of nature, natural processes and the elements. They do the same using different media and different materials as well, including sound sculpture, photographs, inkjet-prints and CD-ROMs.

How unpredictable is nature? What is the relationship between man and landscape? Where do movement and direction come from? How do people exchange energy? To what extent does the landscape influence our view of ourselves? How do movement and perception relate to one another? How does memory work? What does the human body look like from the inside? These are the fundamental questions Stansfield and Hooykaas posed. Their extensive oeuvre reflects the answers as well as their attempts to find them.

Invisible beauty

In 1997 the artistic duo were introduced to Professor Rien Vermeulen, head of the Neurology Department of the AMC. Those responsible were the initiators of the exhibition Formule 2 *in the newMetropolis science and technology centre, Amsterdam (February 1998) and the board of the University of Amsterdam. The artists wanted to do 'something involving brains', whilst from an early age the neurologist had been fascinated by the prospect of representing people's brains by means of a CT scanner. His appreciation of the idea grew when it appeared that it was possible to visualise brain activity using the MRI technique. This admiration was not merely reserved for the technology but was chiefly sparked off by the beauty of the pictures obtained. It became clear that their combined resources worked amazingly well. Both the artists and the neurologist were used to achieving results through discussion and reflection.*

Scores of talks were to follow in which both sides introduced all manner of ideas and visual materials which they discussed exhaustively and studied in terms of feasibility. They were all quite certain that the process was as important as the final result. Eventually one proposal remained, with a central focus on observation. During a trip to Glasgow, which incidentally happened to be Stansfield's home town, Vermeulen had been introduced to the designers of the Glasgow Coma Scale *he so admired. That is a method of measuring the depth of a coma without using all manner of advanced technology, giving an impression of how long it is likely to last and its possible consequences. The relatively simple measurement is based on eye reflexes, the motor system and the patient's voice. From the very start this 'hands-on' method had made as big an impression on Vermeulen as the results of the high-tech scan appliances. Although the techniques are almost direct opposites, there is no difference in terms of beauty. The challenge now was to make both of these invisible beauties visible.*

Viewing boxes

For structuring and presenting their 'artwork' the three partners chose to use viewing boxes – a familiar item in medical and neurological diagnostic practice. They were also keen to work with pictures of brain scans: transparent cibachrome prints, which could provide the 'blue haze' they were looking for. There was no question of their using materials from patients. After all, they were not involved in a form of treatment but in gaining insight into the treatment by revealing its inherent beauty.

The result of their efforts is as self-explanatory as it is surprising. Insight? *(1997/1998) consists of four viewing boxes hung one above the other. On the top one we can see a blue 'silhouette' of a head turned to the left, on the second it is shown from the front. On the third the head is turned to the right and on the lowest one it is shown from behind. Above each head there is a series of small-sized realistic photographs. They refer back to the Glasgow Coma Scale: eyes showing reflexes, hands that clutch and release, and mouths which open and close. Added to the fourth viewing box are six different razor-sharp pictures of a brain scan.*

The artists and the neurologist are pleased with the result, especially now that the work is hanging in the Academic Medical Center right next to the room in which Vermeulen's students follow his seminars, and close to the library where the information is systematically stored. It is hard to say whether the project has influenced both parties in their different fields of work. Stansfield and Hooykaas have kept up a dialogue with the world of science throughout their entire careers. For Rien Vermeulen Insight? *endorses the view that the gap between art and science is considerably smaller than many people are inclined to assume.*

The first set of talks for the following joint project have already taken place.

** Source: 'sculpting a particle accelerator' in* Formule 2, *catalogue of the exhibition with the same name in newMetropolis, February 1998*

HOOFDSTUK 4

CHAPTER 4

GRAFIEK

GRAPHIC ART

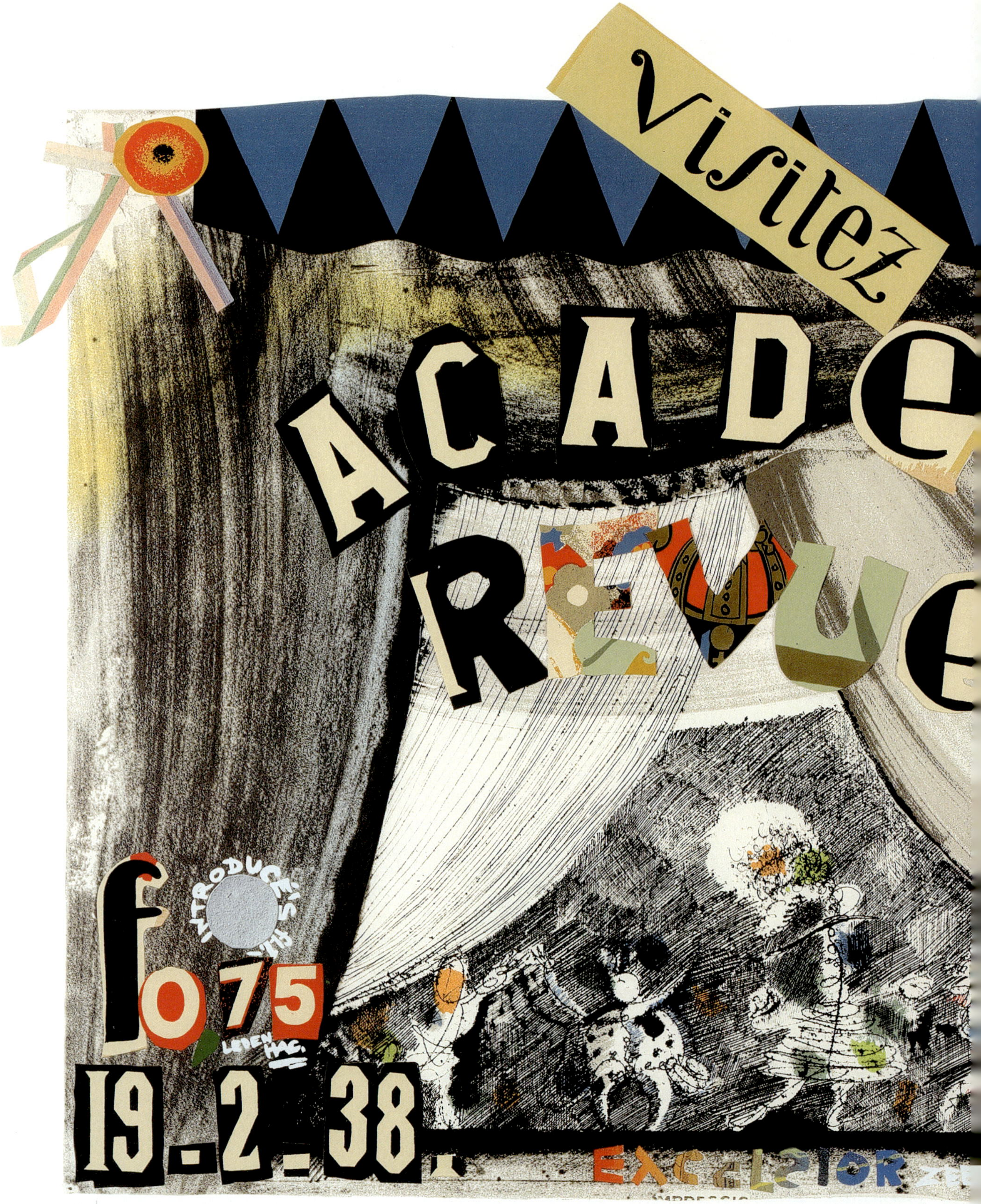
Visitez
ACADE
REVUE
19-2-38.
EXCELSIOR

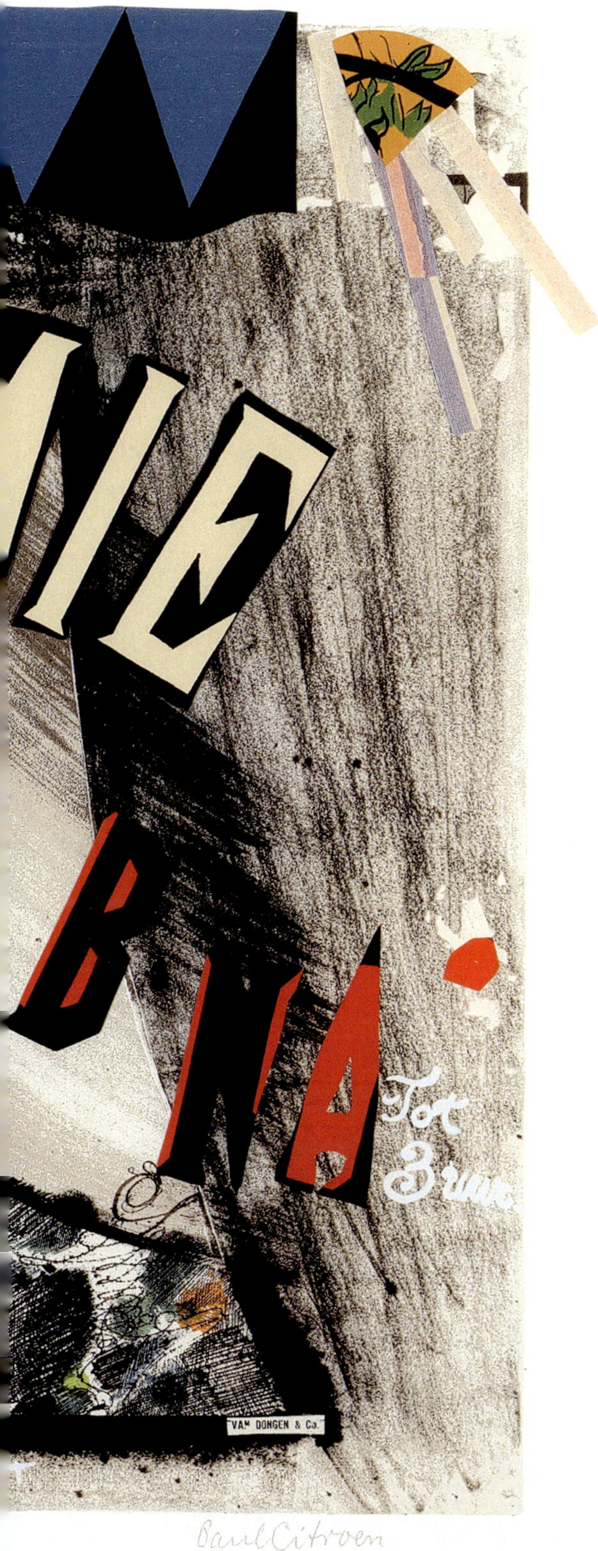

PAUL CITROEN
1896–1983

Academie Revue
Academy Revue
1938

Litho met collage 81/200
Lithograph and collage 81/200
49 x 64 cm

Paul Citroen, nestor van de Hollandse portrettisten, groeide op in een liberaal joods milieu in Berlijn. Als student van de Academie Brandenburg ontdekte hij de internationale avant-garde van Die Brücke, Der Blaue Reiter en de Futuristen, stromingen waarvan de eigenzinnige gedrevenheid hem sterk aansprak. Zelf staat hij begin jaren twintig aan de wieg van Dada, een luchtig-tegendraadse beweging van jonge kunstenaars die het toeval als artistieke wegwijzer omhelzen. In deze jaren vervaardigt Citroen enkele tientallen fotocollages, waarvan *Metropolis* (1923) de meeste bekendheid verwerft.

In 1935 trekt de Haagse kunstacademie hem aan als docent. Met een korte onderbreking zal hij er tot zijn pensioen aan verbonden blijven. De collage *Academie Revue*, waarvoor Citroen een eerder vervaardigde ets verknipt en beplakt, dient als uitnodiging voor een van de uitbundige academiefeesten. 'Ik vond het grappig zo'n *Klebebild* te maken, maar het was überhaupt niet ernstig bedoeld.'

Ernstig bedoeld zijn wel de talloze getekende portretten waarmee hij zijn reputatie definitief vestigt. Ook die dragen de sporen van elkaar opvolgende kunststromingen, maar uiteindelijk vindt Citroen toch de meeste voldoening in het natuurgetrouw weergeven van het menselijk gelaat.

Paul Citroen, grand old man of the Dutch portrait artists, grew up in a liberal Jewish milieu in Berlin. As a student at the Brandenburg Academy he discovered the international avant-garde of Die Brücke, Der Blaue Reiter and the Futurists, streams whose idiosyncratic dynamism appealed to him greatly. He himself was in at the start of Dada in the early 1920s, a playful-recalcitrant movement of young artists who embraced coincidence as their artistic guide. In these years Citroen produced scores of photo-collages, of which Metropolis *(1923) was to become the most famous.*

In 1935 the Art Academy of The Hague took him on as a teacher where, apart from one short interlude, he was to stay until he retired. The collage titled Academy Revue, *for which Citroen used an earlier etching, cut up and stuck on in pieces, served as an invitation for one of the exuberant academy parties. 'I thought it would be fun to make a* Klebebild *like that, but it was certainly not meant to be taken seriously.'*

What was to be taken seriously were the innumerable sketched portraits with which he made a permanent name for himself. These too show traces of consecutive artistic trends, but ultimately Citroen gained most satisfaction from the realistic portrayal of the human face.

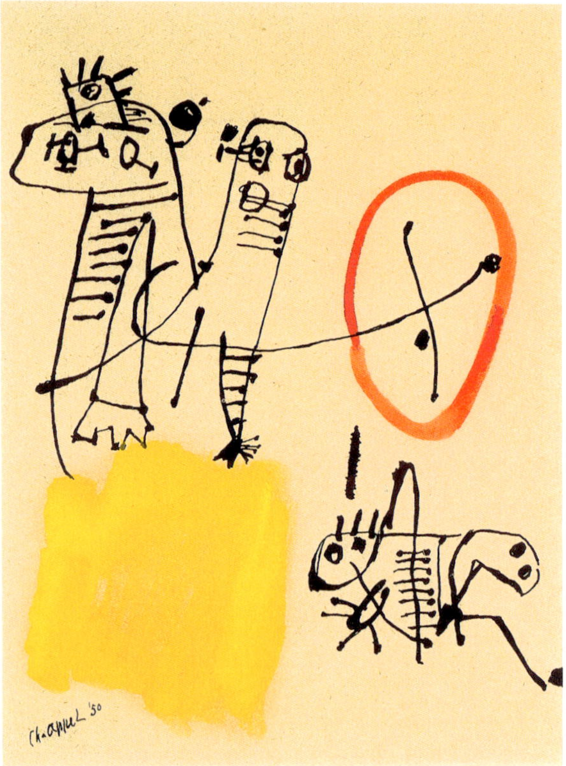

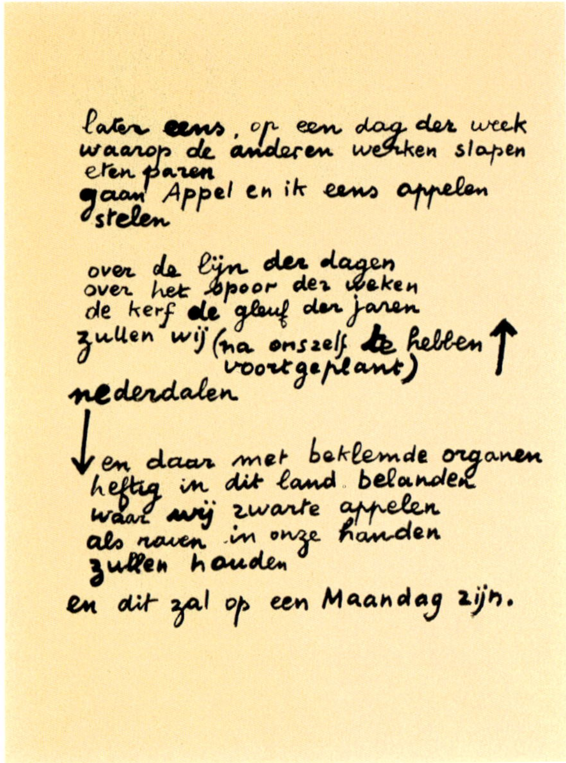

010101/04/06

KAREL APPEL
1921

De blijde en onvoorziene week (maandag, donderdag, zaterdag) 127/200
The happy, unanticipated week *(monday, thursday, saturday) 127/200*
1950

Litho ingekleurd met aquarel
en teksten van Hugo Claus (1929)
Lithograph coloured in with watercolour, and texts by Hugo Claus (1929)
26 x 20 cm (3x)

Het einde van de Tweede Wereldoorlog betekent voor de jonge Karel Appel ook in artistiek opzicht een omslagpunt. De Rijksacademie van Beeldende Kunsten heeft de ongedurige kapperszoon omgesmeed tot een zeer precieze, realistische schilder, die zich toelegt op portretten en stillevens. Maar nauwelijks is de bevrijding aangebroken of Appel explodeert. Binnen tien jaar zal hij in Nederland uitgroeien tot de belangrijkste en meest bekende kunstenaar van zijn generatie. Samen met de Deen Asger Jorn geeft hij de Cobra-groep internationale bekendheid, en het is vooral Appel die de voornaamste karaktertrekken van deze revolutionaire kunstbeweging door de jaren heen weet te behouden. Het spontane en directe, de impulsiviteit en de agressie zijn hem op het lijf geschreven.

Publiek en critici reageren aanvankelijk vijandig op de zich nadrukkelijk manifesterende groep. Mede door het gebrek aan respons worden de Cobra-kunstenaars naar elkaar toegedreven. In een aantal gevallen komt het tot gezamenlijke werken, zoals deze litho's van Appel en de Belgische literator/schilder Hugo Claus laten zien. Pas in de jaren zestig zullen de flamboyante 'rotzooier' en zijn voormalige geestverwanten in brede kring worden omarmd.

For Karel Appel the end of the Second World War was a turning point in his life, in a general and an artistic sense. The Dutch National Academy of Art had changed the restless barber's son into a very precise, realistic painter concentrating on portraits and still lifes. But the Dutch Liberation was barely underway when Appel's creative power exploded. Within ten years he was to develop into one of the most important and well known Dutch artists of his generation. He and the Dane Asger Jorn brought international fame to the Cobra group, and over the years it has been Appel more than anyone else who has retained the most prominent character traits of this revolutionary artistic movement. The spontaneity and immediacy, impulsiveness and aggression were characteristics that suited him down to the ground.

Reactions towards this outspoken group from the general public and press were initially hostile. To a certain extent the Cobra artists were thrown together owing to a lack of response from other quarters. In a number of cases this led to joint works as shown in the lithographs by Appel and the Belgian writer-cum-painter Hugo Claus. It was not until the 1960s that the flamboyant 'tinkerer' and his former artistic kindred spirits would be widely welcomed with open arms.

010101/04/06

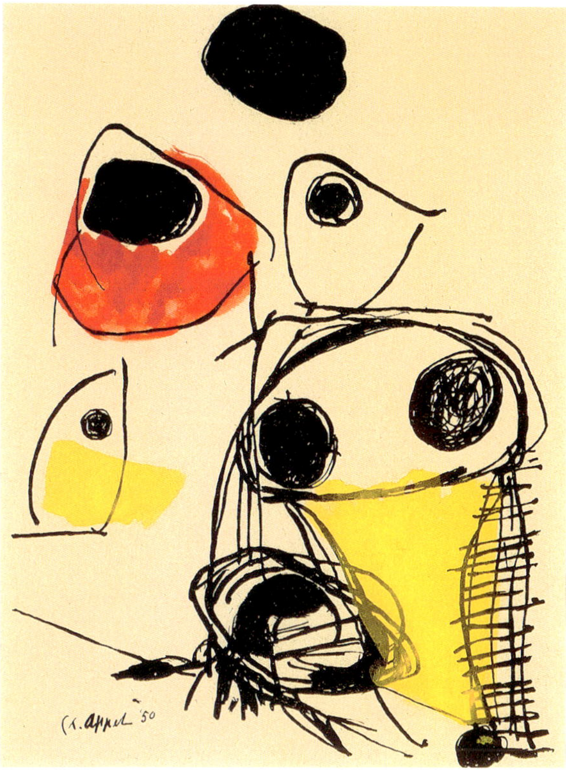

op het paard en op de gevaarlijke
ruiter op de zon en op de school
met de blikken mee het bevend
geweer richten
met droge handen de dood om-
klemmen
en vonken uit de wereld schieten
in de schiettent van de DONDERdag

oneindig in de schijnende winter
lopen en in de straat
met haar gezicht zo oud
als het gezicht der oude vrouw
die hakkelt en haar gebeden zegt:
ontferm U mijner.

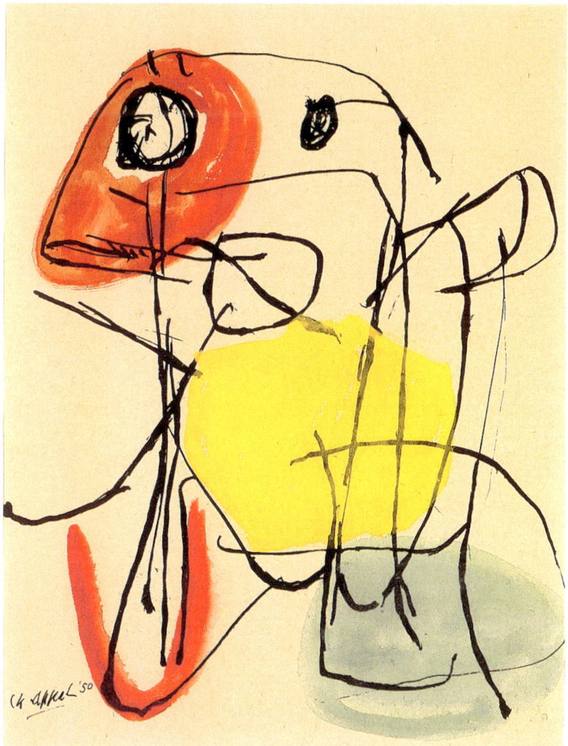

Gij, die U over dit honderdmaal
herhaalde en eender beleefde
leven verwondert
die de waarheid wilt weten
(om haar de ingewanden uit te
halen
om haar te schuren te stropen
haar vel duur of goedkoop te
verkopen)
en haar lege en kale huls bewondert

ja, gij, die de week doormaakt
als gaat het U niet aan
luister op Zaterdagavond hoe
in het moederlijke duister
die met haar waterhoofd
die met haar lamme hand toe-
fluistert:
"ik werd geboren niet zozeer
uit de schede
maar door middel van een
keizersnede".

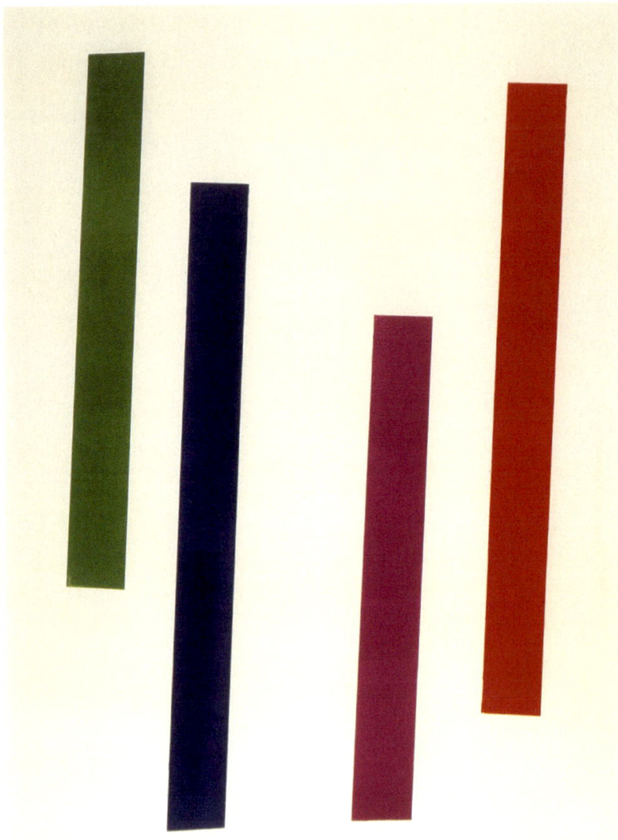

010086

WILLEM HUSSEM
1900 – 1974

Streep
Stripe
ongedateerd, undated

Litho 94/190
Lithograph 94/190
83 x 57 cm

Al op negentienjarige leeftijd vestigt Willem Hussem zich in Frankrijk. Na een minimale artistieke opleiding heeft hij besloten zichzelf verder te ontwikkelen. In Parijs ontmoet hij grootheden als Piet Mondriaan en Pablo Picasso. De vroegtijdige kennismaking met hun abstracte werk wordt in zijn eigen schilderijen pas zichtbaar in 1939, als hij alweer tien jaar in Nederland woont.

Gedurende de oorlogsjaren beweegt Hussem zich vooral in literaire kringen. Hij stort zich op de dichtkunst en publiceert enkele bundels. In zijn beeldende werk wordt de invloed van Picasso goed zichtbaar. Evenals zijn vriend Piet Ouborg begint hij in 1944 kalligrafische tekens te schilderen, die zich geleidelijk zullen ontwikkelen tot een eigen, abstracte beeldtaal. Kort na de oorlog sluit de schilder zich aan bij de gelijkgezinde kunstenaars van de vereniging Vrij Beelden.

De werken die tussen 1950 en 1957 ontstaan, vertonen overeenkomst met de expressionistische Cobra-stijl. Eind jaren vijftig verschuift zijn idioom in abstract-geometrische richting. *Streep* dateert waarschijnlijk van begin jaren zestig. Dan is de Abstracte Geometrie al zo ver opgerukt, dat Hussems voorstellingen hoofdzakelijk bestaan uit heldere cirkels, vierkanten of – zoals hier – strepen.

At the young age of 19, Willem Hussem moved to France. He had decided, after a minimal art training, to pursue his career on his own. In Paris he was to meet the big names such as Pablo Picasso and Piet Mondrian. However, the early encounter with their abstract work only becomes apparent in Hussem's paintings in 1939, ten years after his return to the Netherlands.

During World War II Hussem was predominantly active in literary circles. He threw himself into poetry writing and published several collections. The influence of Picasso can clearly be seen in his art. Like his friend Piet Ouborg he started painting calligraphic figures in 1944; they would gradually develop into a unique abstract visual language. Shortly after the war ended, Hussem joined the like-minded association of painters called Vrij Beelden *(Free Art).*

His work from the period 1950 to 1957 reveals similarities with the Expressionist Cobra style of painting. Towards the close of the 1950s his idiom shifted to become more Abstract Expressionist. Stripe *probably dates from the early 60s. By then Abstract Geometric art was so far advanced that Hussem's representations consist chiefly of clearly-stated circles, squares or – as in this case – stripes.*

010086

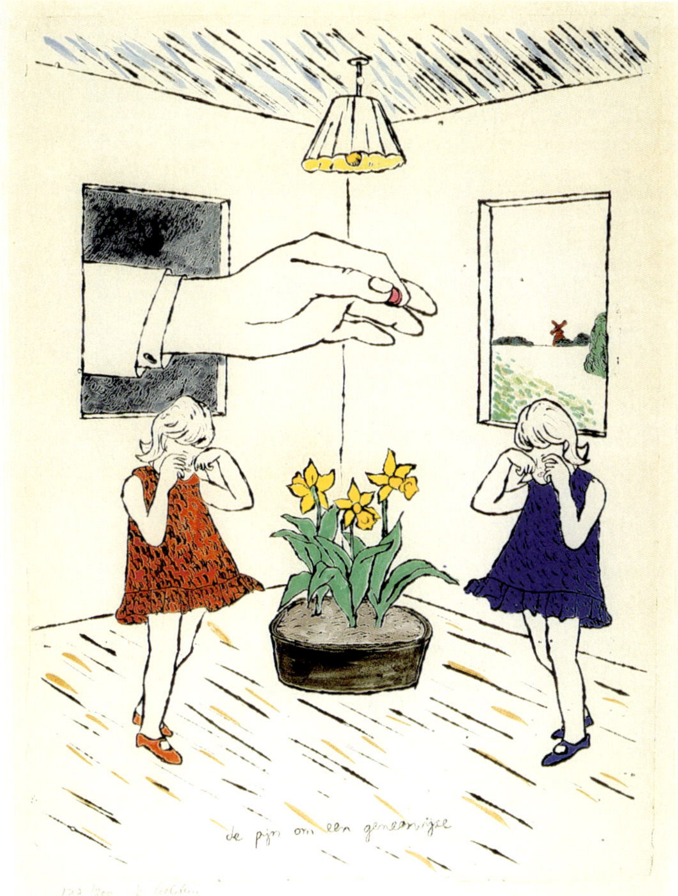

900092

PIETER HOLSTEIN
1934

De pijn om een geneeswijze
The painful cure
1972

Ets ingekleurd met aquarel 177/200
Etching with water colour 177/200
46 x 35 cm

Pieter Holstein studeerde beeldhouwkunst en architectuur aan de Cooper Union Art School in New York. Na de jaren vijftig volgde hij verschillende kunstopleidingen in Parijs en Florence. Als hij zich rond 1965 in het Groningse Finsterwolde heeft gevestigd, vervaardigt hij zijn eerste etsen. Werken in de sfeer van de Hollandse Pop Art zijn het. Hij zal er een levenslange sympathie aan overhouden voor beelden uit de massamedia, in het bijzonder voor stripverhalen en cartoons.

Op het eerste gezicht zijn Holsteins tekeningen en etsen niet moeilijk te begrijpen. Door de elementaire tekentrant en frisse kleuren doen ze denken aan prenten uit kinderboeken. 'Ik zie mezelf als een amateur', vertrouwde hij een interviewer toe. 'Dat ik voor een min of meer cartoonachtige techniek heb gekozen, komt toch mede door die lullige tekenstijl.'

Het bedrieglijke zit hem in de kleine, schijnbaar achteloos toegevoegde tekstregeltjes. Onder een scène met twaalf identieke stoelen waarvan er één is omgevallen, krabbelt Holstein: 'Blijft een stoel die omvalt een stoel?' Met zulke aan auteurs als K. Schippers en Bernlef herinnerende notities die de relatie tussen taal en werkelijkheid raken, komen veel van zijn afbeeldingen in een ander daglicht te staan. Andere worden er vooral raadselachtiger door, maar aan uitleg heeft Holstein een broertje dood. 'Het roept iets op of het roept niets op', vindt hij.

Pieter Holstein studied sculpture and architecture at the Cooper Union Art School in New York. In the early 1960s he followed several art courses in Paris and Florence. Once he settled down in Finsterwolde in the northern Dutch province of Groningen, in about 1965, he produced his first etchings: works which exude the atmosphere of Dutch Pop Art. His sympathy for mass media images – comic strips and cartoons in particular – was to remain with him for the rest of his life.

At first glance Holstein's drawings and etchings are not difficult to comprehend. The elementary way in which they are drawn and the fresh colours make you think of prints from children's picture books. 'I see myself as an amateur', he told an interviewer confidentially. 'The reason I have opted for a more or less cartoon-like technique is partly determined by that ridiculous style of drawing.'

The misleading element is to be found in the short, apparently casual additions of lines of text. Under one scene with twelve identical chairs, one of which has been knocked over, Holstein scribbles: 'Is a chair still a chair after it has been knocked over?' With notes like that, reminiscent of Dutch authors like K.Schippers and Bernlef, which truly question the relationship between language and reality, many of his pictures take on a different aspect. Others become even more puzzling because Holstein hates explaining their significance. 'It either conjures up associations or it conjures up nothing at all,' is his final word on the matter.

900092

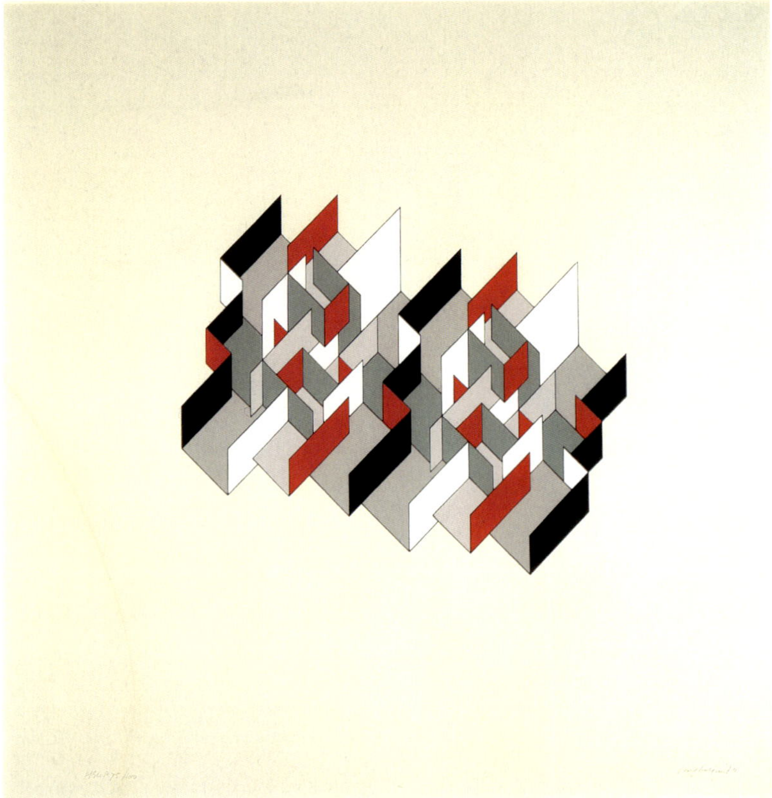

010346

JOOST BALJEU
1925–1991

Hsup
Hsup
1974

Zeefdruk 75/100
Silkscreen print 75/100
70 x 70 cm

Geïnspireerd door de roemruchte kunstenaars van De Stijl streefde Joost Baljeu ernaar beeldende kunst en architectuur dichter bij elkaar te brengen. Tot een lidmaatschap van de kunstenaarsvereniging Liga Nieuw Beelden, die een synthese van de verschillende kunstdisciplines beoogde, kwam het echter niet. Wel werkte hij herhaaldelijk met de Liga samen.

Aanvankelijk maakt Baljeu realistische schilderijen, maar in 1952 slaat hij de abstracte richting in. Twee jaar later kiest hij nadrukkelijk voor de Geometrische abstractie, om de heersende abstract-expressionistische stijl even nadrukkelijk af te keuren. Hij maakt vooral reliëfs en vrijstaande constructies. In zijn ogen zijn die te prefereren boven tweedimensionaal werk, omdat ze meer met de werkelijkheid overeenstemmen.

Ondanks die expliciete voorkeur zijn er ook zeefdrukken van zijn hand overgeleverd, zoals *Hsup*. Veel van de kunstenaars die zich in de jaren vijftig tot de Geometrische abstractie bekenden, sloegen in de jaren zestig en zeventig andere wegen in. De datering van *Hsup* laat zien dat Baljeu zijn voorkeur trouw is gebleven.

Inspired by the renowned artists of De Stijl, *Joost Baljeu strove to bring visual art and architecture closer together. Although he never became a member of the artists' association* Liga Nieuw Beelden, *a group aiming to produce a synthesis between the various art disciplines, he often cooperated with the League.*

Initially Baljeu's paintings were realistic, then in 1952 he moved in the direction of abstract art. Two years later he made a definite choice for Geometric Abstraction and just as definitely rejected the then dominant style of Abstract Expressionism. He concentrated on making reliefs and free-standing constructions, finding these preferable to two-dimensional work because they were closer to reality.

Despite this explicit preference, he also made silkscreens, such as Hsup. *Many of the artists who converted in the 1950s to Geometric Abstraction went on in the 1960s and 70s to explore other roads. But the dating of* Hsup *shows that Baljeu remained true to his early preference.*

010346

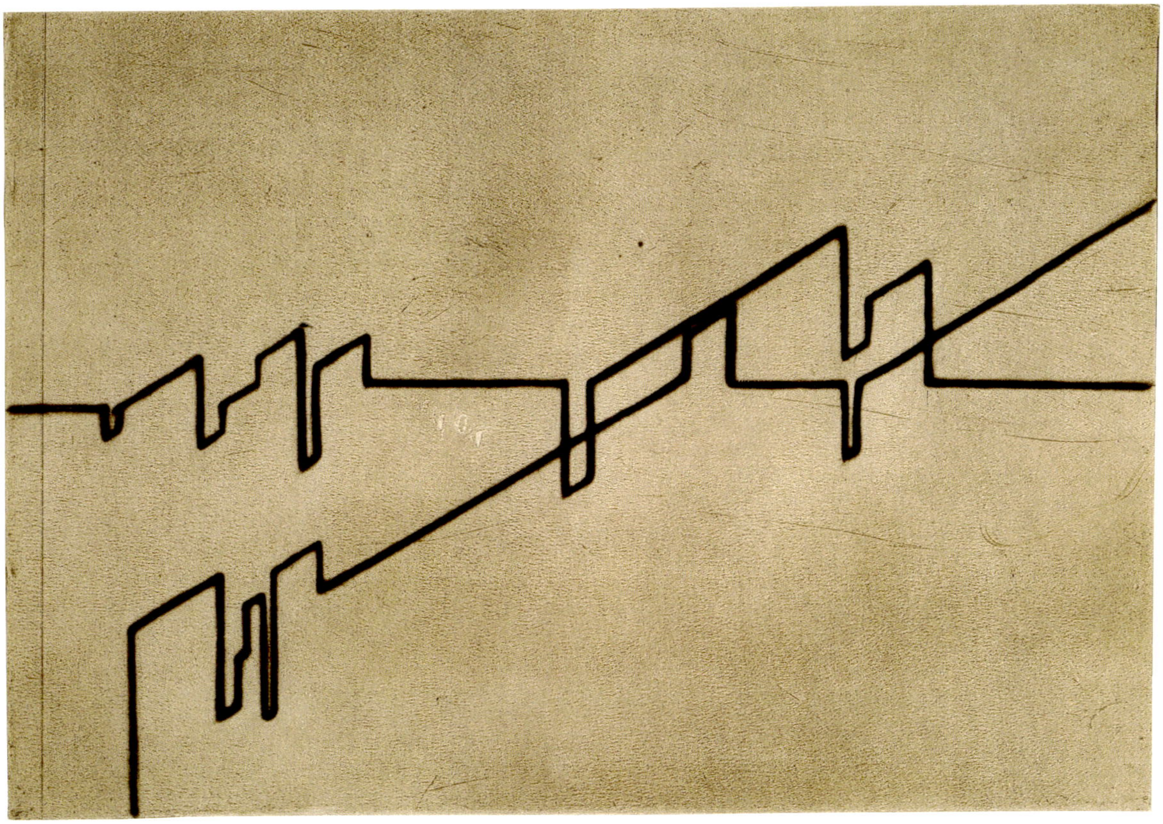

010475

DICK CASSÉE
1931

Venascle
Venascle
1975

Ets 35/60
Etching 35/60
24 x 33 cm

Dick Cassée maakt al zijn hele kunstenaarsbestaan lang grafiek. Na een korte carrière als illustrator vertrekt hij in 1961 naar Parijs, waar de Amerikaanse graficus Stanley Hayter hem de kunst van het etsen leert. Grote vaardigheid ontwikkelt Cassée in het werken met de droge naald. Met een burijn, een ijzeren staaf, kerft hij groeven in een metalen plaat. De rafelige randen die daarbij achterblijven, veroorzaken op het papier vaag begrensde lijnen. Door de platen met bruine inkt in te smeren geeft hij zijn grafiek een warme uitstraling.

Ook *Venascle* is met de droge-naaldtechniek gemaakt. Venascle is een bestaand dorpje in de bergen van de Franse Provence. Want Cassée werkt naar de natuur, al zou je dat als toeschouwer niet direct zeggen. Aanvankelijk vormt het landschap van de Provence zijn voornaamste inspiratiebron; later breidt zijn liefde zich uit tot de Engelse landschappen.

Ter plekke zet hij met enkele penseelstreken aquarellen op. Ze vormen de basis voor de grafische composities die hij vervaardigt in zijn Nederlandse atelier. In Cassées recentere werk groeien aquarel en grafiek steeds meer naar elkaar toe.

Graphic work has been a constant factor throughout Dick Cassée's artistic career. After a brief spell as an illustrator he set off for Paris in 1961; there he studied etching under the American graphic artist, Stanley Hayter. Cassée soon became highly proficient as a dry-point etcher. Using a burin, a steel needle, he would scratch lines onto a metal plate. The ragged edges left by this gouging out process produce blurry lines when printed on paper. Cassée would rub brown ink over his metal plates, thereby giving a warm tone to his work.

The print seen here, Venascle, *is also made using dry-point technique. Venascle is a small village in the mountains of Provence, in France. For Cassée's work is copied from nature – although you probably wouldn't think so when you first saw it. Initially, the Provençal landscape was his main source of inspiration; later on this expanded to include a love of the English countryside.*

He will make a watercolour with a few brushstrokes, right there on the spot. This forms the basis for the graphic compositions which he produces in his Dutch studio. In Cassée's recent pieces the watercolours and the graphic work appear to be growing towards one another more and more.

010475

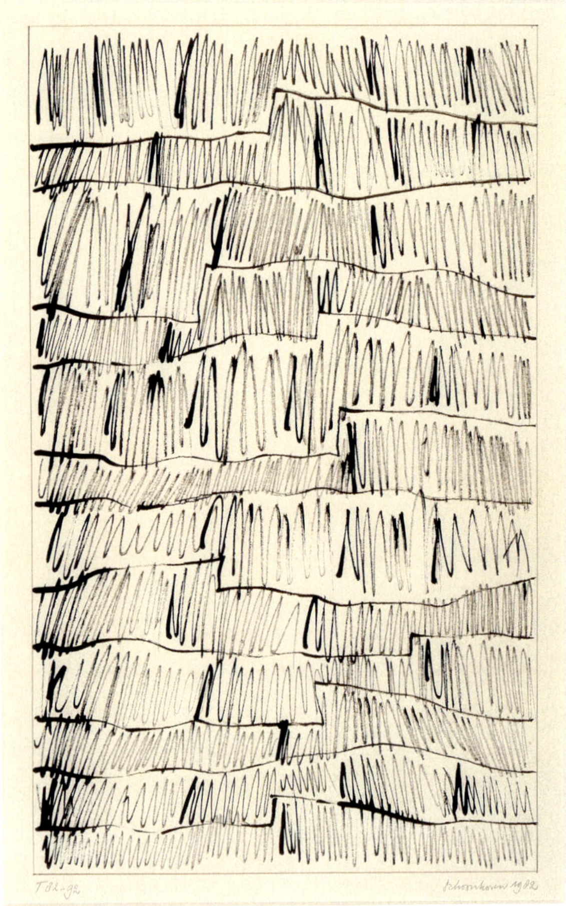

010612

JAN SCHOONHOVEN
1914–1994

Bergen
Mountains
1982

Litho T82/92
Lithograph T82/92
42 x 27 cm

In het werk van Jan Schoonhoven is nooit veel te zien geweest, althans niets van figuratieve of narratieve ('verhalende') aard. Vanaf de jaren zestig maakte de kunstenaar naam met zijn kartonnen reliëfs: strenge onderverdelingen van het beeldvlak in gelijke witte vakjes, die door hun driedimensionaliteit een subtiel spel van licht en schaduw opleveren (zie pag. 181). Zijn werk omarmde het modernistische raster en sloot aan bij dat van de internationaal toonaangevende minimalisten. Dat wil zeggen: kunstenaars die een verwijdering van het 'persoonlijke handschrift' nastreefden, en zowel repetitie als geometrische gelijkvormigheid in hun esthetisch repertoire opnamen. Schoonhovens vroege werken zijn objectief, streng en onpersoonlijk te noemen, maar vanaf de jaren zeventig laten ze een grotere vrijheid zien. De strakke lijnen worden schetsmatiger en de uniformiteit van de compositionele elementen verdwijnt.

Evenals de reliëfs zijn Schoonhovens tekeningen steevast een oefening in herhaling en serialiteit, terwijl de lichtwerking tussen de zwarte en witte beeldelementen er eenzelfde cruciale rol in speelt. De persoonlijker stijl en het verdwijnen van de strakke geometrie maken zijn latere werk emotioneler, minder rationeel.

Bergen is een voorbeeld van Schoonhovens steeds schetsmatiger benadering. Deze lithografie toont ook zijn ontwikkeling in de richting van een op de natuur gebaseerde beeldtaal. Zonder hun abstractie te verliezen, krijgen zijn zwarte arceringen landschappelijke aspiraties.

There has never been a great deal to see in Jan Schoonhoven's work, at least nothing identifiably figurative or narrative. Since the 1960s the artist has made a name for himself mainly through his card reliefs – featuring rigorous subdivisions of the surface into equal-sized white squares, which due to their three-dimensional quality display a subtle play of light and shadow (see page 181). His work embraces the modernist raster and is associated with the international trend-setting Minimalists. That is to say: artists who aimed at the elimination of the 'personal touch', and introduced geometric uniformity of shape into their aesthetic repertoire.

Schoonhoven's earlier works can be termed objective, severe and impersonal, but from the 1970s onwards they are much less inhibited. The taut lines become more sketchy and the uniformity of the compositional elements disappears.

Like his reliefs, Schoonhoven's drawings are invariably an exercise in repetition and seriality, whilst the play of light between the black and white pictorial elements still enjoys the same crucial role. This more personal style, and the disappearance of the austere geometry makes his later work more emotional, less rational.

Mountains *is an example of Schoonhoven's increasingly schematic approach. This lithograph also shows his development in the direction of a visual language based on nature. Without losing its abstraction, his black hatching acquires rural hints and aspirations.*

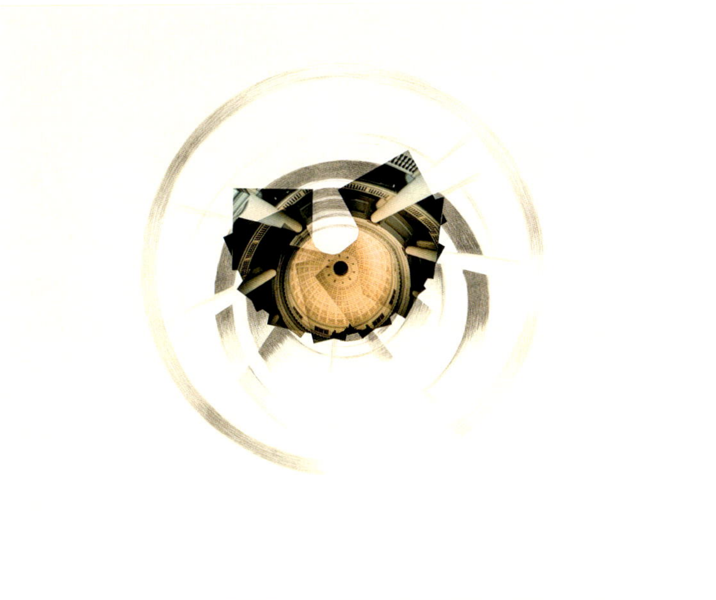

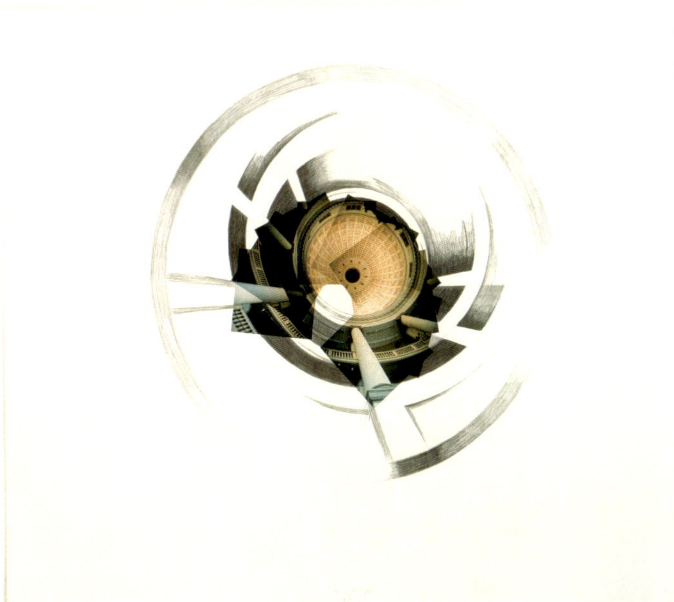

900167/68

JAN DIBBETS
1941

Ronde Lutherse kerk
Round Lutheran Church
1985

Litho, collage met foto's A/B 23/28
Lithograph, collage with photographs
A/B 23/28
105 x 120 cm (2x)

Als conceptueel kunstenaar staat Jan Dibbets internationaal in hoog aanzien. Dibbets' buitenlandse bekendheid dateert van eind jaren zestig, als zijn fotografische 'perspectiefcorrecties' de aandacht trekken in Frankrijk en de Verenigde Staten. Anderhalf decennium later richt hij de lens overwegend op plafonds en vloeren. De foto's plakt hij in een halve cirkel naast en over elkaar, op zo'n manier dat ze – zoals bij deze *Ronde Lutherse kerk* in Amsterdam – een panorama vormen.

Dibbets speelt met de perceptie van de werkelijkheid: hij construeert een fotografische schijnwereld. Zulke experimenten met de illusie van ruimte in een plat vlak geven hem een ereplaats in de lange traditie van Nederlandse perspectiefkunst.

De kiem voor zijn bijdrage aan die traditie legt hij in 1969 met een op zijn ateliervloer getekend trapezium. Door de hoek van waaruit hij dat fotografeert, verschijnt het voor het oog van de toeschouwer als een min of meer zwevend vierkant. Correcties op het perspectief vormen ook in later jaren zijn voornaamste thema. Veel aandacht krijgt bij Dibbets daarnaast de weergave van ruimte, licht en kleur. Heel duidelijk wordt dat in de glas-in-loodramen die hij ontwerpt voor de St. Nicolaaskerk in Amsterdam en de Saint Louis-kathedraal in het Franse Blois.

As a conceptual artist Jan Dibbets enjoys great international prestige. His fame abroad dates back to the late 1960s, when his photographic 'perspective corrections' caught the public eye in France and the United States. Fifteen years later he was mainly aiming his lens at ceilings and floors. The photographs were then glued next to and overlapping each other in a semi-circular shape, in such a way that they form a panorama – as they do for this Round Lutheran Church *in Amsterdam. Dibbets plays with the perception of reality: he constructs a photographic make-believe world. Such experiments, giving an illusion of space on a flat surface, have been rewarded with a place in the long tradition of Dutch perspective art.*

His contribution to the tradition stems from the trapezium he drew on his studio floor in 1969. He photographed it at such an angle that to the naked eye of the spectator it almost appears to be a floating square. Corrections to perspective form his principal theme in later years too. Dibbets also concentrates on the representation of space, light and colour. This becomes patently clear in the stained-glass windows he designed for the St Nicholas Church in Amsterdam and the Saint Louis Cathedral in the French town of Blois.

900167/68

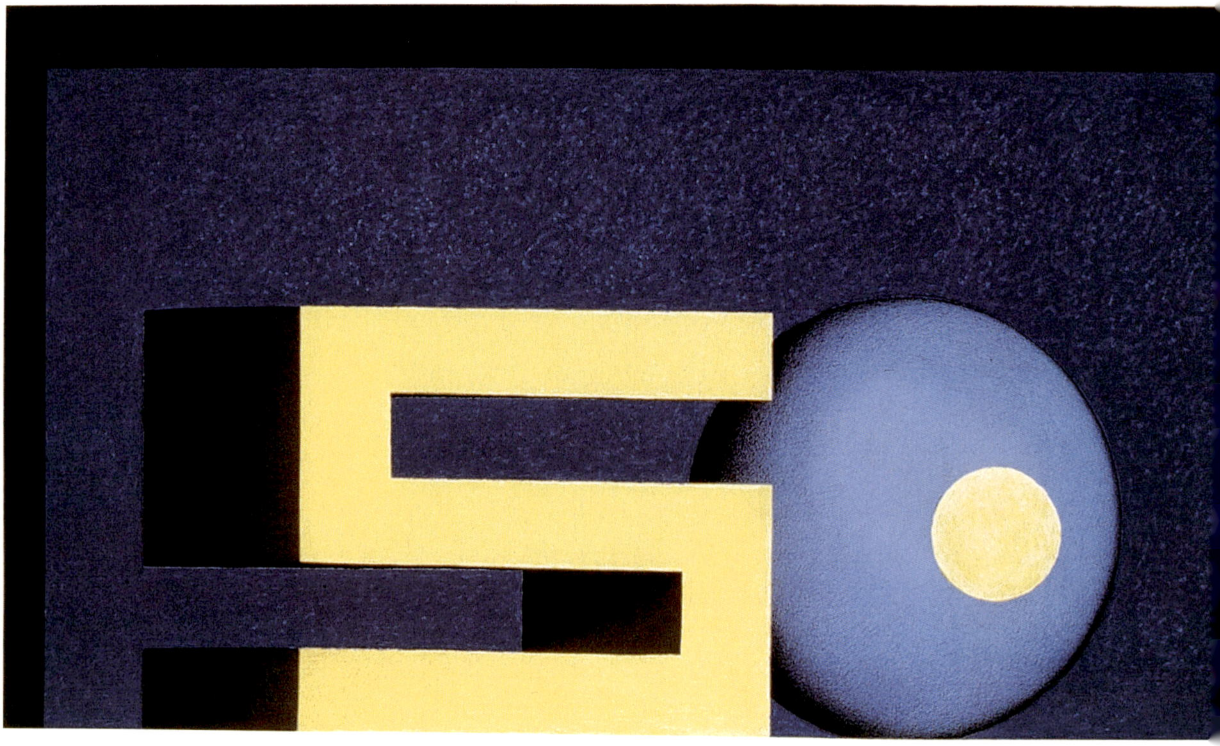

110446

MARC RUYGROK
1953

So on
So on
1991

Zeefdruk 11/45
Silkscreen print 11/45
76 x 129 cm (2x)

Marc Ruygrok maakt driedimensionale teksten die kunnen staan en waarop je soms kunt zitten. Lettercombinaties in allerlei uitvoeringen vormen al twintig jaar zijn handelsmerk. In de jaren tachtig zijn het steeds vaker gebeeldhouwde letters waarop hij zijn aandacht richt. Naarmate die letters manifester worden, winnen zijn sculpturen aan speelsheid.

Afgaande op het perfect geometrische aspect denk je bij Ruygroks werk allereerst aan de beeldtaal van de Minimal Art. Maar door de transparantie herinnert het ook aan het Russisch Constructivisme. Wat hem van zijn voorgangers in die kunststromingen onderscheidt, is zijn liefdevolle toewijding aan het materiaal. In ambachtelijke opzicht bezit hij de perfectie van een siersmid, maar dan een bij wie de relativering nooit ontbreekt. Neem zijn werken in opdracht. Als je erop mag plaatsnemen, als ze gebruikt worden als opstapjes of bankjes zoals de leerlingen van een school in Ede mogen doen, ontsnappen sculpturen aan hun hogere kunstbestemming. Dan worden ze metgezellen in het dagelijks leven.

So on is een uit twee delen bestaande zeefdruk. Met een uiterst korte tekst ditmaal, die naar eigen believen gelezen kan worden als *soon, so on* of desnoods *on so.*

Marc Ruygrok makes three-dimensional texts which when placed in an upright position can sometimes be used as seats. Combinations of letters in all sorts of designs have been his trademark for the past twenty years. In the 1980s he began to concentrate more on sculpted letters and, the more conspicuous the letters the more playful the sculpture.

The perfect geometric dimensions displayed in Ruygrok's work initially call to mind the visual language of Minimal art, but their transparency is also reminiscent of Russian Constructivism. What distinguishes Ruygrok from his predecessors in these artistic streams is his loving devotion to the material he uses. In terms of craftsmanship he possesses the perfection of a blacksmith, but at the same time the pieces he has been commissioned to make bear witness to the fact that he never fails to put his sculptures into perspective. For if you are allowed to sit on them, or if they are used as steps or benches as the children in a school in Ede are allowed to do, then pieces of sculpture escape the elevated confines of art, becoming life's daily companions.

So on *is a silkscreen print consisting of two parts. In this case with an extremely short text, which can be read according to your own interpretation as* soon, so on *or at a pinch* on so.

110446

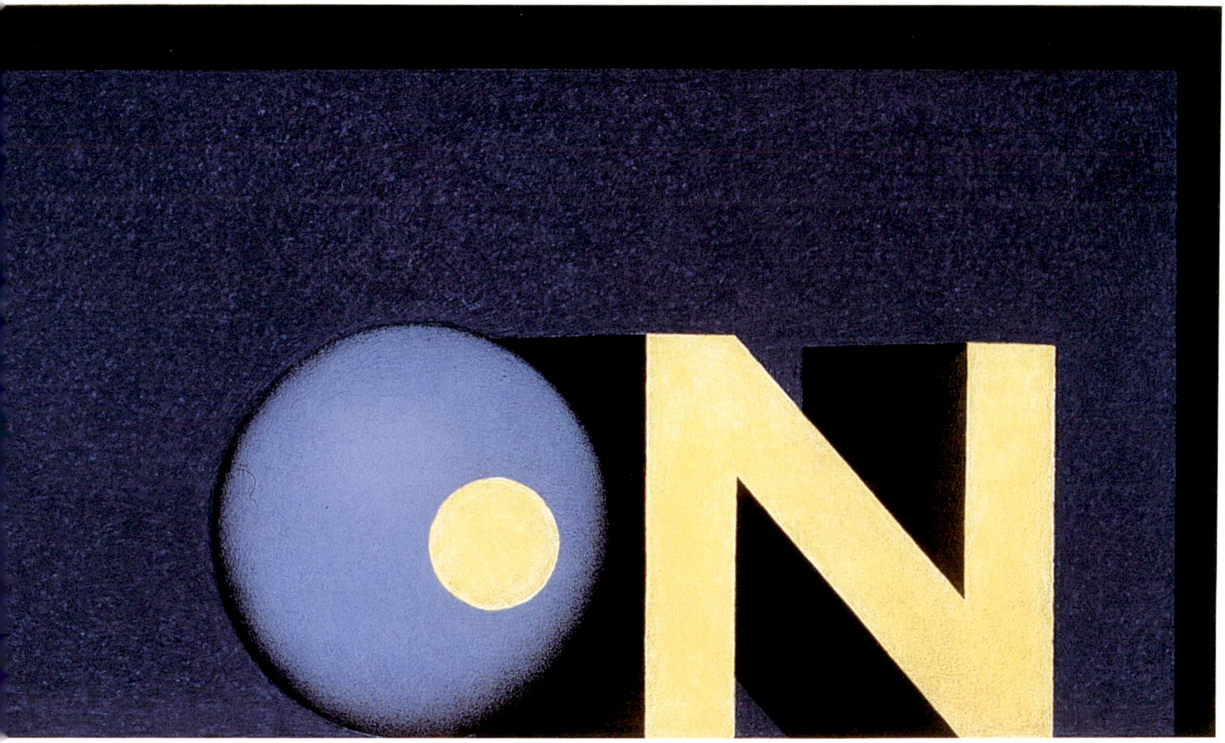

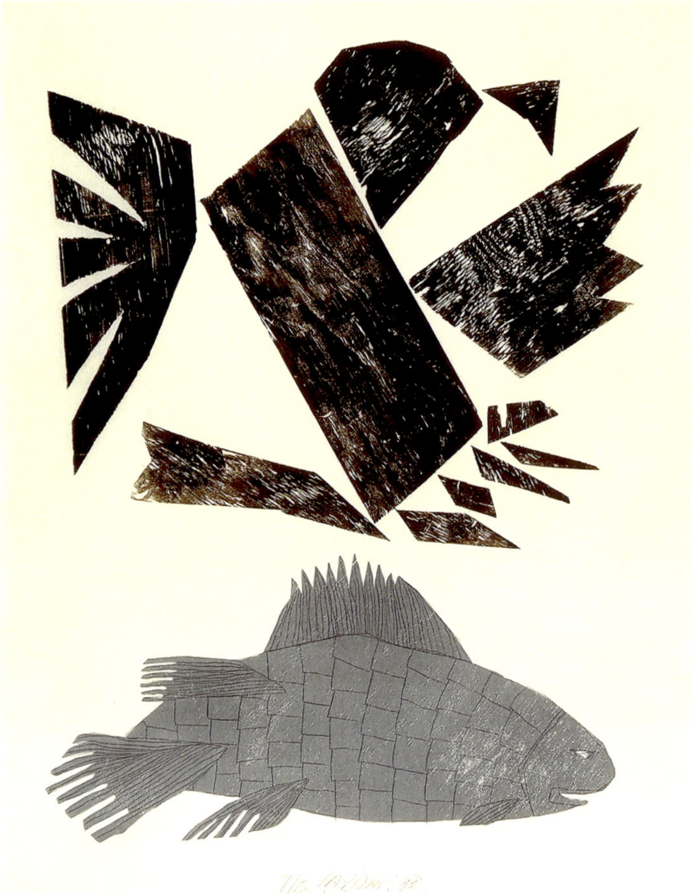

110457

CAREL VISSER
1928

Arend + Vis
Eagle + Fish
1998

Houtdruk 7/15
Woodcut 7/15
121 x 98 cm

Carel Visser is zowel beeldhouwer als graficus. In de aanloop van zijn carrière, begin jaren vijftig, wordt hij geraakt door het werk van de van oorsprong Roemeense beeldhouwer Constantin Brancusi (1876-1957). Vooral de manier waarop Brancusi de zichtbare werkelijkheid weet terug te brengen tot 'oervormen' spreekt de jonge Visser aan. Veel indruk maken in dezelfde periode ook de kunstenaars van De Stijl, wier werk hij leert kennen door zijn ontmoeting met schilder/beeldhouwer Joost Baljeu. De invloed van De Stijl vertaalt zich bij Visser in een reeks voornamelijk ijzeren abstract-geometrische constructies (zie pag. 188).

Voor zijn latere werk zal hij putten uit een her en der bijeengevlooide verzameling van de meest uiteenlopende materialen en objecten. Autobanden en autoruiten bijvoorbeeld, maar ook struisvogeleieren. Abstracte concepten vormen nooit zijn uitgangspunt – het is de concrete werkelijkheid die zijn kunst fundeert.

Naast grote, zware beelden, constructies en 'stapelingen' blijft hij gedurende zijn hele carrière tekeningen en grafiek maken. Zijn grafische oeuvre omvat vooral houtsneden, zoals deze *Arend + Vis*. De duidelijkheid van beeld en vorm die zijn sculpturen laten zien, kenmerkt ook Vissers grafisch werk.

Carel Visser is both a sculptor and graphic artist. At the start of his career, in the early 1950s, he was very taken by the work of the Romanian-born sculptor Constantin Brancusi (1876-1957). The way in which Brancusi is capable of reducing visible reality to 'archetypes' particularly appealed to the young Visser. During the same period he was much impressed by the artists from De Stijl, *whose work he became familiar with through meeting the painter/sculptor Joost Baljeu. The influence of De Stijl is interpreted in Visser's work in a series of mainly iron, Abstract Geometric constructions. (see page 188).*

For his later work he would draw from a collection of very varied materials and objects picked up all over the place. Items like car tyres and car windscreens, but also objects like ostrich eggs. Abstract concepts are never at the core of his work – it is concrete reality on which his art is founded.

In addition to large, heavy sculptures, constructions and 'stacks' he continued to make drawings and graphic work throughout his entire career. His graphic oeuvre consists mainly of woodcuts, like this Eagle + Fish. *The clarity of image and shape shown in his sculptures is also typical of Visser's graphic work.*

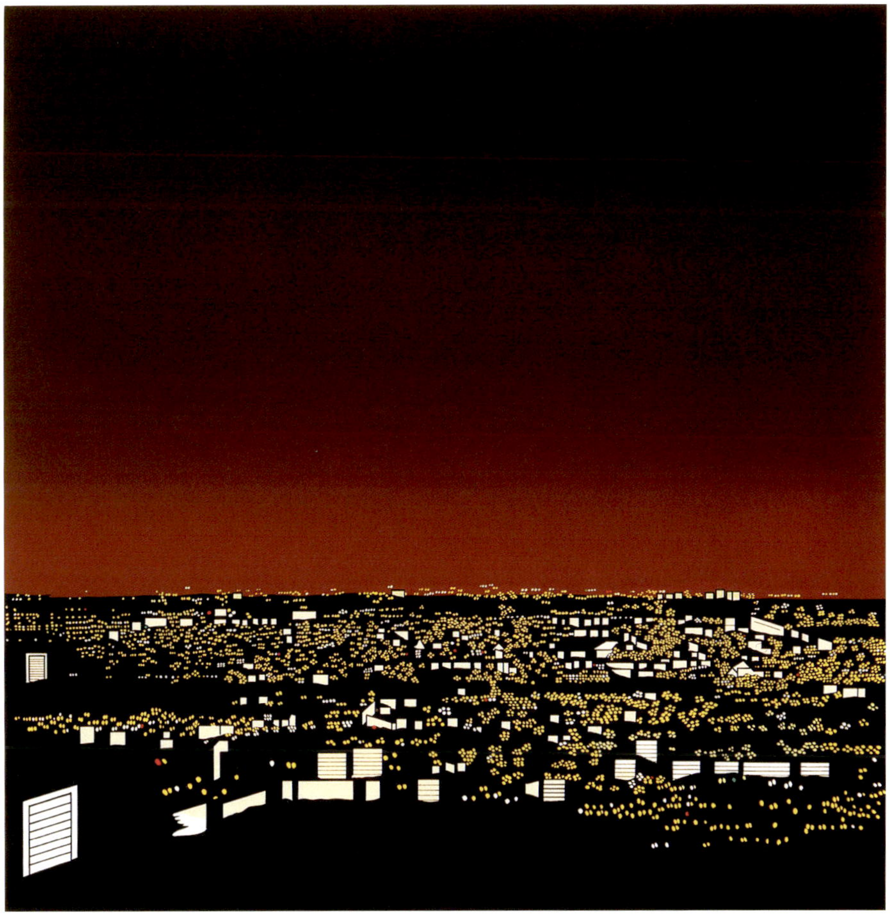

110485

HANS BROEK
1965

Midcity
Midcity
1999

Zeefdruk 11/16
Silkscreen print 11/16
120 x 120 cm

Het landschap in en rond Los Angeles heeft gedurende de twintigste eeuw gediend tot nietaflatende inspiratie voor de meest uiteenlopende uitingen van massacultuur, in het bijzonder films en tv-series. Zo sterk dat het deel geworden is van ons collectieve visuele geheugen: iedereen kent het uitgestrekte uitzicht vanuit de heuvels over de stad, met haar kilometerslange netwerk van boulevards, witte stucco laagbouw en palmbomen.

De schilderijen van Hans Broek hebben sinds zijn verhuizing naar Los Angeles halverwege de jaren negentig onveranderlijk dit stadslandschap tot onderwerp. Incidenteel gebruikmakend van kunsthistorische referenties – Hokusai of de Nederlandse barokschilder Hercules Seghers – schildert Broek in uiteenlopende mate van abstractie *cityscapes* die onmiskenbaar van deze tijd zijn. De stad wordt steevast gerepresenteerd zónder haar inwoners. Er zijn geen andere sporen van menselijk ingrijpen dan de huizen, die door Broek soms van dichtbij worden geschilderd, maar vaker als onderdeel van een panorama.

Zijn schilderijen vormen een vloeiende synthese tussen architectuur en natuur: de kunstenaar toont het stadslandschap dikwijls als één entiteit, waarbij een centraal perspectief ontbreekt en de blik vrij is om over het beeldvlak te zwerven. Ook in *Midcity* is dat het geval. Een lage horizon, met donkerrode avondlucht, en de duizenden lichtjes van de metropool uitzwermend zover het oog reikt.

In the twentieth century the landscape in and around Los Angeles has served as a constant source of inspiration for the most varied expressions of mass culture, particularly for films and television series. So much so, that it has become a part of our collective visual memory: everyone knows the wide panorama of the city seen from the hills, with its miles-long network of boulevards, white plastered low-rise buildings and palm trees.

Since moving to Los Angeles in the mid-1990s, Hans Broek's paintings have constantly featured this cityscape. Using incidental art-historical references – Hokusai or the Dutch baroque painter Hercules Seghers – Broek paints cityscapes in various degrees of abstraction which are unmistakably contemporary. The city is invariably presented without its inhabitants, and there are no other traces of human interference other than the houses, which Broek sometimes renders in close-up but more often as part of a panorama.

His paintings are a fluent synthesis between architecture and nature: the artist often shows the cityscape as an entity lacking a central focus, leaving the eye to roam over the surface of the canvas. This is also the case in Midcity. *A low horizon with a dark red evening skyline, and thousands of lights illuminating the metropolis, fanning out as far as the eye can see.*

110485

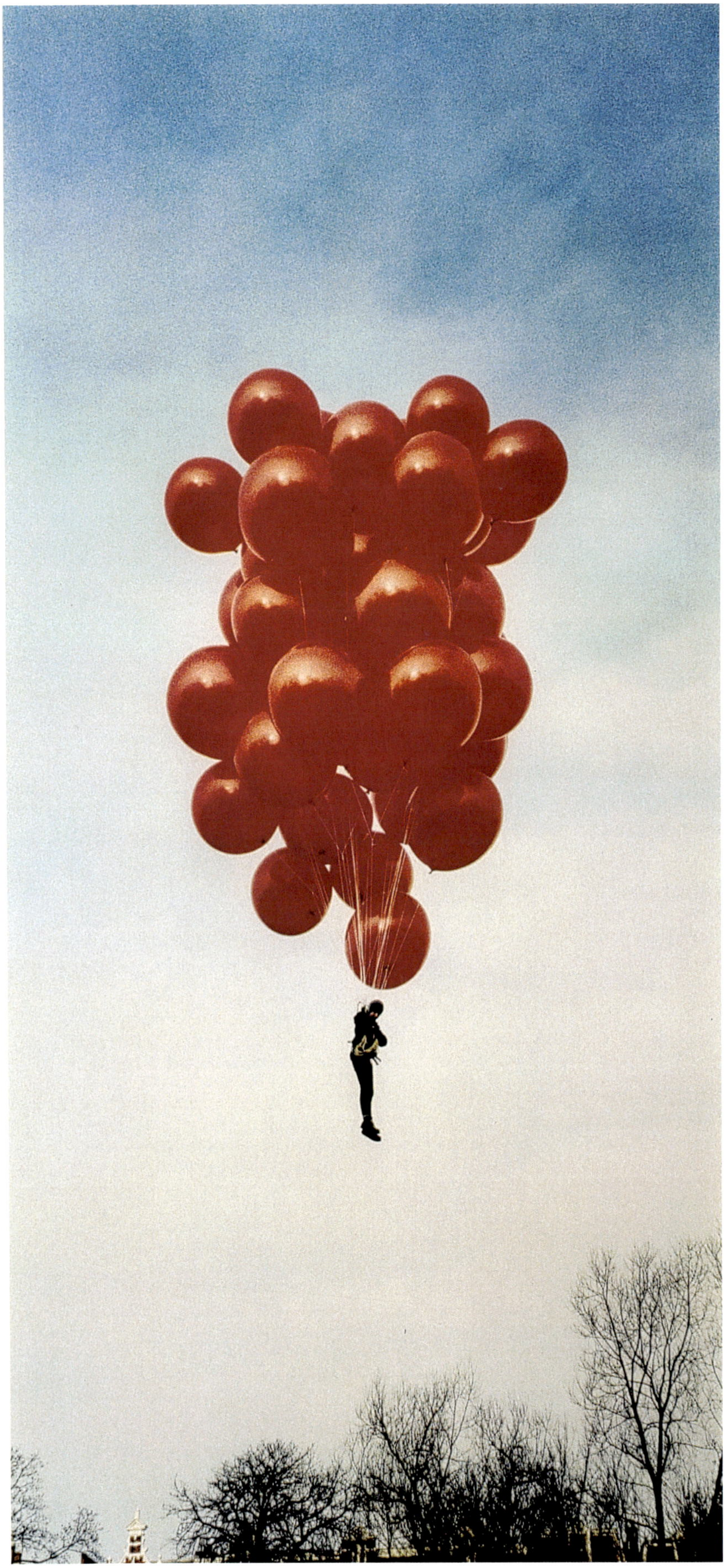

110552

FIONA TAN
1966

Lift
2000

Zeefdruk 5/100
Silkscreen print 5/100
107 x 64 cm

De artistieke wereld van Fiona Tan wordt gedomineerd door het bewegende beeld in uiteenlopende verschijningsvormen. Vanaf halverwege de jaren negentig vergaarde Tan internationale bekendheid met haar film- en video-installaties, waarin een centrale plaats is weggelegd voor haar zoektocht naar afkomst en culturele identiteit en het verlangen naar wat verloren is. Haar werk wordt gekenmerkt door een rustige montage, een poëtische traagheid en esthetische beelden waarin de tijd lijkt stil te staan.

Lift is een 'still' uit de gelijknamige film die de kunstenaar in 2000 opnam in het Amsterdamse Sarphatipark, waar zij hangend aan vijftig met helium gevulde ballonnen een zweeftocht maakte. Het werk appelleert sterk aan de universele, kinderlijke wens om te kunnen vliegen.

Zoals alle werken van Tan refereert *Lift* aan het verleden, in dit geval de jaren rond 1900. In die periode waren ballonvluchten de meest gangbare wijze van transport door de lucht en werden ook de eerste films gemaakt. Dat de kunstenaar het werk vervaardigde in het jaar van de millenniumwisseling kan nauwelijks toeval zijn. Nieuwe uitvindingen luiden een nieuw tijdperk in, en zo is *Lift* naast een vrolijk makende wensvervulling ook een eigentijdse hommage aan de romantiek van het uitvinden.

Fiona Tan's artistic world is dominated by the moving picture in all its various guises. From the mid-1990s onwards Tan has earned international fame with her film and video installations, highlighting her search for her origins and cultural identity and her longing for what is lost. Her work is characterized by tranquil montage, poetic lethargy and aesthetic images, in which time seems to stand still.

Lift *is a 'still' from the film of the same name which the artist shot in 2000 in the Amsterdam Sarphati Park, where she glided around hanging from fifty balloons filled with helium gas. The work appeals strongly to the universal, childish wish to be able to fly.*

Like all Tan's work, Lift *refers to the past, in this case the years around 1900. In those days balloon flights were the most common means of transport through the air and it was then that the first films were produced. The fact that the artist made the work in 2000, the year of the millennium celebrations, must be more than just a coincidence. New inventions ring in a new age, and therefore* Lift *as well as being the joyful fulfilment of a wish is also a contemporary homage to the romance of invention.*

110552

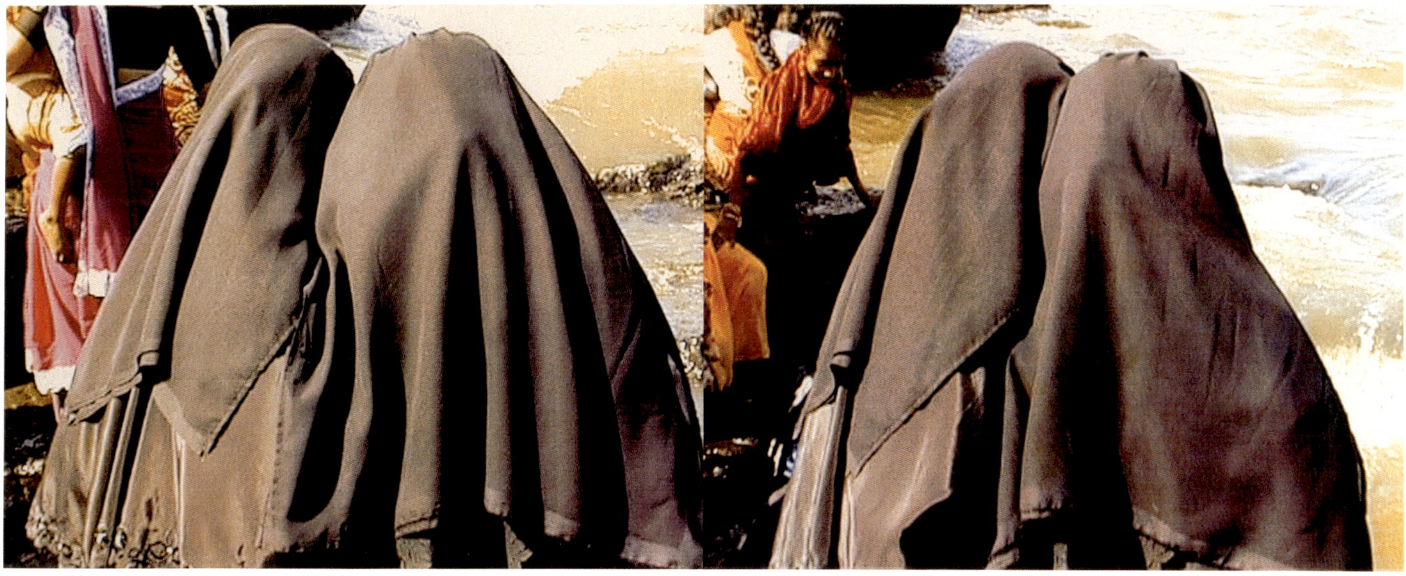

110614

TIONG ANG
1961

Two women
Two women
2002

Zeefdruk 3/40
Silkscreen print 3/40
64 x 119 cm

Grijze draperieën vullen nagenoeg het hele beeld. Ze meten breed uit wat het scherpe zonlicht aan kleurnuances uit het grijs weet op te rakelen. Als dit een schilderij was, had het zijn bestaansrecht al bewezen. Maar in deze twee vrijwel identieke videostills is meer aan de hand.

Door de twee vrouwen op de rug te filmen, benadrukt Tiong Ang hun non-descripte voorkomen. Tegelijk zien we dat de stand van de hoofden op de beide afbeeldingen verschilt: blijkbaar zijn de twee met elkaar in gesprek. Bij de toeschouwer wekt die minieme formele verschuiving een begin van medeleven. Ervaren de gesluierde vrouwen evenveel levensvreugde als de vrouwen verderop, die hun schoonheid zo gracieus en superieur uitdragen?

Tiong Ang (Soerabaja, 1961) werkt met verschillende media. Na zijn opleiding aan de Gerrit Rietveld Academie concentreerde hij zich op monochrome schilderijen met een summiere voorstelling. Al in zijn vroegste werk speelde Ang met de cultuurbepaaldheid van het waarnemen. Na de schilderkunst te hebben afgezworen, ging hij samenwerken met andere kunstenaars. De zeefdruk *Two women* illustreert die ommezwaai: hij is uitgegeven door het Amsterdamse kunstenaarsinitiatief Interbellum.

Grey draperies fill almost the entire picture plane. Much is made of the colour nuances that the piercing sunlight extracts from the grey. Were this a painting, its right to exist would already have been justified. However, there is more going on in these virtually identical video stills.

By filming the two women from behind, Tiong Ang emphasizes their nondescript appearance. However, the slant of the heads differs in both images; apparently the two women are engaged in conversation. This minimal formal shift arouses something verging on sympathy on the part of the viewer. Do these veiled women enjoy life as much as their sisters in the distance, who carry their beauty with such grace and superiority?

Tiong Ang, born in Surabaya, studied at the Gerrit Rietveld Academy in Amsterdam. He works in various media; following his training he concentrated on monochrome paintings with summary images. Even in his earliest work Ang played with the cultural determination of observation. He eventually renounced painting and began collaborating with other artists. The silkscreen Two women *illustrates this turning point: it was published by the Amsterdam artists' initiative Interbellum.*

110614

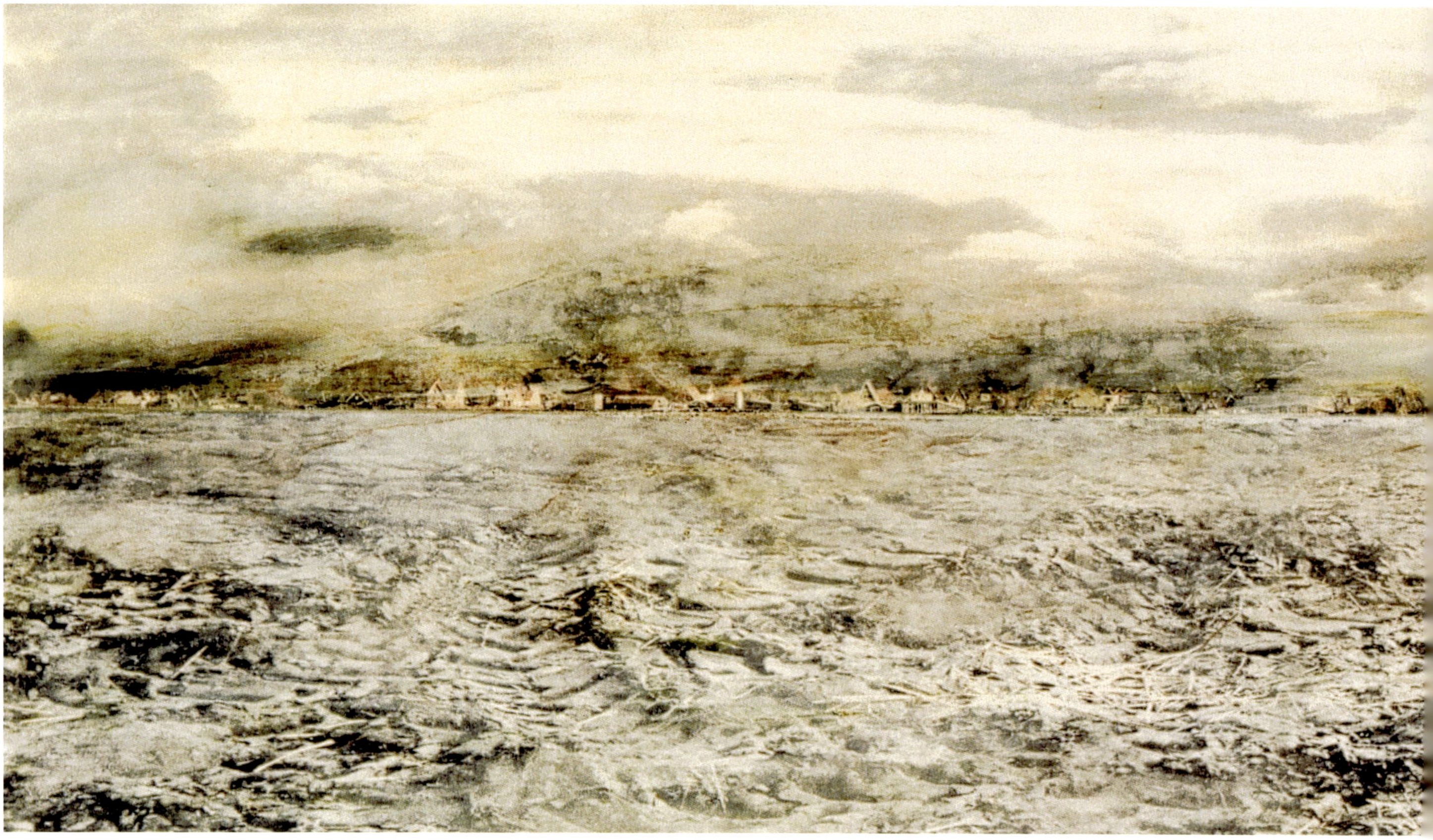

110607

GER VAN ELK
1941

Gezicht op Haarlem
View of Haarlem
2001

Digitale druk op film 2/10
Digital print on film 2/10
27 x 98 cm

Als een der eerste Nederlandse kunstenaars bediende Ger van Elk zich eind jaren zestig van het medium fotografie. Niet om simpelweg de werkelijkheid weer te geven, daarvoor stroomt er te veel conceptueel bloed door zijn aderen. Over het eerste niveau van de visuele verleiding schuift bij Van Elk gewoonlijk een tweede, dat een relativerend spel behelst met artistieke codes. Van die relativering gaf hij al blijk in de tijd dat hij kunstgeschiedenis studeerde. Sindsdien bereikt de fascinatie voor bijvoorbeeld de Gouden Eeuw zijn werk onveranderlijk in de vorm van ironie of een absurdistische kunstgreep.

Gezicht op Haarlem is een typisch voorbeeld van Van Elks onnavolgbare bekoringskracht. Binnen de contouren van de vanzelfsprekendheid viert de recalcitrantie hoogtij. De toeschouwer die zijn zintuigen eenmaal op de fijne tonen heeft afgestemd, ontwaart een klotsende massa verftoetsen en raakt in tweestrijd. Zien we hier een effect van agrarische aardebewerking of is de polder weer volgelopen?

De combinatie van onverzoenlijkheden vertaalt zich in Van Elks handen naar onvervalste schoonheid.

Ger van Elk was one of the first Dutch artists to use photography at the end of the 1960s. And not just simply to capture reality: too much conceptual blood courses through his veins for that. The initial level of visual seduction in Van Elk's work is usually joined by a second one, which includes a game with artistic codes that puts things into perspective. This relativism stems from the years when he studied Art History. Ever since then, his fascination for the Dutch Golden Age, for example, is invariably embedded in his work in the form of irony or an absurdist twist.

This View of Haarlem *is a typical example of Van Elk's inimitable appeal. Within the confines of what is considered obvious, recalcitrance reigns supreme. The title refers to old paintings of pastures and bleaching fields. However, once the viewer has fine-tuned his senses, he discovers a sloshing mass of brushstrokes and is torn in two directions. Is he witnessing the effect of land cultivation, or has the polder flooded?*

In Van Elk's hands the combination of irreconcilable elements is transformed into sheer beauty.

110607

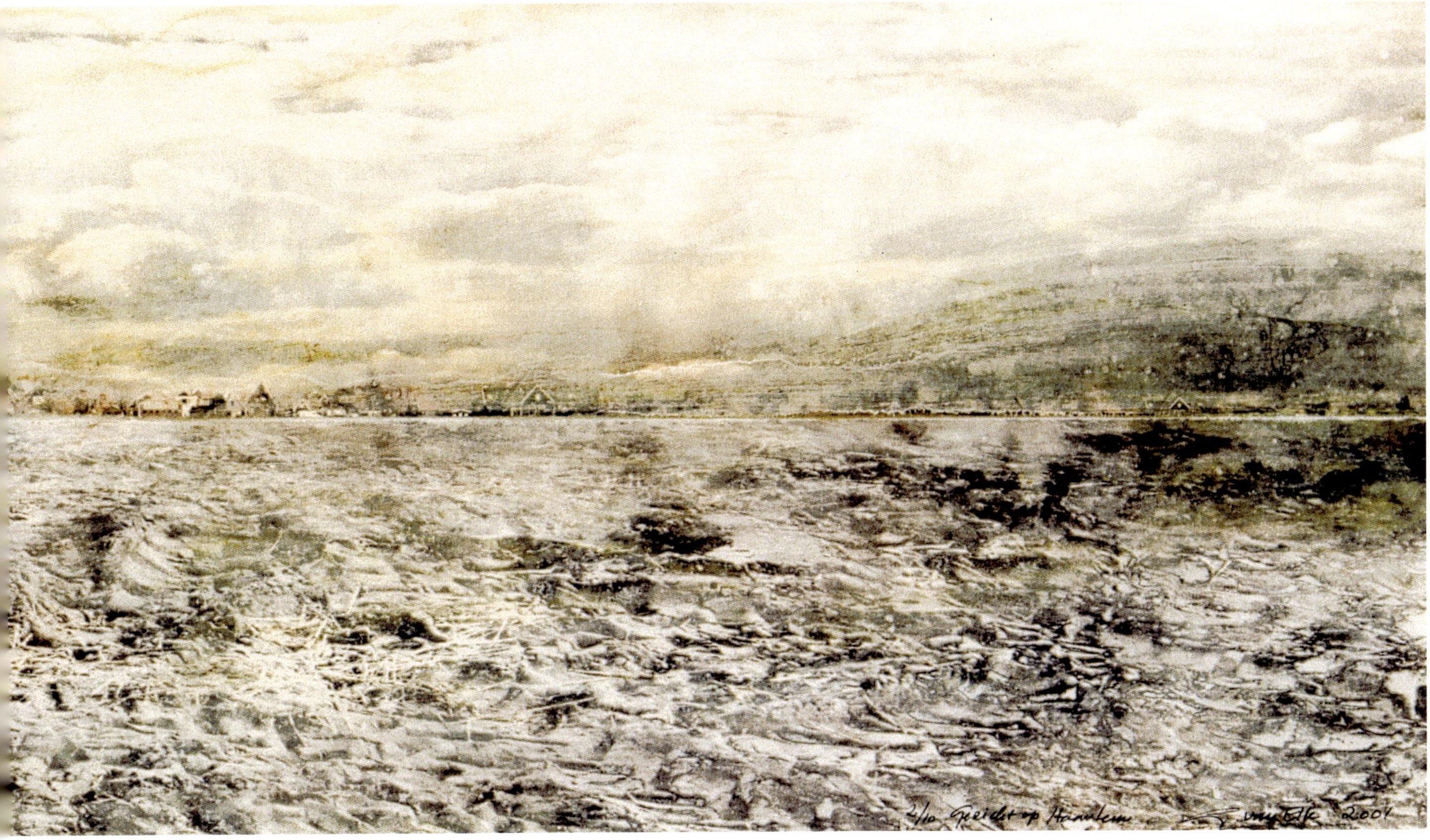
2/10 Gezicht op Haarlem
2001

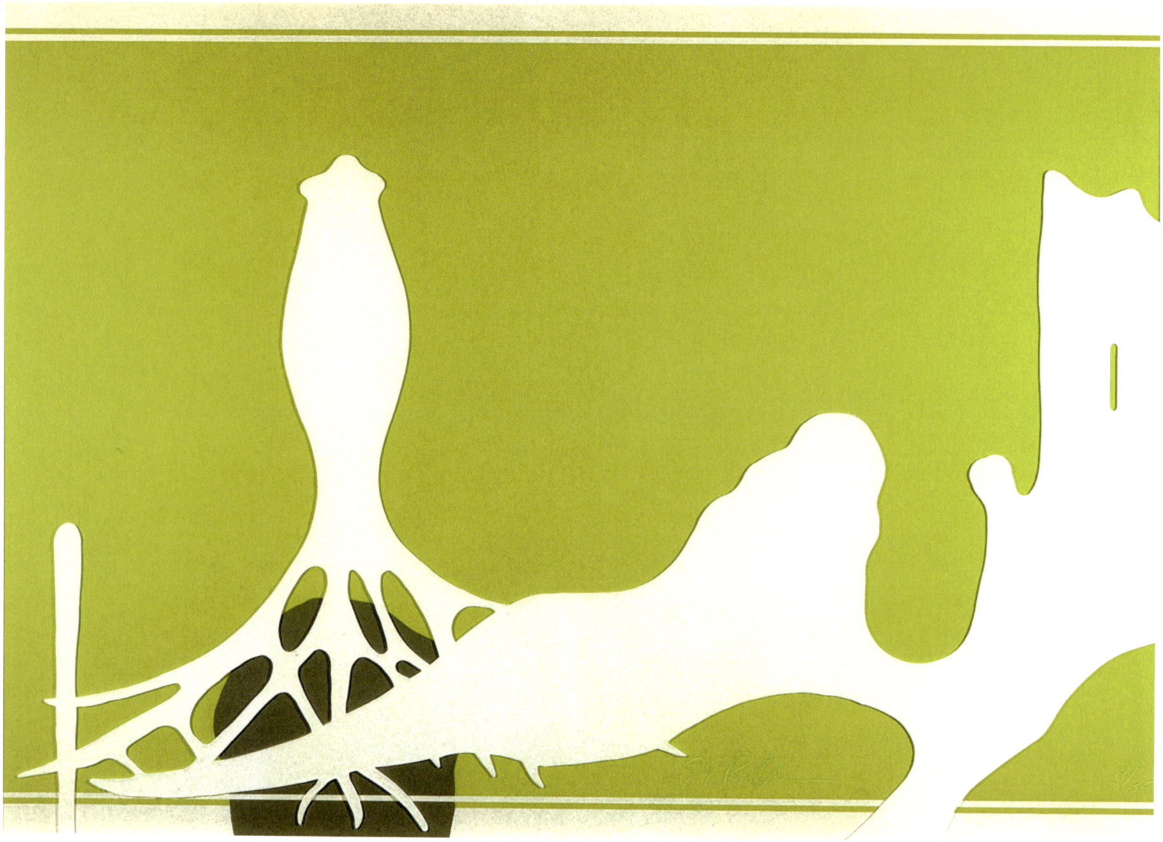

110671/72

GERARD POLHUIS
1952

De Burcht
The Castle
2002

Zeefdruk en karton 8/35
Silkscreen print and card 8/35
70 x 100 cm (2x)

In *De Burcht* komt Polhuis' belangstelling voor het grensgebied tussen twee- en driedimensionaliteit subtiel tot uitdrukking. De zeefdruk laat een sterk vereenvoudigd fantasielandschap zien, waarin een sprookjespaar op weg is naar een kasteel dat nog lang niet bereikt lijkt. Zoals in alle sprookjes is het pad lang en smal, terwijl de zorgeloze romantiek gepaard gaat met een zekere mate van dreiging.

In dit onmiskenbaar hedendaagse werk maakte Polhuis gebruik van diverse kunsthistorische referenties. Het paartje is gebaseerd op figuurtjes van Meissen-porselein en de gifgroene kleur ontleende de kunstenaar aan Robert Adam, de achttiende-eeuwse Engelse architect wiens stucco-reliëfs voor hem een dankbare inspiratiebron zijn.

De reliëfwerking binnen de zeefdruk is dan ook niet gebaseerd op suggestie. Het gedeelte met de figuratie komt werkelijk naar voren: het is uitgestanst in dik, wit karton en vacuüm gezogen tegen de achtergrond. Dit procédé verschaft het werk een uitermate levendig karakter. Bovendien zorgt het voor een dynamische verdeling tussen de verschillende beeldcomponenten. Zo glijdt de blik van de witte paden en rotsen letterlijk de groene diepte in, en wordt de mentale afstand tussen de 'grond' en de 'achtergrond' veel groter dan de werkelijke – die nog geen halve centimeter bedraagt.

In The Castle *Polhuis's interest in the fringe area between two-dimensionality and three-dimensionality is subtly expressed. The silkscreen print shows a greatly simplified fantasy landscape in which a fairytale couple is walking towards a castle that appears to lie far off in the distance. As in every fairytale, the path is long and narrow, while at the same time the lighthearted romanticism is accompanied by a somewhat menacing feel.*

In this distinctly contemporary work Polhuis uses a variety of art-historical references. The couple is based on small Meissen porcelain figures and the bilious green colour derives from the work of Robert Adam, the eighteenth-century English architect whose stucco reliefs he gratefully used as a source of inspiration.

The way the relief works in this silkscreen print is not based on suggestion. The part with the figuration really does come to the forefront; it is punched out in thick, white card and vacuum-sealed to the background. This process gives the work an extremely lively character. Furthermore, it provides a dynamic division between the different components in the picture. Thus the eye literally glides from the white paths and rocks down into the green depths, and the mental distance between the 'ground' and the 'background' becomes much larger that in reality it is – namely less than half a centimetre.

110671/72

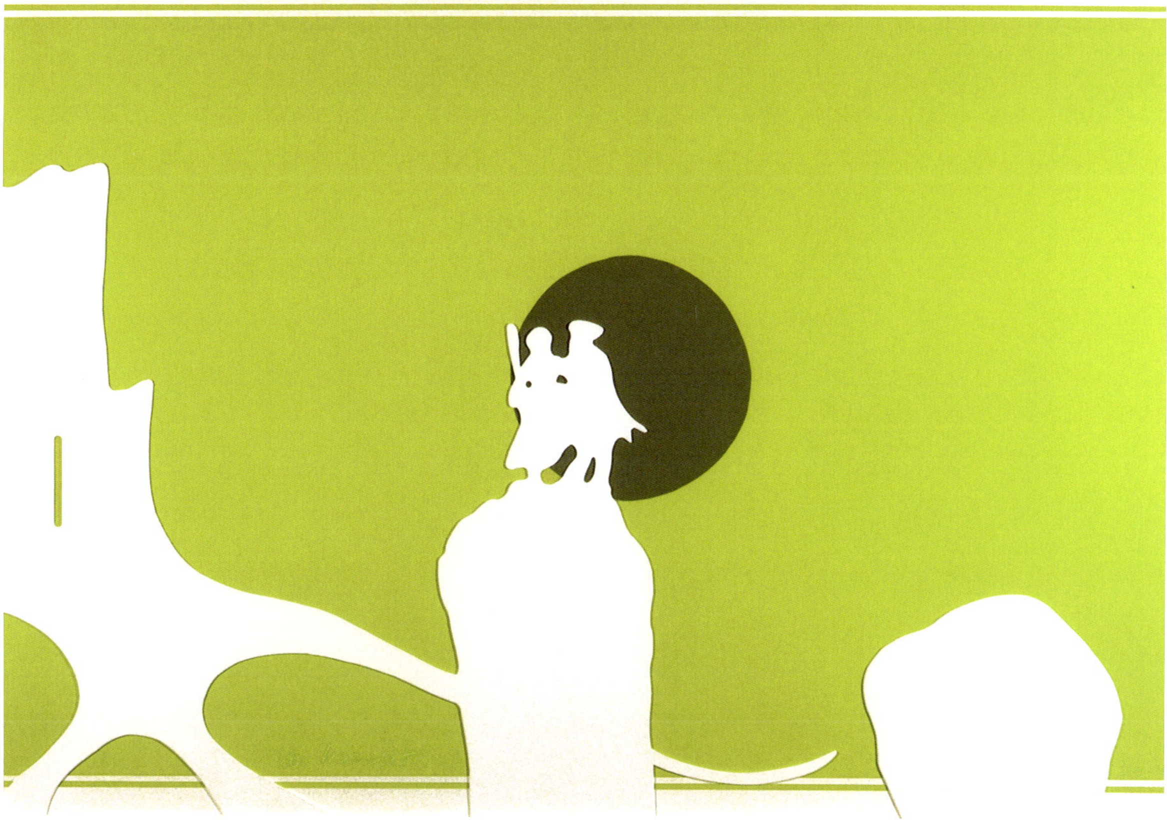

CHAPTER 5
HOOFDSTUK 5

AMC-GRAFIEKUITGAVEN

AMC PUBLICATIONS OF GRAPHIC ART

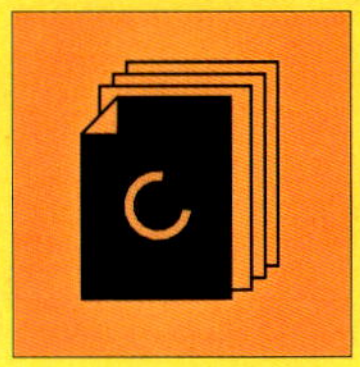

JAN SIERHUIS EN DE *ANATOMISCHE LES* VAN REMBRANDT

Cees Straus
Kunstcriticus bij dagblad *Trouw* en auteur voor kunstbladen

Noem het keepersgeluk, maar feit is dat het AMC nogal eens een gelukkige keuze weet te maken als het gaat om aankopen voor zijn kunstcollectie. Juist omdat wordt verworven vanuit een houding die enige distantie inhoudt ten opzichte van het allernieuwste, komen veel aankopen in aanmerking voor het predikaat 'hoge kwaliteit'. Zo kon in de loop van de tijd een verzameling ontstaan die uitstekend aan de oogmerken van de initiatiefnemers blijkt te voldoen.

Tegelijk biedt de AMC-collectie een mooie doorsnee van het aanbod van de Nederlandse beeldende kunst van na de Tweede Wereldoorlog, op een niveau dat vergelijking op internationaal vlak mogelijk maakt. Doordat er zo zelden aan de eenmaal gestelde kwaliteitsnormen wordt getornd, is een consistente lijn zichtbaar aan de hand waarvan die Nederlandse kunst zich helder laat verklaren. Natuurlijk vallen in dit geheel de spectaculaire onderdelen van de collectie het meest op: de metershoog opgehangen monumentale schilderijen in de centrale hal trekken ieders aandacht. Maar ook daarnaast is er, enigszins verborgen op de verschillende afdelingen, genoeg moois en interessants te aanschouwen wat nadere bestudering verdient.

Drie à vier bedsteden

Behalve voor de schilderkunst, die prominent in de verzameling aanwezig is, geldt dat laatste zeker voor de grafiek. Voor deze vorm van vermeerderingstechniek heeft het AMC vanouds een warme belangstelling aan de dag gelegd (zie pag. 166). Het was ook de grafiek die werd uitverkoren om een bijzonder jubileum in de medische wereld glans te geven. Zo verscheen in 1994 voor de tweede keer in successie een AMC-grafiekserie, ditmaal ter ere van het feit dat het drie en een kwart eeuw geleden was dat in Amsterdam de basis werd gelegd voor de academische geneeskunde.

Het Academisch Medisch Centrum is immers erfgenaam van die traditie, ingezet door de beroemde Amsterdamse anatoom en geneeskundige Gerard Blasius. Deze medisch hoogleraar aan wat destijds werd genoemd het Athenaeum Illustre, kreeg in 1669 in het toenmalige Sint Pietersgasthuys *'drie à vier bedsteden toegewesen, om die te visiteren met syn dicipelen, zonder kosten voor 't Gasthuys'*. Daarmee was in feite het fundament gelegd voor de academische geneeskunde in Amsterdam. De basistaken onderwijs en wetenschappelijk onderzoek, maar ook de patiëntenzorg liggen er alledrie in verankerd.

Schilder Jan Sierhuis kreeg het verzoek een bijdrage te leveren aan een van de vier uit te geven jubileumcassettes, samen met een jonge collega-kunstenaar naar eigen keuze. Die eer gunde hij Suzan Drummen. Voor zijn eigen bijdrage zou hij zich laten inspireren door Rembrandts befaamde *Anatomische les van Dr. Nicolaes Tulp* (1632, Mauritshuis Den Haag). Hoewel de contacten alweer tien jaar achter hem liggen, en deze fase in zijn ontwikkeling hem niet al te gedetailleerd meer voor de geest staat, herinnert de kunstenaar zich de opdracht van toenmalig AMC-kunstcoördinator Marisa Melchers nog goed.

Held van mijn jeugd

'Ik heb altijd veel op gehad met Rembrandt', zegt hij. 'Hij is welbeschouwd de held van mijn jeugd, vooral zijn portretten heb ik altijd enorm bewonderd. Ik heb ook vaak stilgestaan bij dat ontroerende schilderij van het *Joodse Bruidje*. Dus ik vond het alleen maar prettig om weer eens goed naar de *Anatomische Les* te kijken en er een ets over te kunnen maken. En Suzan Drummen was een studente van me op de Rijksakademie. Ik vond haar werk een hoog esthetisch gehalte hebben, daarom wilde ik haar graag in die cassette meenemen.'

Hoewel van huis pur sang schilder, had Sierhuis ten tijde van het verzoek van de AMC op grafisch gebied al een brede ervaring opgedaan. De kunstenaar is al sinds onheuglijke tijden in bezit van een pers, maar koos er al in de jaren zeventig voor met zijn werk aan te kloppen bij de diverse goede drukkers die Amsterdam rijk is. Zo kwam hij in contact met Piet Clement, bij wie hij talloze keren heeft gewerkt.

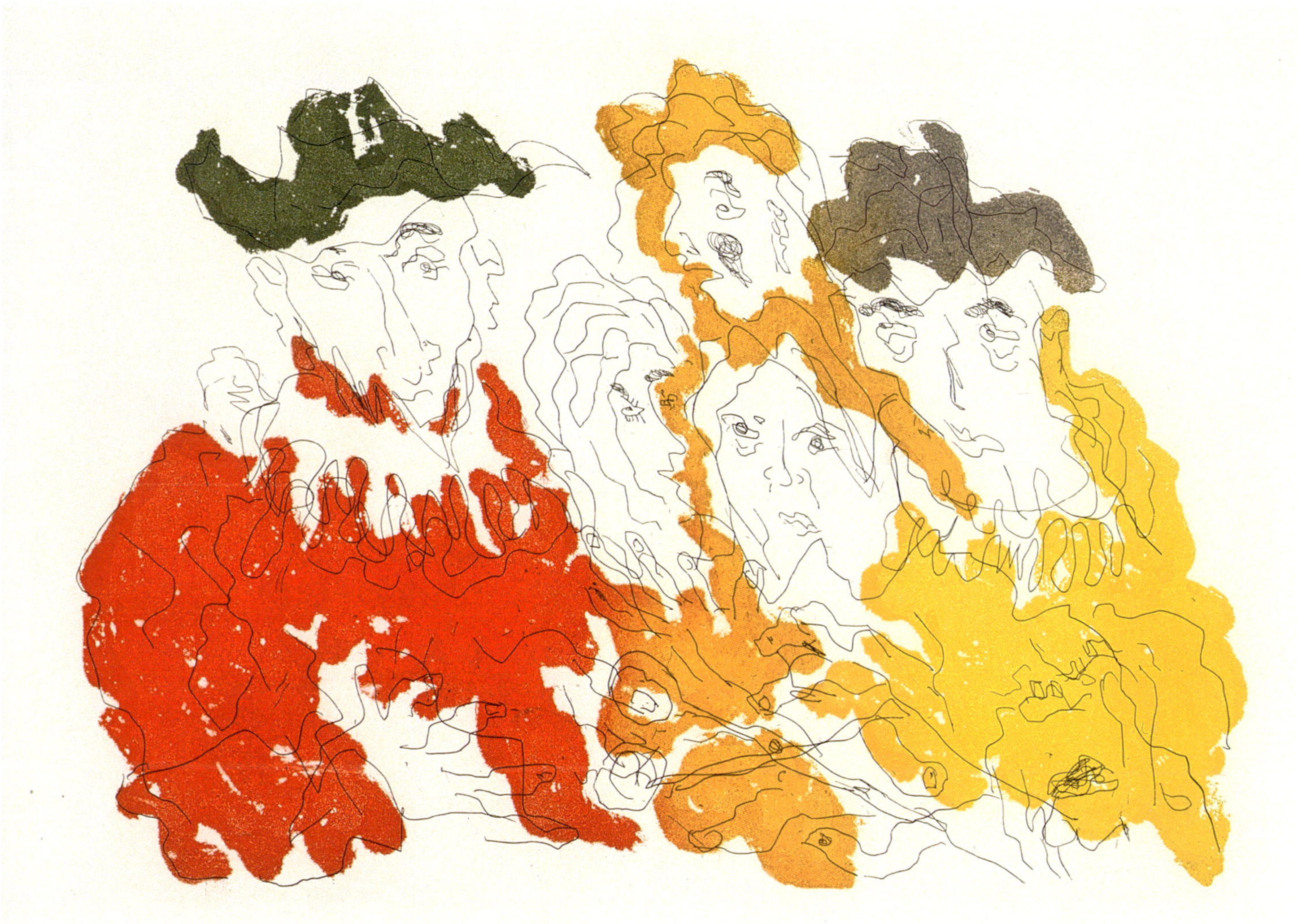

JAN SIERHUIS

De Anatomische Les
The Anatomy Lesson
1994

Kleuren ets 1/250
Colour etching 1/250
38 x 52 cm

Vervelend vindt Sierhuis het nooit om buiten zijn atelier aan de slag te moeten, eigenlijk kan hij op elke locatie werken. 'Ik ben ooit als schilder op straat begonnen. Weet je dat ik een hele serie Amsterdamse stadsgezichten heb gemaakt? Als je buiten werkt, merk je dat de mensen om de haverklap stilstaan en je honderduit vragen over wat je schildert. Ik kan daar prima tegen, iets wat natuurlijk van pas komt als je op een drukkersatelier staat. Nee, denk nou niet dat het daar zo druk is als op straat. Je werkt er hooguit met een of twee mensen, die lopen je echt niet in de weg.'

De samenwerking met Clement dateert, voorzover Sierhuis zich kan herinneren, uit de late jaren zestig. 'Ik denk dat ik omstreeks 1968 of '69 voor het eerst bij hem ben gekomen. Aanvankelijk wist ik niet zo heel veel van drukken af, ik heb in die tijd veel in zwart-wit gemaakt. Later is dat allemaal veel gecompliceerder geworden. Toen ben ik ook in kleur gaan werken. En toen het AMC kunst ging verzamelen, hebben ze via Clement ook grafiek van mij gekocht. Piet moet het AMC in die tijd zo'n twintig van mijn etsen hebben verkocht, voordat ik die opdracht voor de cassette kreeg.'

Opengevouwen hersenpan

'Van de *Anatomische les van Dr. Nicolaes Tulp* ben ik altijd onder de indruk geweest. Ik vind het een compositie die heel sterk in elkaar steekt. Maar ik moet je bekennen dat ik de *Anatomische Les van Dr. Jan Deyman* (1656, Amsterdams Historisch Museum, cs) eigenlijk nog mooier vind. Dat is een later werk van Rembrandt, uit een periode die me na aan het hart ligt. Ik kan me wel goed indenken dat het AMC de voorkeur aan Tulp gaf – de Deymanversie is veel gruwelijker.' Inderdaad heeft dat schilderij een hoog opgevoerd realiteitsgehalte: de kijker wordt gedwongen zijn blik direct te richten op de opengevouwen hersenpan van het lijk, terwijl buik en borstkas een gapend gat vertonen.

Sierhuis: 'Hoe dan ook, ik vond de versie van Tulp een mooi onderwerp. Te meer omdat het me ook aansprak dat Rembrandt zelf voor het Amsterdamse Chirurgijnsgilde had gewerkt. Maar dan heb je nog geen voorstelling. Ik had zoiets van: Rembrandt reikt mij een inspiratiebron aan, wat wil ik nog meer? Ik wilde geen kopie maken van iets wat naar mijn idee niet beter kan. Een vertaling dan maar? Je moet uiteindelijk voor jezelf staan. Ik heb veel gekeken naar Van Gogh, die grote bewondering had voor Millet. Maar als hij zich door Millet liet inspireren, kwam hij tot een volstrekt eigen vertaling. Daarom heb ik me afgevraagd wat nu mijn eigen specifieke kwaliteiten zijn. En zo kwam ik uit op wat ik als mijn handschrift beschouw: de beweeglijkheid, de dynamiek. Daaraan kan iedereen zien dat een schilderij echt een Sierhuis is. Die twee elementen, beweeglijkheid en dynamiek, vind je ook in mijn tekeningen terug.'

'Ik heb mijn interpretatie van de *Anatomische Les* snel opgezet. En omdat ik mijn afkomst als schilder niet verloochen, kun je inderdaad zeggen dat ik als graficus veel heb 'geschilderd'. Dat raak je toch niet kwijt? Ga maar na, de meest interessante grafische werken komen van schilders. Toulouse Lautrec, Beckmann, Kirchner, Munch, Vuillard, Bonnard, ze hebben allemaal schitterende grafiek gemaakt.'

In de snelheid waarmee hij zijn opsomming van schilderende grafici geeft, vergeet Sierhuis zowaar zijn grote voorbeeld Rembrandt. Benauwd om in één adem te worden genoemd met een kunstenaar die hij zo onbenaderbaar groot vindt?

JAN SIERHUIS AND REMBRANDT'S *ANATOMY LESSON*

Cees Straus
Art critic for Dutch national daily Trouw *and Dutch art journals*

Call it good luck if you like, but the fact is that the Academic Medical Center has made some very felicitous choices in the acquisitions for its art collection. If you bear in mind that their policy is to purchase works that are not absolutely wet-behind-the-ears, then many of the acquisitions merit the description 'high quality'. Thus over the years a collection has been formed which provides an excellent reflection of what those who originally conceived it had in mind.

At the same time, the AMC Collection provides an excellent cross-section of the art that was being produced in the Netherlands in the post-World War II period, and at a level that bears international comparison. Once the standards of quality are established, they are rarely challenged and as a result we may observe a consistent line on the basis of which Dutch art can be clearly explained. Not surprisingly, the spectacular aspects of the collection are the most striking – such as the huge paintings hanging way above your head in the central hall. But also, somewhat less obtrusively, many wards and departments of the hospital complex harbour work that is beautiful and fascinating and well worth a visit.

Substantial beds

The paintings form a prominent feature of the collection but no less attractive and interesting is the graphic work. The AMC has always shown a keen interest in this branch of artistic reproduction (see page 166). Indeed, when the hospital world held a special jubilee the choice fell on graphic art to enhance the occasion. Thus in 1994, for the second time in succession, a series of graphic work was on show at the Academic Medical Center; on this occasion it was celebrating the three-and-a-quarter centuries since the beginnings of medical studies in Amsterdam.

The Academic Medical Center is after all the heir to this tradition, which was instigated by the famous Amsterdam surgeon and medical doctor, Gerard Blasius. This professor of medicine held a post at the small 'university' in Amsterdam known as the Athenaeum Illustre, *or Illustrious Academy. In 1669 the city hospital of Sint Pietersgasthuys generously reserved three or four beds of the type that folded away into a wall cupboard,* drie à vier bedsteden toegewesen, om die te visiteren met syn dicipelen, zonder kosten voor 't Gasthuys, *so that the professor and his students could visit the hospital when they so desired – with the reservation that any costs would not be met by the hospital. This was in fact the small beginnings of a Faculty of Medicine in Amsterdam. All three basic tasks of teaching, scientific research and care for the patients lie embedded in this historic start.*

The painter Jan Sierhuis was invited to contribute to one of the four anniversary cassettes to be produced for this occasion. Commissioned to work with a young colleague of his own choosing, he asked one of his students, Suzan Drummen, to collaborate with him. He chose as inspiration for his own contribution Rembrandt's famous painting titled The Anatomy Lesson of Dr. Nicolaes Tulp *(painted in 1632, presently in the Mauritshuis, The Hague). Although all this happened about ten years ago and Sierhuis no longer recalls those days in great detail, what he remembers well is the commission he was given by the then Art Coordinator for the AMC, Marisa Melchers.*

Boyhood hero

'Rembrandt has always been a great hero of mine,' he relates. 'Yes, you might call him my boyhood hero. I hugely admire his work, especially his portraits. That extraordinary painting of his called the Jewish Bride *– I've often stood and gazed at it, it's so moving. So of course it was no problem at all to take a good look at the* Anatomy Lesson *and to make an etching of it. Suzan Drummen was one of my students at the Art Academy. Her work is highly aesthetic and that's why I wanted her to collaborate on this project.'*

Although originally totally committed to painting, at the time when the AMC made their request to Sierhuis he had already gained considerable experience in graphic work. He'd had a press for longer than he could remember but in the 1970s chose to ask some of Amsterdam's many skilled printers to produce his work. In this way he met the gallery owner Piet Clement, who was to deal with many of his works.

Sierhuis never minds working outside his studio – indeed, put him anywhere, and he'll soon be happily employed. 'I started off as a street artist. Did you know I've made a whole series of Amsterdam cityscapes? When you work on the street you'll find that people stop and look at what you're doing all the time and never stop asking you what you're painting. That sort of thing doesn't bother me in the slightest and this proves very useful when you're working in a printer's studio. It's certainly nowhere near as busy there as it is in the street – at the most there are a couple of other people and they don't get in the way.'

Sierhuis's collaboration with Clement dates, as far as he can remember, back to the 1960s. 'I think it was around 1968 or '69 when I first met him. Initially I didn't know much about printing, in those days I was making a lot in black and white. Later it all became much more complicated, then I started working with colour. And when the AMC began their art collection they bought some of my graphic work from Clement. I guess Piet sold the AMC about twenty etchings of mine in those days, before I got the commission to make the cassette.'

Dissected brains

'I've always been terribly impressed by Rembrandt's painting showing the Anatomy Lesson of Dr. Nicolaes Tulp. *It's a masterpiece of composition. Though I have to admit that I secretly prefer his painting of the* Anatomy Lesson of Dr. Jan Deyman *[painted in 1656, to be seen in the Amsterdam Historical Museum, CS]. It's one of Rembrandt's later works from a period that I'm very fond of. I understand of course why the AMC preferred the Tulp version – after all, the painting showing Deyman's lesson is much more gruesome.' Indeed, that painting is almost shockingly realistic – the spectator is forced to peer at the raw brains of the dissected body whose innards are neatly opened up to present a gaping cavity.*

Sierhuis: 'But in the long run, I came to appreciate the Tulp version, a great subject. And I found it all the more appealing because Rembrandt had actually worked for the Amsterdam Guild of Surgeons. Still, that doesn't make a picture. I was thinking along the lines: Rembrandt is offering me a source of inspiration, what more do I want? I didn't want to copy something that in my opinion couldn't be bettered. Well then – an interpretation maybe? At the end of the day you have to believe in yourself. I've looked at a lot of Van Gogh's work – he greatly admired the painter Millet. But in his paintings that were inspired by Millet we always find an utterly individual interpretation. So I thought about what my own individual qualities are. And I concluded that my work is characterized by movement and energy.' You can always tell if a painting is a genuine Sierhuis when it possesses this movement and energy. And those two elements are also present in my drawings.

'It didn't take me long to sketch out my interpretation of the Anatomy Lesson. And because I never deny my painterly roots you can in fact say that when I'm working as a graphic artist I always paint a lot. You never really lose the skills you leant early on, do you? Just think about it, the most interesting graphic work comes from painters: Toulouse Lautrec, Beckmann, Kirchner, Munch, Vuillard, Bonnard, they've all produced splendid graphic art.'

Sierhuis rattles off the list of painters who were also graphic artists and actually forgets his great hero Rembrandt. Maybe he felt embarrassed to mention himself in the same breath as an artist whom he feels to be so incomparable?

AMC-GRAFIEKUITGAVEN

Zo'n negentig procent van de ruim vijfduizend kunstwerken die het AMC onder zijn hoede heeft, bevindt zich in de openbare ruimten. Al die kunst mag het gebouw dan een museale allure verlenen, het AMC is vóór alles een medische instelling. Dat beperkt de financiële ruimte voor activiteiten waarvan het directe geneeskundig belang minder voor de hand ligt.

Al vanaf de vroege jaren tachtig is daarom gezocht naar aanvullende bronnen om kunstbeheer, restauraties en nieuwe aankopen te bekostigen. Een van die bronnen werd de uitgifte van Nederlandse grafiek. Van tijd tot tijd worden prenten in opdracht te koop aangeboden, bedoeld voor zowel AMC'ers als externe belangstellenden. Het gaat om in de regel zeer billijk geprijsd werk van hetzij gerenommeerde kunstenaars, hetzij talentvolle jongeren.

Voor de eerste grafiekserie, verschenen in 1989, maakten vijf in de AMC-collectie vertegenwoordigde kunstenaars een litho: Armando, Corneille, Ger Lataster, Roger Raveel en Jan Schoonhoven. Tot de oogmerken van deze eerste uitgifte behoorde de financiering van een lijvige kunstcatalogus (*AMC Collectie*, Amsterdam 1989), waarin de toenmalige kunstcommissie een overzicht gaf van de snel uitdijende verzameling.

Een tweede grafiekserie verscheen in 1994 bij de viering van het 325-jarig jubileum van de academische geneeskunde in Amsterdam. Voor deze gelegenheid werden acht gerenommeerde Nederlandse kunstenaars – allen eveneens in het AMC vertegenwoordigd – uitgenodigd een prent in oplage te vervaardigen. Ieder van hen kreeg bovendien het verzoek een jongere, veelbelovende collega aan te wijzen, die dezelfde uitnodiging kreeg.

Zo zagen vier grafiekcassettes het licht met werken van acht 'kunstenaarsduo's': Jef Diederen en Roy Villevoye, Ger Lataster en Ingrid Dingemans, Jan Sierhuis en Suzan Drummen, Jan Cremer en Rob Scholte, Reinier Lucassen en Ronald Noorman, Henk Visch en Kars Persoon, Pieter Defesche en Stan Klamer, en tenslotte Lucebert en zijn zoon Brecht. Samen waren ze goed voor twintig litho's, foto's, zeefdrukken en etsen; vier meer dan de te verwachten zestien, omdat Lucebert vier etsen leverde en Roy Villevoye een tweezijdig fotowerk. Een derde, nog lopende serie (overigens niet volledig beperkt tot grafiek) vormen de prenten die jaarlijks worden gepresenteerd tijdens *De Anatomische Les*, de publiekslezing van het AMC en *de Volkskrant* in het Concertgebouw. Geïnspireerd door de zeventiendeeeuwse chirurgijnsgilden en gasthuisbesturen geeft de Kunstcommissie elk jaar een kunstenaar de opdracht voor een ets, litho of print met als thema 'De menselijke gedaante'. De vervaardigde prenten worden in een oplage van vijftig aangeboden.

Aan 'De menselijke gedaante' is tot dusver bijgedragen door achtereenvolgens Ronald Tolman, Karin Bos, Toon Teeken, Fons Haagmans, Gijs Frieling, Germaine Kruip, Teun Hocks, Koen Vermeule en Marlene Dumas.

AMC PUBLICATIONS OF GRAPHIC ART

About ninety percent of the more than five thousand works of art in the AMC's keeping are to be found in public spaces. This abundance of art may give the building a museum-like appeal, but of course the AMC is first and foremost a medical institution. This restricts the finances available for activities which would not appear to be of any direct medical importance.

For this reason, since the early 1980s additional sources have been broached to fund art-management activities, restoration work and new acquisitions. One of these sources has become the publication of Dutch graphic works. From time to time commissioned prints have been put on sale, meant for both AMC staff and external purchasers. These are usually very reasonably priced works by either established artists or talented newcomers.

*For the first series of graphic work, which appeared in 1989, lithographs were made by five artists represented in the AMC collection: Armando, Corneille, Ger Lataster, Roger Raveel and Jan Schoonhoven. The income from this first issue was earmarked for the financing of a substantial art catalogue (*AMC Collectie*, Amsterdam 1989), in which the former art committee gave an overview of the burgeoning collection.*

Another series of graphic work appeared in 1994 to celebrate the 325th anniversary of academic medicine in Amsterdam. For this occasion eight well-known Dutch artists – once again all represented in the AMC collection – were each invited to produce a print to be issued in a limited edition. Each of them was also requested to choose a young, promising colleague, who received the same invitation.

In this way four cassettes were produced with work by eight 'pairs of artists': Jef Diederen and Roy Villevoye, Ger Lataster and Ingrid Dingemans, Jan Sierhuis and Suzan Drummen, Jan Cremer and Rob Scholte, Reinier Lucassen and Ronald Noorman, Henk Visch and Kars Persoon, Pieter Defesche and Stan Klamer, and finally Lucebert and his son Brecht. Alltogether, the artists were good for twenty lithographs, photographs, silkscreen prints and etchings; four more than the sixteen expected because Lucebert supplied four etchings and Roy Villevoye a double-sided piece of photography work.

A third series, still in production (which is not restricted entirely to graphic work) are the prints, which are presented annually during De Anatomische Les (The Anatomical Lesson)*, the public lecture organized by the AMC and the Dutch national daily* de Volkskrant *in the Amsterdam Concertgebouw. Inspired by the tradition of seventeenth-century surgeons' guilds and hospital boards, the Art Committee bestows a commission each year on a young artist for an etching, lithograph or print of which the theme is 'The human form'. The prints are offered for sale in a limited edition of fifty. Contributors to 'The human form' so far have been in order of appearance: Ronald Tolman, Karin Bos, Toon Teeken, Fons Haagmans, Gijs Frieling, Germaine Kruip, Teun Hocks, Koen Vermeule and Marlene Dumas.*

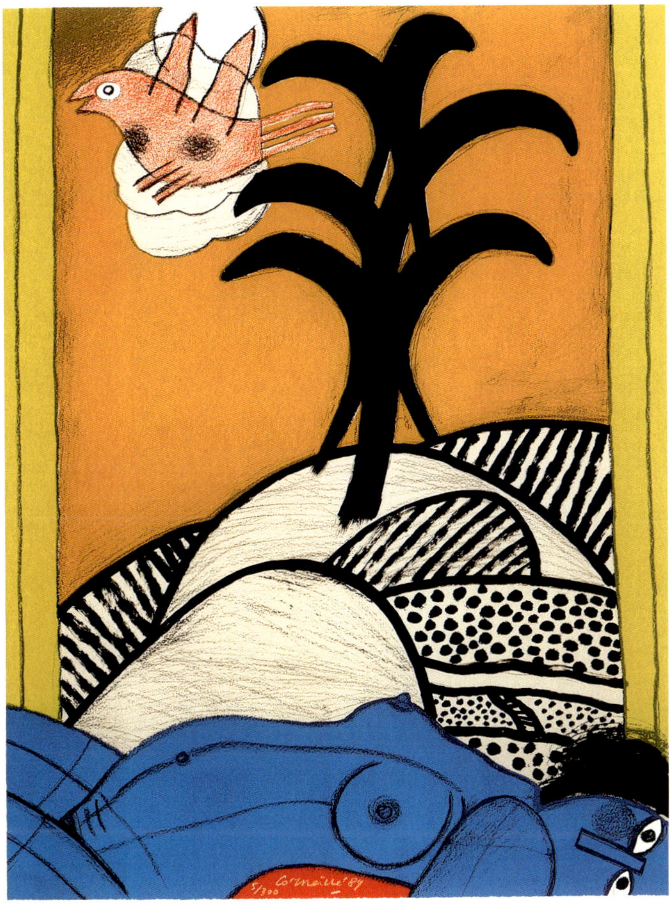

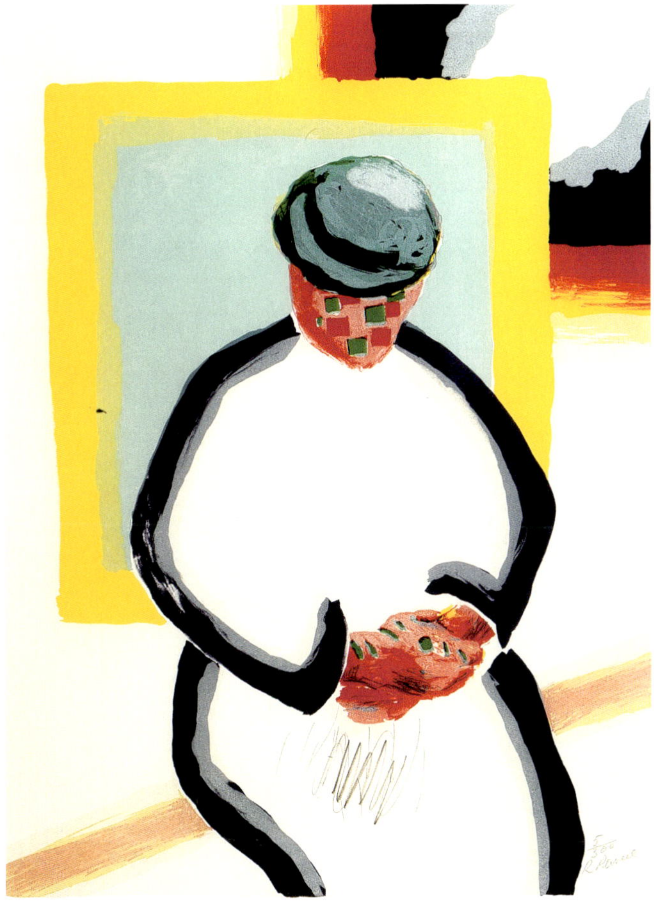

CORNEILLE

Zonder Titel
Untitled
Uit de AMC-grafiekserie 1989
From the AMC series of graphic art 1989

Litho 5/300
Lithograph 5/300
65 x 50 cm

ROGER RAVEEL

Zonder Titel
Untitled
Uit de AMC-grafiekserie 1989
From the AMC series of graphic art 1989

Litho 5/300
Lithograph 5/300
65 x 50 cm

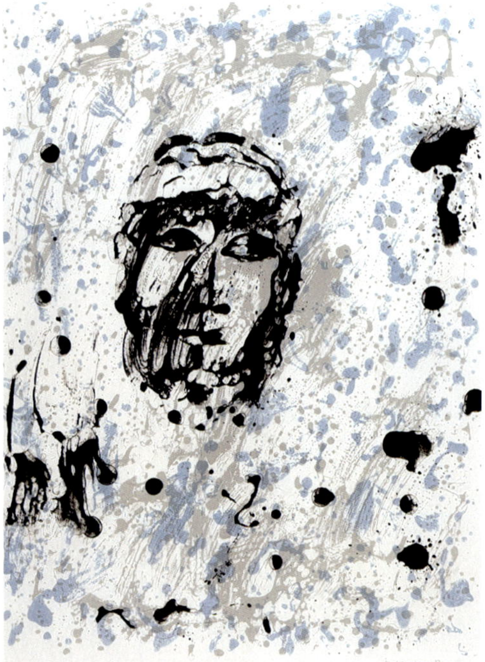

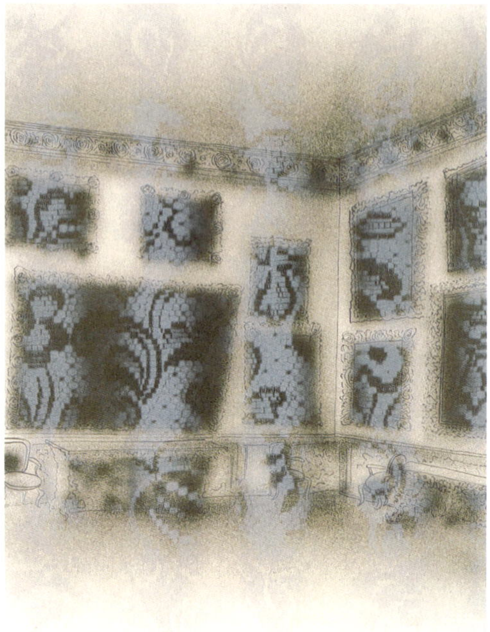

JEF DIEDEREN

Mooi hoofd
Pretty face
Uit de AMC-grafiekserie 1994
From the AMC series of graphic art 1994

Litho 1/250
Lithograph 1/250
65 x 49 cm

SUZAN DRUMMEN

Zonder titel
Untitled
Uit de AMC-grafiekserie 1994
From the AMC series of graphic art 1994

Litho 1/250
Lithograph 1/250
46 x 34 cm

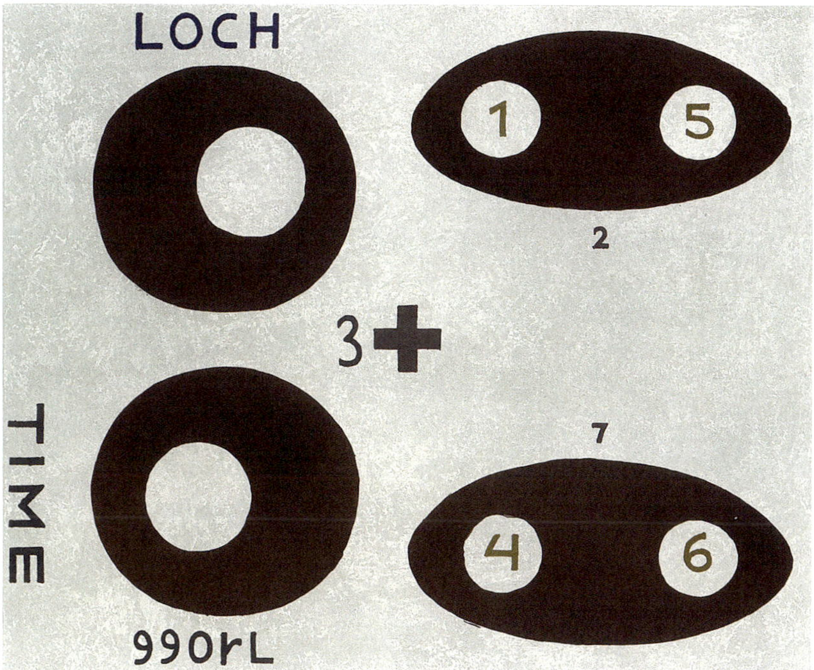

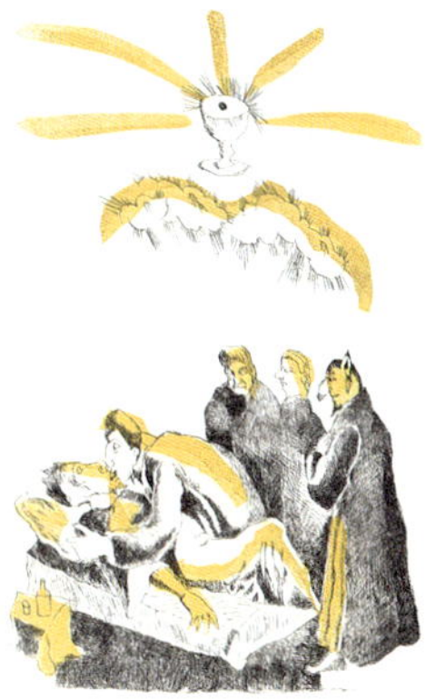

REINIER LUCASSEN

Steentijd komt (Loch in eeuwigheid)
Stone Age cometh (Loch in perpetuity)
Uit de AMC-grafiekserie 1994
From the AMC series of graphic art 1994

Litho 1/250
Lithograph 1/250
42 x 52 cm

LUCEBERT

Zonder Titel
Untitled
Uit de AMC-grafiekserie 1994
From the AMC series of graphic art 1994

Kleurenets, met aquatint 1/75
Coloured etching, with aquatint 1/75
43 x 32 cm

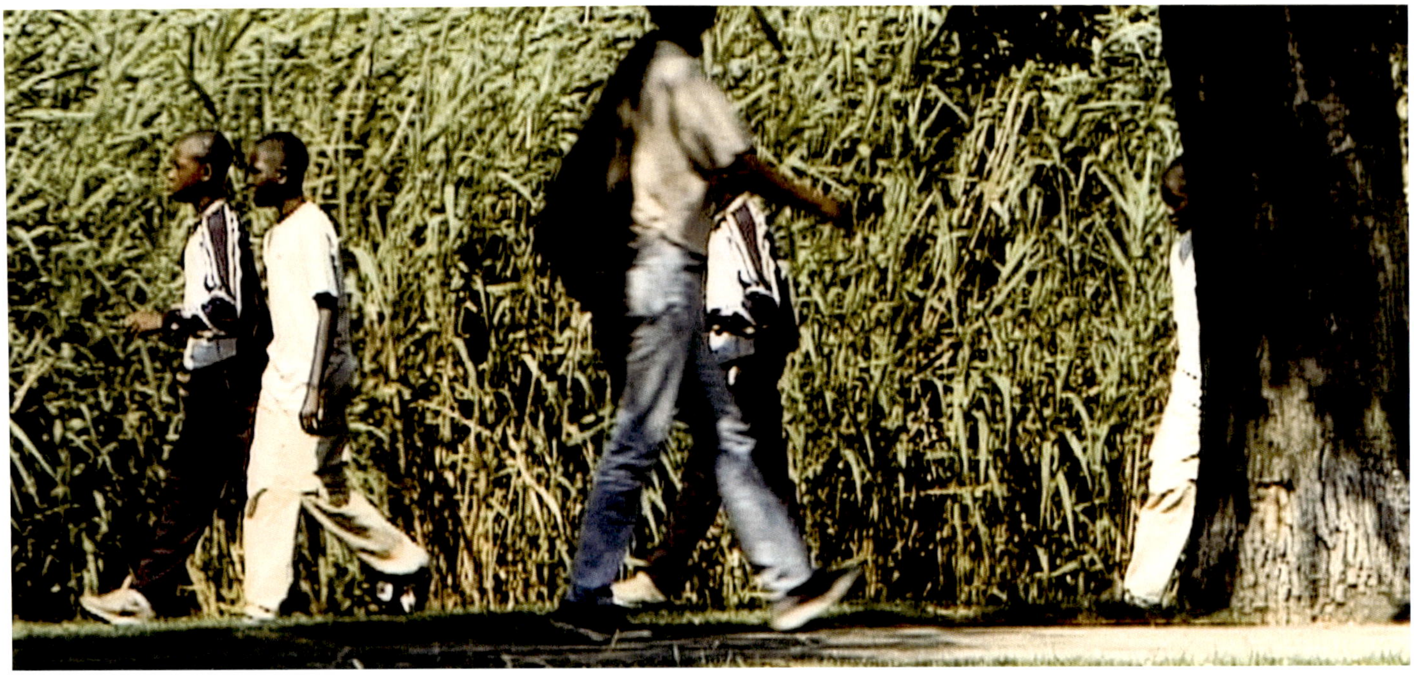

GERMAINE KRUIP

Amsterdam 2000
Amsterdam 2000
2000
Uit de serie 'De menselijke gedaante'
From the series titled 'The human form'

Fotoprint op aluminium 1/50
Photograph print on aluminium 1/50
40 x 87 cm

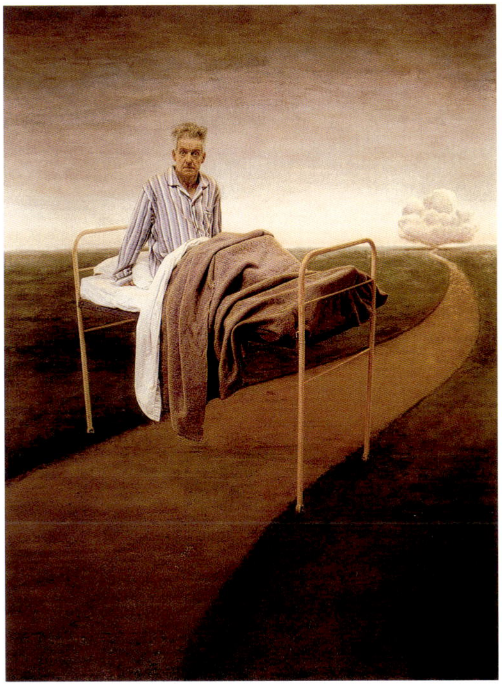

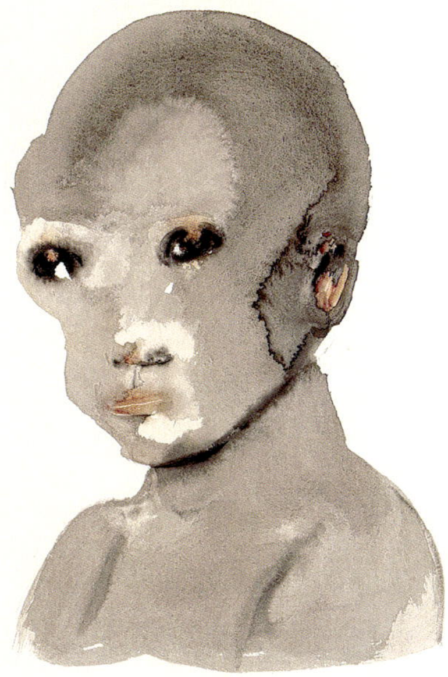

TEUN HOCKS

Zonder titel
Untitled
2001
Uit de serie 'De menselijke gedaante'
From the series titled 'The human form'

Digitale permanent print 1/50
Digital permanent print 1/50
65 x 50 cm

MARLENE DUMAS

Leeftijd Onbepaald
Age Indefinite
2003
Uit de serie 'De menselijke gedaante'
From the series titled 'The human form'

Handgekleurde litho
Handcoloured litho
45 x 35 cm

DRIEDIMENSIONAAL WERK

THREE-DIMENSIONAL WORK

HOOFDSTUK 6

CHAPTER 6

OP AVONTUUR IN EEN BEER

Janneke Wesseling
Kunstcriticus voor *NRC Handelsblad*

Teleted is onafgebroken in gebruik. Kinderen zitten op de achterpoten van de meer dan manshoge, op de grond gezeten teddybeer, maken tekeningen op de twee computerschermen die aan zijn voorpoten bevestigd zijn, of reizen virtueel door het ziekenhuis. Behalve op de videoschermen waaraan ze bezig zijn, kun je hun reizen en tekeningen ook zien via een groot scherm midden op de bolle buik van de beer. In de grote berenkop, op de plaats van zijn gezicht, kijkt een baby geïnteresseerd om zich heen.

Het interactieve kunstwerk van Harold Schouten (1961) is te vinden in de wachtkamer van de polikliniek Kindergeneeskunde. *Teleted* dankt zijn bestaan aan het afscheid van professor Tom Voûte. Toen de hoogleraar Kinderoncologie in juni 2001 met emeritaat ging, kreeg Schouten van het Emma Kinderziekenhuis AMC en de Kunststichting AMC opdracht een kunstwerk te vervaardigen als aandenken.

De beeldend kunstenaar neemt op de beer plaats voor een demonstratie aan het toetsenbord. 'Het idee is dat je hiermee op plekken in het AMC komt waar je normaal niet kunt komen', legt Schouten uit. 'Omdat het gebouw zo hoog is, kun je vooral ver de hoogte in en weer naar beneden. Het lijkt alsof je op het scherm een integraal beeld van het AMC te zien krijgt. Maar in werkelijkheid is het gebouw, aan de hand van maquettes, volledig in de computer in elkaar gezet. Het is allemaal knip- en plakwerk.'

Als je het icoon van een klein wandelend beertje aanklikt, begeleidt de beer je op een verkenningstocht. Je glijdt zoevend langs een paal naar beneden, dwars door verdiepingen heen. Het is een en al zweven en tuimelen, langs het restaurant, over het binnenplein, gangen in en uit. En toevallig passeer je ook ergens Tom Voûte die achter een snoepmachine staat. Door een dikke, zittende beer aan te klikken kun je ontsnappen uit het AMC, naar buiten. Om de nabije omgeving te verkennen bijvoorbeeld, of voor een bezoek aan Artis. In Artis verandert de beer in een brullende leeuw, een baviaan of een olifant, en duik je met de beer die zeehond is geworden het water in.

Stomme tekening

'Die transformaties zijn ontstaan uit klei-animaties die ik voor dit programma heb gemaakt', zegt Schouten. 'De namaakbeelden van animaties en van de maquettes van het gebouw heb ik vermengd met reële filmbeelden. Daardoor ontstaat een overtuigende driedimensionale illusie. Er zitten ook veertien verschillende filmpjes in de dikke beer, filmpjes die je stuk voor stuk aan kunt klikken. Maar er is nog veel meer mogelijk. De kinderen kunnen tijdens hun reis foto's maken en die bewaren in een archief, onder hun eigen naam. Of tekeningen maken en opslaan. De laatst bewaarde tekeningen komen vervolgens terug in het gebouw, als onderdeel van de kunstcollectie. Zo'n tekening wordt dan bijvoorbeeld opgenomen in de fotogalerij van Roy Villevoye op het Personeelsplein, of hij hangt ingelijst in een gang. Kinderen willen dingen zelf doen – en je ziet, het werkt.'

Negen jaar lang, tot aan zijn emeritaat, leidde Tom Voûte de Kunstcommissie van het AMC. Als voorzitter was hij de opvolger van professor Pim Brummelkamp, de grote initiator van de AMC-kunstcollectie. Voûte en Harold Schouten zijn goede bekenden van elkaar. Ze ontmoetten elkaar in 1998 in het wetenschapsmuseum newMetropolis. Aanleiding was het project *Formule 2*, waarin kunstenaars en wetenschappers samenwerkten. Sindsdien volgt Voûte, die een verzamelaar is van Nederlandse kunst, Schoutens ontwikkeling op de voet.

De kinderarts in ruste zegt veel waarde te hechten aan beeldende kunst op de afdelingen van het ziekenhuis. 'Ik erger me grenzeloos aan een kinderafdeling die vol hangt met Donald Duck en Mickey Mouse en kindertekeningen. Op de kamers zelf kan het natuurlijk wel, maar niet op de gang. De kinderen hebben er niets aan; een kind van acht jaar vindt een tekening van een kind van vier een stomme tekening. En als je een tekening van een achtjarige aan een twaalfjarige laat zien, vindt die dat weer een stomme tekening. Bovendien vind ik het belangrijk dat artsen, verpleegkundigen en anderen niet geïnfantiliseerd

HAROLD SCHOUTEN

Teleted
Teleted
2001

Duurzaam gips, fiberglas, computers en monitoren
Durable plaster of Paris, fibreglass, computers and monitors
(Met dank aan / *With thanks to* Thijsenvanwijck newMedia)

220 x 290 x 130 cm

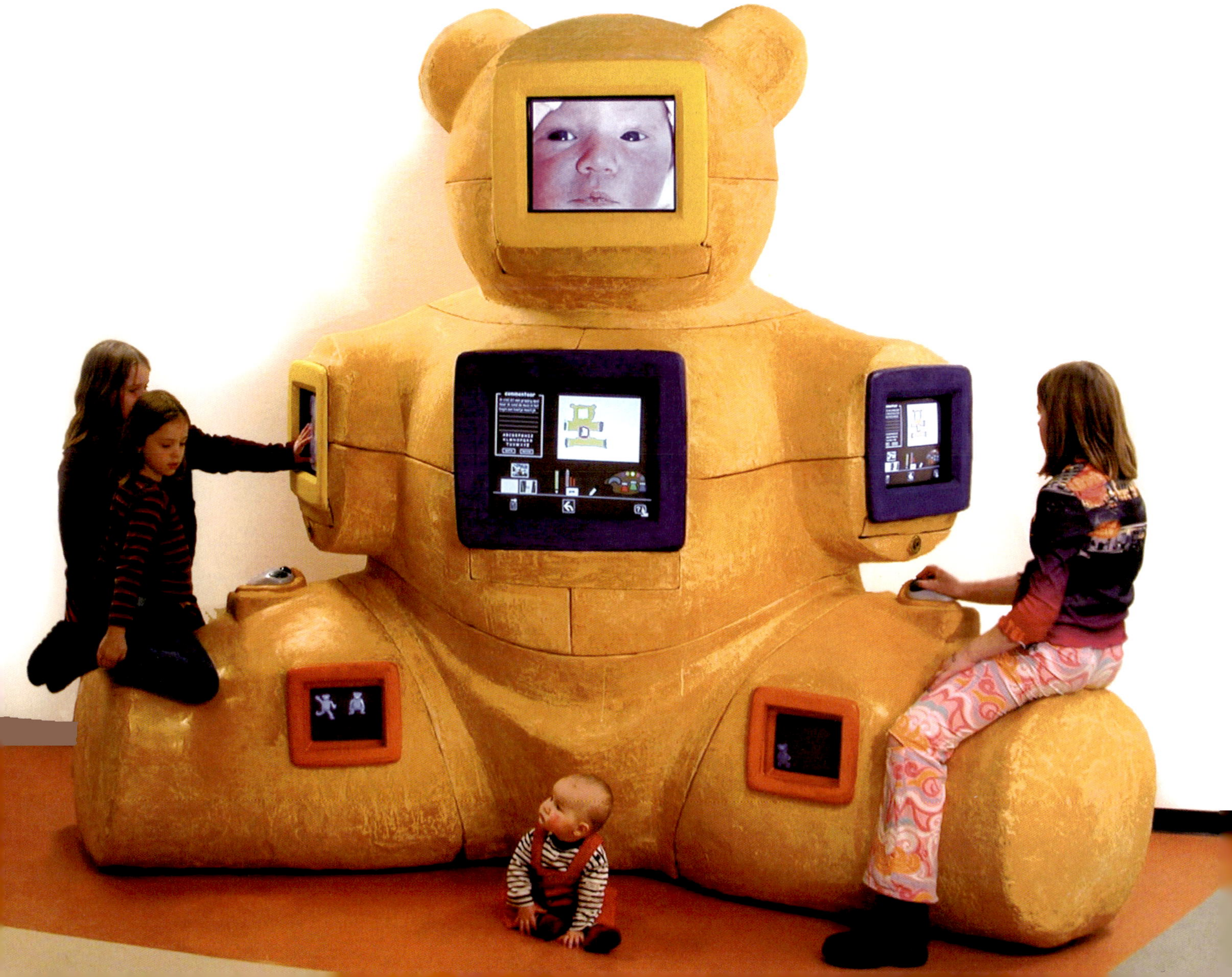

worden. De kunst hangt er voor volwassenen, niet voor de kinderen. Zodra een kind kan lopen, gaat het immers naar huis. Bovendien: met kunst kun je discussies op gang brengen. Neem de sculptuur van veertig autowielen van Elizabeth de Vaal, die achter het personeelsrestaurant hangt. *Veertig vragen voor de ziel* heeft ze die genoemd. Dat zet de mensen aan het denken, het stimuleert ze.'

Om soortgelijke redenen vindt hij Schoutens *Teleted* zo'n geslaagd werk. Het kunstwerk stimuleert kinderen actief te zijn, het prikkelt hun verbeelding. Voûte is een optimist – iemand die de voorkeur geeft aan 'mijn beker is halfvol' in plaats van 'mijn beker is half leeg'. Hij twijfelt niet aan de heilzame werking van kunst op de beschouwer. Op een vergelijkbare manier heeft hij zich altijd opgesteld als het ging om de genezing van zijn patiënten. Kanker is niet ongeneeslijk, was zijn uitgangspunt, en diezelfde overtuiging vormde de drijfveer voor zijn jarenlange onderzoek.

Complexe aangelegenheid

Teleted-ontwerper Schouten is gefascineerd door bewegende beelden. Niet alleen in computerkunst, maar ook in de schilderkunst. Hij schildert water: bewegend water, stil water, stromend water. In zijn schilderijen streeft hij naar wat hij noemt een 'bewegend perspectief', een landschap dat wordt waargenomen vanuit een rijdende trein bijvoorbeeld. Schilderen is voor hem in de eerste plaats de zoektocht naar een uitdrukking van beweging.

Bij zijn interactieve werken is het hem niet te doen om de perfecte illusie van bewegende driedimensionale beelden op het scherm. Tot het platte vlak van het beeldscherm verhoudt Schouten zich net zoals tot het platte vlak van het schilderij: hij ziet het als een kunstmatig beeld. En voor hem is 'net echt' niet interessant. Hij werkt met de computer omdat die zoveel technische mogelijkheden biedt, niet om een nepwereld te creëren.

Schouten is veel meer geïnteresseerd, zegt hij, in werkelijke ruimtelijkheid – zoals die van zijn *Teleted*. De beeldhouwer Henk Visser heeft de beer gemaakt naar Schoutens model, van 'veredeld' gips met acrylaat als oplosmiddel, en gewapend met fiberglas, zo hard als beton. Door de spelende kinderen wordt het materiaal mooi gepolijst.

De technologie van interactiviteit is zo langzamerhand zeer geavanceerd, *Teleted* illustreert dat overtuigend. De beer heeft volgens de ontwerper 'een bijna overdreven gelaagdheid, waar nooit iemand achter komt'. Het gaat erom dat je er steeds terug kunt komen en dan weer nieuwe lagen ontdekt. En anders dan bij computerspelletjes kan de bezoeker hier zijn eigen *input* leveren, niet alles is voorgeprogrammeerd.

Uiteraard is het vervaardigen van zo'n ingenieuze beer een complexe aangelegenheid. In de woorden van Schouten 'een barokke hoeveelheid werk waar je niet goed van wordt'. Zelf bedenkt hij tot in de kleinste details de opzet, om vervolgens met zijn computerspecialisten na te gaan hoe zijn ideeën kunnen worden toegepast en waar nog verbetering mogelijk is.

Voor *Teleted* heeft hij desondanks nog één wens. Het computerprogramma heeft een *link* met de 'tienerkamer', een virtuele ruimte waar oudere kinderen met elkaar kunnen chatten, en waar gesprekken te vinden zijn tussen AMC-patiëntjes en gezonde kinderen. Schouten: 'Ik zou graag iets doen voor kinderen die langdurig ziek zijn, en die niet van hun kamer af kunnen om *Teleted* ter plekke te bezoeken. Een netwerk waarin ze hun eigen virtuele ruimte kunnen maken, bijvoorbeeld.' In de toekomst zal zo'n netwerk technisch zeker te verwezenlijken zijn, meent hij – dus wie weet.

IN SEARCH OF ADVENTURE WITH A BEAR

Janneke Wesseling
Art critic for Dutch national daily, the NRC Handelsblad

Teleted *is on continuous demand. Children sit on the hind legs of this colossal sedentary teddy bear, making drawings on the two computer screens attached to is front paws, or taking virtual reality trips around the hospital. Apart from the video screen they are using, they can also see their drawings and excursions on a large screen in the middle of the bear's rotund belly; whilst in its huge head, at face level, a baby is looking around inquisitively.*

This interactive work of art by Harold Schouten (born 1961) is to be found in the Outpatients' waiting room of the Paediatric Department of the Academic Medical Center. Teleted has Professor Tom Voûte's departure to thank for its existence. When he became a professor emeritus of Child Oncology in June 2001, the Emma Children's Hospital AMC and the Art Foundation AMC commissioned Schouten to make a work of art as a memorial.

Schouten, an artist by trade, gets on to the bear to demonstrate how the keyboard works. 'The idea behind this is that you can get to places in the AMC which you wouldn't normally be able to reach,' he explains. 'The fact that the building is so high means that you can travel right up to the top and then down again. On the screen, you appear to be watching an integral picture of the AMC, but in reality, the entire building has been constructed in the computer using scale-models. The whole thing is a cut-and-paste job.'

If you click on the tiny walking bear icon, the bear will escort you on your explorations. You go whizzing down a pole, straight through the different levels. It all goes in one big whoosh and tumble, past the restaurant, over the inner courtyard and up and down the corridors. And just by chance you pass Tom Voûte standing behind a sweet vending machine. By clicking on a fat, sedentary bear you can escape the AMC and fly into the outside world. You can explore the surrounding area or go and visit Artis Zoo where the bear changes into a roaring lion, a baboon or an elephant, and once there, you can dive into the water with the bear – who has meanwhile turned into a seal.

Dumb drawings

'These transformations originated from clay figures for animated cartoons which I made for this programme,' Schouten explains. 'I mixed the imitation cartoon figures and the scale-models of the building together with real film pictures. This creates a convincing three-dimensional illusion. There are also fourteen different short films in the chubby bear, which you can click on one at a time. But you can do a lot more with it than that. During their virtual trips the children can take photographs and save them in their files, under their own names. Or they can make drawings and save them too. The latest series of drawings to be saved are then reintroduced into the building as part of the art collection. A drawing like that will be included in the exhibition in the Roy Villevoye photo gallery at the Staff Square, or will be framed and hung in a corridor. Children like to do things themselves – and as you can see for yourself, it works.'

For nine years, until he retired, Tom Voûte was head of the Art Committee of the AMC. As chairman he succeeded Professor Pim Brummelkamp, the great initiator of the AMC Art Collection. Voûte and Harold Schouten are well acquainted. They met one another in 1998 in the science and technology centre newMetropolis. The occasion was the Formule 2 *project, in which artists and scientists worked together. Since then Voûte, who collects Dutch art, has followed Schouten's development close at heel.*

The retired paediatrician feels that art is very important for the different departments of the hospital. 'It drives me wild when children's wards are full of Donald Duck, Mickey Mouse and children's drawings. It is perfectly alright in the rooms themselves, but not in the corridors. They are no use to the kids anyway; an eight-year old child thinks a drawing by a four-year-old is silly. And if you show an eight-year-old' s drawing to a twelve-year-old once again his verdict will be that it's stupid. Above all I think it's important to remember not to treat doctors, nurses and others in an infantile manner. The art is for the adults, not for the children. Besides, the moment a child can walk he is off home. Even more important: art can get tongues wagging. Take the sculpture of

ELISABETH DE VAAL

Veertig vragen voor de ziel
Forty questions for the soul
1993

Autovelgen en neon
Car rims and neon
270 x 730 cm

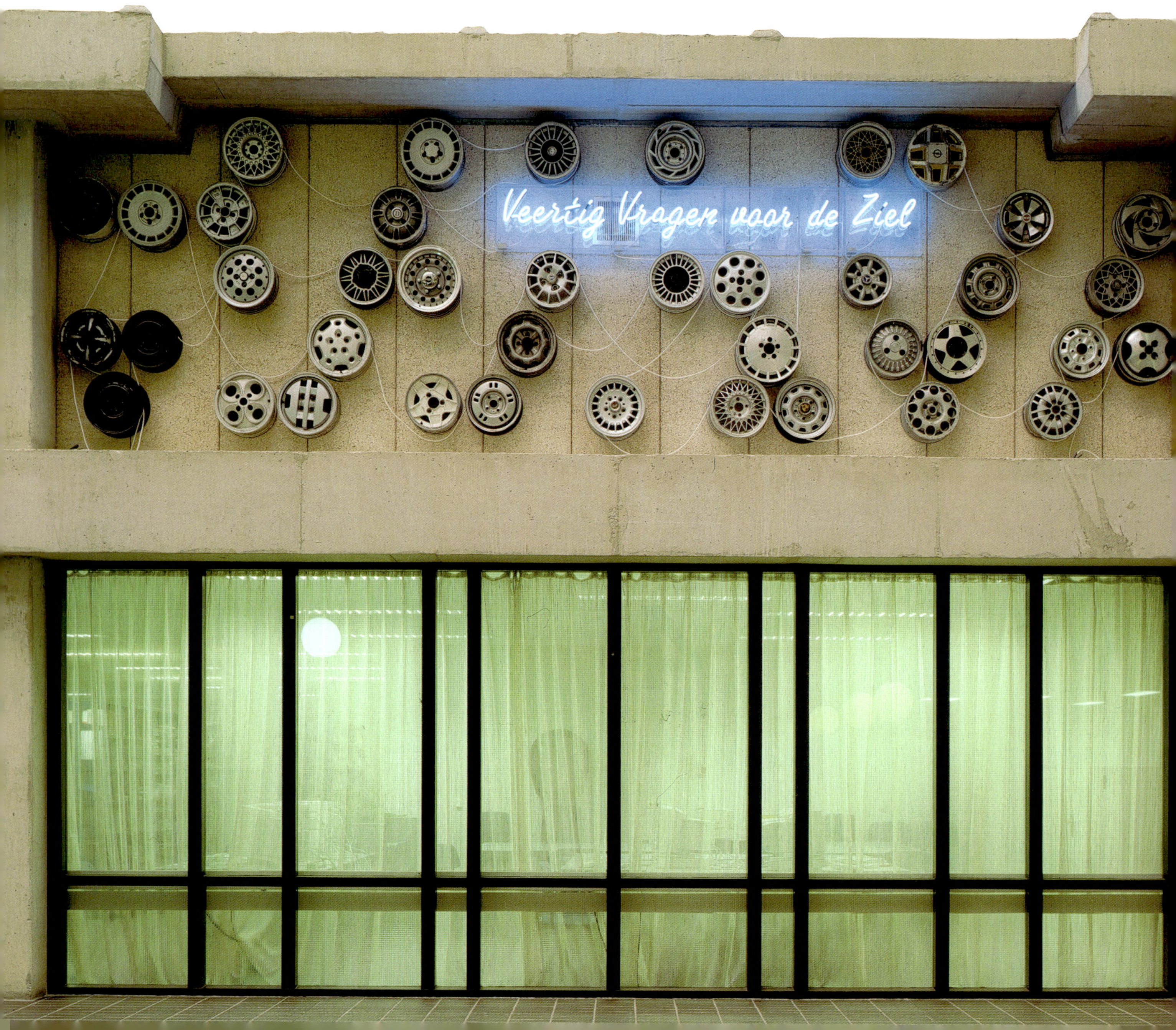

forty car wheels by Elizabeth de Vaal, which is hanging behind the personnel's restaurant, titled Forty questions for the soul. *That makes people sit up and think, it stimulates discussion.'*

For similar reasons he thinks Schouten's Teleted *is an extremely successful piece of work. This work of art stimulates the children to be active, it stirs their imagination. Voûte is an optimist – the type of person who is more inclined to say 'my cup is half full' than 'my cup is half empty'. He does not doubt the beneficial effect of art on the beholder. He has always taken a similar view on the recovery of his patients. Cancer is not incurable, was his motto, and the same conviction has been the underlying motive for his lengthy research.*

Complicated job

Teleted *designer Schouten is fascinated by moving pictures. Not just in computer art but also in painting. He paints water: swirling water, stagnant water and gushing water. In his paintings he aims at achieving what he calls a 'moving perspective', something similar to a landscape observed from a moving train. For him, painting is first and foremost the quest for a way to express movement. In his interactive work he is not bent on creating the perfect illusion through moving, three-dimensional images on the screen. Schouten treats the flat surface of the screen in the same way as he would the flat surface of a painting: it is an artificial image. He is not interested in creating something that is 'just like the real thing'. He works with the computer because it has such technical scope, not because he wants to create a fake world.*

Schouten is much more interested, he says, in real three-dimensionality – as can be seen in his Teleted. *The sculptor Henk Visser made the bear after Schouten's model, in 'reinforced' plaster of Paris using acrylic acid as a solvent, reinforcing it with fibreglass as hard as concrete. The children playing on it ensure that the material ends up with a beautiful patina.*

The technology of interactivity is gradually becoming very advanced, as Teleted *illustrates. According to its designer, the bear's 'stratification' is almost overdone, no one will ever get to the bottom of it. 'You can keep on returning to discover new layers. And unlike computer games, here the young visitor can provide his own input, not everything is pre-programmed. It goes without saying that making such an ingenious bear is a complicated job. To use Schouten's words it is 'an elaborate piece of workmanship requiring inordinate amounts of time and patience.' He invents the design himself, right down to the most minute detail, then working with his computer specialists he examines the possibility of putting his ideas into practice and improving on them.*

Despite such rigour, he still has one wish left for Teleted. *The computer programme has a link with the 'teenagers' room', a virtual space where older children can chat with one another, and where AMC patients can talk to healthy children. Schouten: 'I would really like to do something for long-stay children who cannot leave their rooms so that they can visit* Teleted *on the spot. A network in which they can make their own virtual space, would be a good idea.' He believes that one day a network like this will be technically feasible – so who knows, maybe his wish will be granted?*

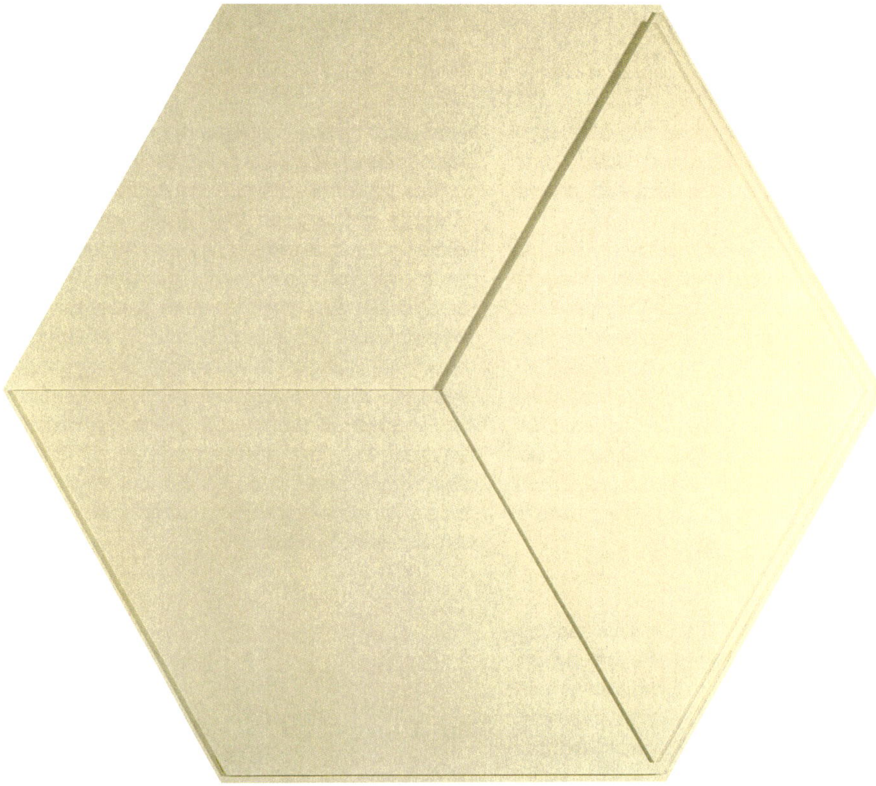

AD DEKKERS
1938–1974

Zeshoek en ruit in overgang
Hexagon and square in transition
1967

Polyester
Polyester
75 x 87 x 3 cm

'Zo vanzelfsprekend als het ritmisch wuivend riet, of als de golfslag op het strand.' In die poëtische bewoordingen beschreef de jonggestorven Ad Dekkers de eenvoud waar hij als kunstenaar naar op zoek was.

In 1960, als hij tweeëntwintig jaar is, besluit Dekkers zich toe te leggen op reliëfs in de geometrisch-abstracte traditie. Hij laat zich inspireren door kunstenaars als Piet Mondriaan en Theo van Doesburg en hun levenslange zoektocht naar een mathematische ordening van de werkelijkheid. Dekkers' veelal houten reliëfs zijn opgebouwd uit eenvoudige geometrische vormen, die in verschillende lagen op elkaar worden geplaatst. Het is vooral de transformatie van de ene vorm in de andere die hij gestalte wil geven.

Na 1965 begint hij het aantal lagen in zijn werken te reduceren. Een geliefkoosde vorm wordt de 'zaagsnede', bestaande uit een enkele, houten plaat, waarin met een cirkelzaag gleuven worden aangebracht. Ook in de reliëfs verschuift de aandacht naar het lineaire element, zoals *Zeshoek en ruit in overgang* laat zien. Liever dan via tastbare niveauverschillen maakt Dekkers vormveranderingen nu zichtbaar via een subtiel spel van licht en schaduw.

'Something as natural as rushes swaying softly in the wind or the beating of the waves upon the shore.' With these images the artist Ad Dekkers, who died far too young, once described the simplicity that he was searching to achieve in his work.

In 1960, at 22, Dekkers decided to concentrate on producing reliefs in the geometric-abstract tradition. He chose as models the artists Piet Mondrian and Theo van Doesburg, inspired by their lifelong search for a mathematical order underlying all existence. For the most part Dekkers used wood to make his reliefs, constructing simple geometric shapes, which he placed in layers on top of one another. Above all he wanted to give shape to the transition from one form to another.

After 1965 he began reducing the number of layers in his work. One of his favourite forms became the 'sawn section', made from a single wooden board that had grooves cut into it with a circular saw. In his reliefs, too, we notice the linear element claiming more attention, as seen in this Hexagon and square in transition. *In his later work Dekkers preferred to reveal subtle changes of shape using a play of light and shadow rather than with tangible differences of level.*

010515

JAN SCHOONHOVEN
1914–1994

'r 75 – 10'
'r 75 – 10'
1975

Hout, papier-maché
Wood, paper-mâché
106 x 106 cm

Als medeoprichter van de Nederlandse Nulgroep schaarde Jan Schoonhoven zich achter het ideaal van een objectieve, onpersoonlijke kunst. Dat uitgangspunt gaf hij gestalte door elementaire vormen op gelijkwaardige wijze naast en onder elkaar te rangschikken.

Schoonhovens vroegste artistieke uitingen tonen verwantschap met het werk van de Duitse expressionisten, zoals Paul Klee. Het waren de kastelen en petjes van ribkarton die hij in de jaren zestig voor zijn zoontje maakte, die hem inspireerden tot de bekend geworden witte reliëfs met hun strakke ordening en hun typische lichtval. In de jaren zeventig en tachtig werd zijn werk vrijer. Het geometrische grondpatroon bleef gehandhaafd, maar in de vormen permitteerde hij zich meer onregelmatigheid.

Bij Schoonhoven was de kunst altijd sterk verweven met het dagelijks leven. Een eigen atelier hield hij er niet op na: al zijn reliëfs en rasters zijn aan de keukentafel ontstaan. Tot aan zijn pensioen bleef hij werkzaam bij de Centrale Directie van de PTT in Den Haag, want de combinatie van staatsdienaar en kunstenaar bevatte voor hem niets tegenstrijdigs. 'Het leven als ambtenaar maakt je gedisciplineerder', vond hij. 'Het is een tegenwicht voor de chaotische trekken van het kunstenaarschap.'

As joint founder of the Dutch Nulgroep *(Zero Group) Jan Schoonhoven supported the notion of an objective, impersonal art. He gave shape to this vision with his creation of rudimentary shapes arranged beside, above and below each other, equally balanced.*

Schoonhoven's earliest artistic creations reveal a certain relation to German Expressionism, for instance the work of Paul Klee. It was the castles and paper hats that he made for his small son in the 1960s that inspired him to create the now famous white reliefs with their taut structure and characteristic fall of light. During the 1970s and 80s his work became freer. He retained the basic geometric grid, but allowed himself greater flexibility in the shapes he used.

In Schoonhoven's work, art and everyday life are always closely interwoven. He never had his own studio – all his reliefs and grids started life on his kitchen table. Until the day of his retirement he continued to work at the central office of the former Dutch PTT in The Hague; for him, the combination of civil servant and artist did not clash. 'The life of a civil servant makes you more disciplined,' was how he saw it. 'It provides a balance for the chaotic contradictions implicit in being an artist.'

010515

039271

STANLEY BROUWN
1935

1 Step
1 Step
1977

Archiefkast, systeemkaarten
Filing cabinet, index cards
15 x 20 x 40 cm (4x)

Vanaf de jaren zestig heeft Stanley Brouwn een cruciale rol gespeeld in de ontwikkeling van de conceptuele kunst in Nederland. Samen met tijdgenoten als Jan Dibbets, Bas Jan Ader en Ger van Elk vergaarde hij in rap tempo internationale bekendheid met een kunstopvatting die zich onderscheidde door enerzijds een verwijdering van het kunstobject, anderzijds een voortdurend zoeken naar de kaders van de beeldende kunst en haar institutionele positie. Dat leidde tot werken waarin het accent lag op bijvoorbeeld linguïstische, cijfermatige en formele structuren en systemen, maar ook tot kunst waarin spontane of geplande 'acties' een dominante rol vervulden.

In Brouwns artistieke productie heeft het zwaartepunt altijd gelegen bij structuur en systematiek. Sinds de jaren zestig kent die productie één enkel thema: het opmeten en overbruggen van afstanden. Elk van zijn kunstwerken behelst een maat, een afstand, of een verzameling daarvan – en daarmee een letterlijke en per definitie niet te voltooien inventarisatie van 'ruimte'. In de jaren zestig vroeg de kunstenaar aan voorbijgangers op straat hem de weg te wijzen door die weg uit te tekenen (*This Way Brouwn*), en telde hij de voetstappen die hem van punt A naar punt B brachten.

Naast verslagen en plattegronden van zijn 'veldwerk' produceert Brouwn archiefkastjes, waarin de som van het aantal kaartjes – die elk bijvoorbeeld 1 millimeter waard zijn – precies de lengte van één voetstap is.

Stanley Brouwn has played a crucial role in the development of Conceptual Art in the Netherlands since the 1960s. With contemporaries like Jan Dibbets, Bas Jan Ader and Ger van Elk, he became internationally famous in no time at all, with a distinctive view of art propagating the elimination of the artistic object, and engaging in research into art's parameters and its institutionalized status. This led to works with an emphasis on linguistic, numerical or formal structures and systems, in addition to art in which spontaneous or planned 'actions' played a dominant role.

*In Brouwn's artistic production the main emphasis has always been on structure and systematics. Since the 1960s this output has had a single theme: the measuring and bridging of distances. Each of his works of art contains a size, a distance or a compilation of the two – and as such is a literal, and by definition incomplete, inventory of 'space'. In the 1960s the artist would ask passers-by to show him the way by actually drawing him a map (*This Way Brouwn*), and he counted the footsteps required to get from point A to point B. In addition to reports and maps of his 'fieldwork' Brouwn produces filing cabinets, in which the sum of the number of index cards – which each measure something like one millimetre – is exactly the length of one footstep.*

039271

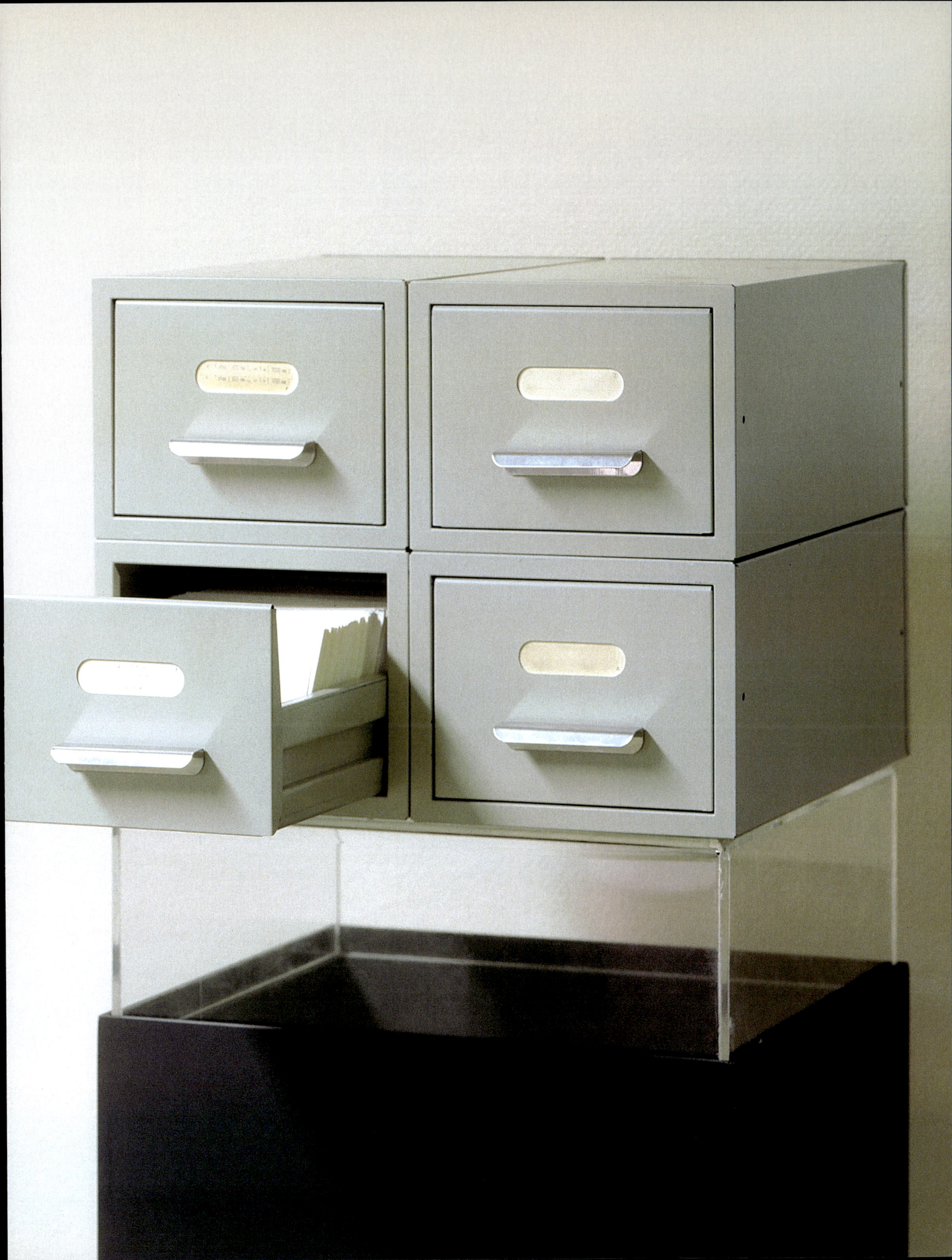

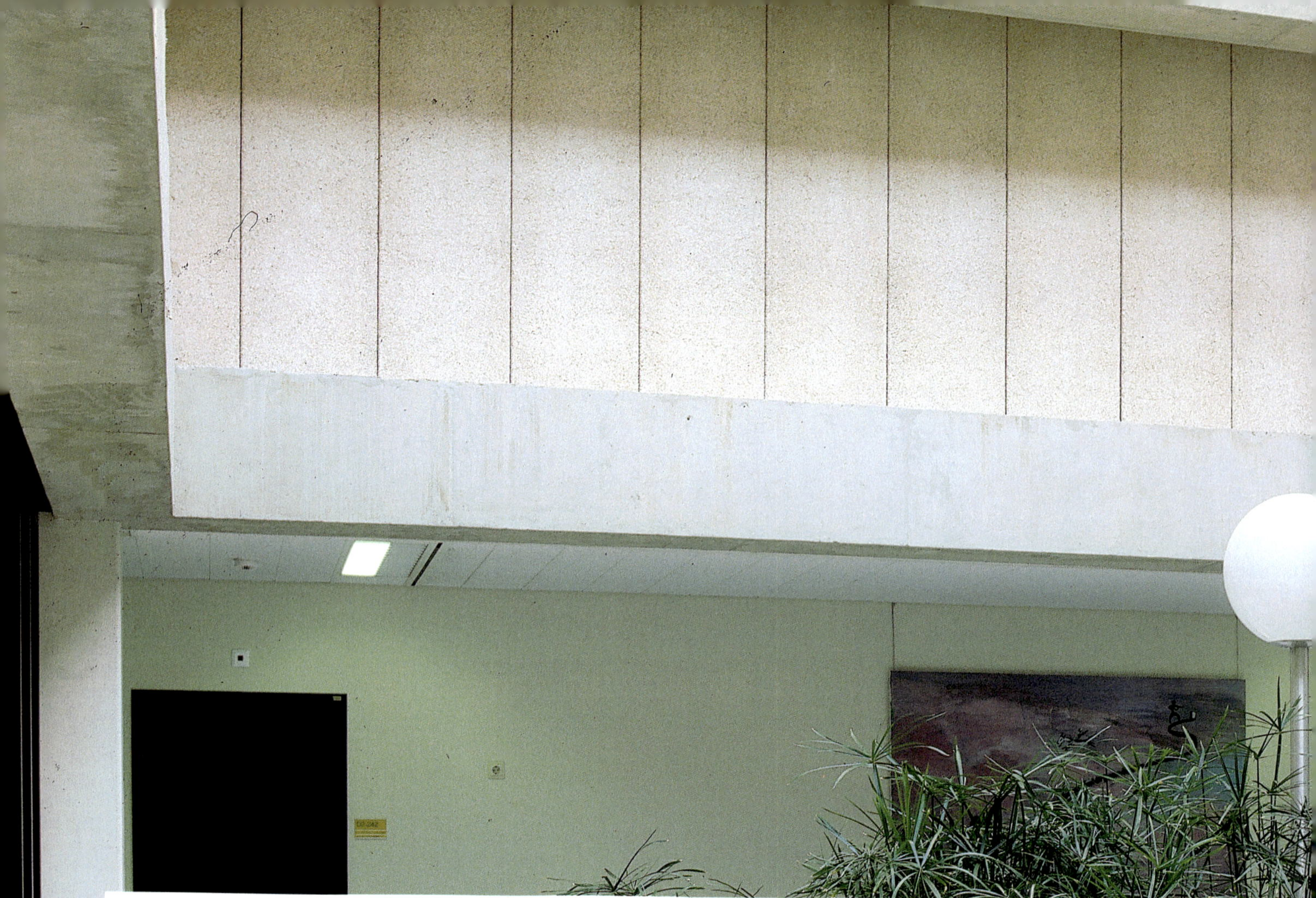

SIGURDUR GUDMUNDSSON
1942

Stella Maris
Stella Maris
1982

Beton, staal, papier
Concrete, steel, paper
115 x 180 x 50 cm

Milde ironie en een licht dramatische toets typeren het werk van de uit IJsland afkomstige Sigurdur Gudmundsson. Met zijn fotowerken illustreert Gudmundsson in de jaren zeventig hoe verfrissend een vreemde eend in de bijt kan zijn. Het zijn herinneringen aan unieke soloperformances, waarin de kunstenaar zijn lichaam op bijna sculpturale wijze gebruikt. Willekeurige objecten voegt hij daarbij samen tot zorgvuldig opgebouwde voorstellingen, die door hun betekenisloosheid openstaan voor uiteenlopende interpretaties.

Begin jaren tachtig, juist als het beeldhouwen vanwege het oprukkende Minimalisme ten dode lijkt opgeschreven, maakt Gudmundsson de overstap naar de beeldhouwkunst. Doordat zijn werk een conceptuele invalshoek verenigt met een lichte, vaak humoristische toets, ontwikkelt hij zich al snel tot een publieksfavoriet op beeldententoonstellingen in onder meer het Kröller-Müller Museum en het park Sonsbeek.

Zijn *Stella Maris*, bij de bouw van het AMC verworven dankzij de zogenoemde éénprocentsregeling, laat een ongebruikelijke opeenstapeling zien. Een robuust betonnen blok dient hier als sokkel voor een papieren bootje, van het type dat ouders al generaties lang voor hun kinderen vouwen. De kunstenaar drukt er de kwetsbaarheid mee uit van de jongensdroom, symbolisch beschermd door een glazen kooi.

A mildly ironic, melodramatic touch typifies the work of the Icelandic artist Sigurdur Gudmundsson. His photographic work from the 1970s shows how refreshing an idiosyncratic artist can be. What springs to mind are unique solo-performances in which he used his body in an almost sculptural way, with haphazardly chosen objects thrown together to create carefully constructed compositions. Lacking an intrinsic message they are open to widely varying interpretations. In the early 1980s, when rampant Minimalism seemed to forecast doom for sculpture, Gudmundsson made the changeover and adopted it. His work, uniting a conceptual approach with a light, humoristic touch, was soon to win public acclaim when shown at sculpture exhibitions held at locations like the Kröller-Müller Museum and Sonsbeek Park.

His Stella Maris, *acquired by the Academic Medical Center thanks to the Dutch government's so-called Percentage ruling (1 percent of the total cost of a new building is reserved for purchasing contemporary works of art), presents an unusual combination. A sturdy block of concrete serves as a plinth for a paper boat, the type that parents have been folding for their children for generations. The artist is expressing the vulnerability of a young boy's dream, symbolically protected by a glass cage.*

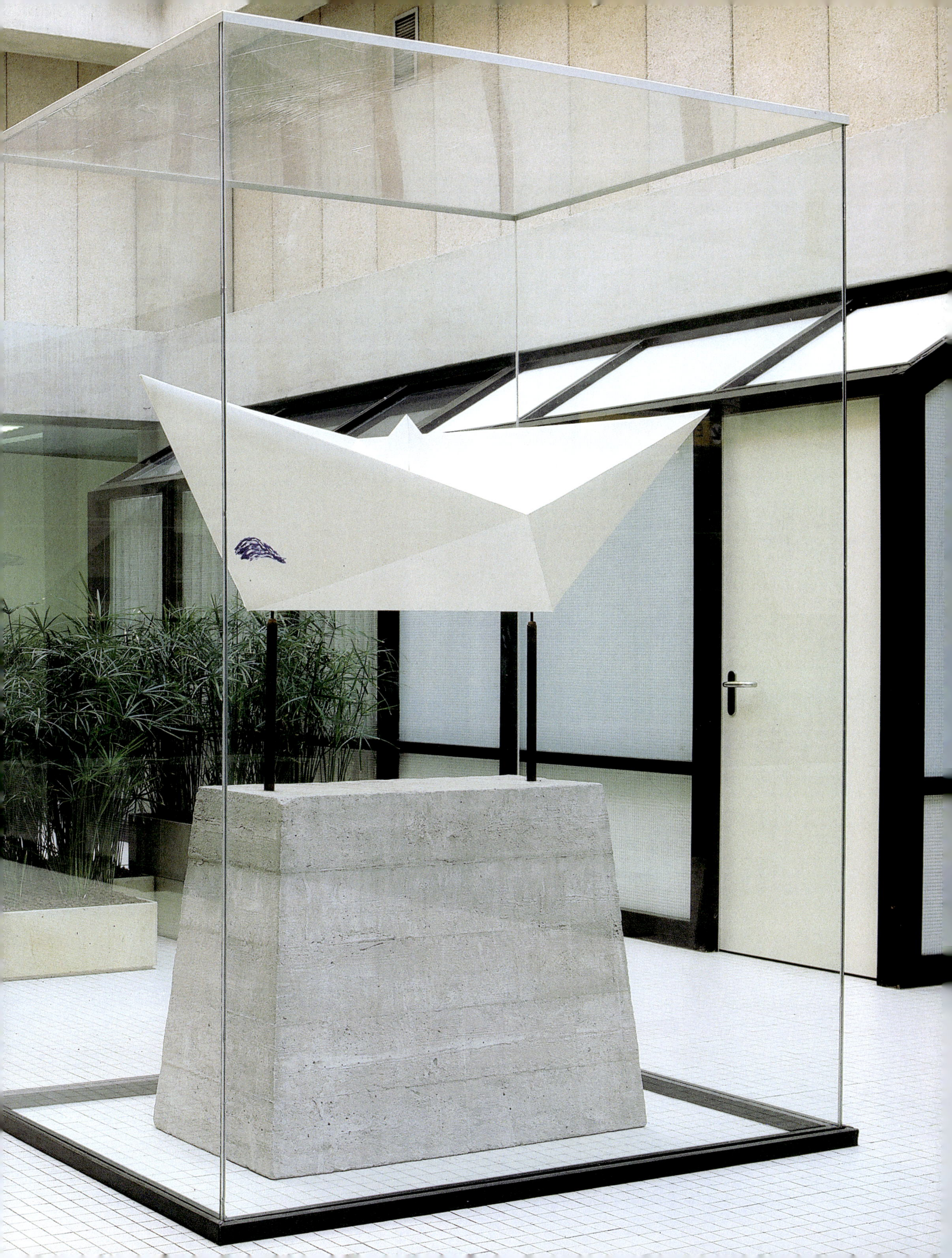

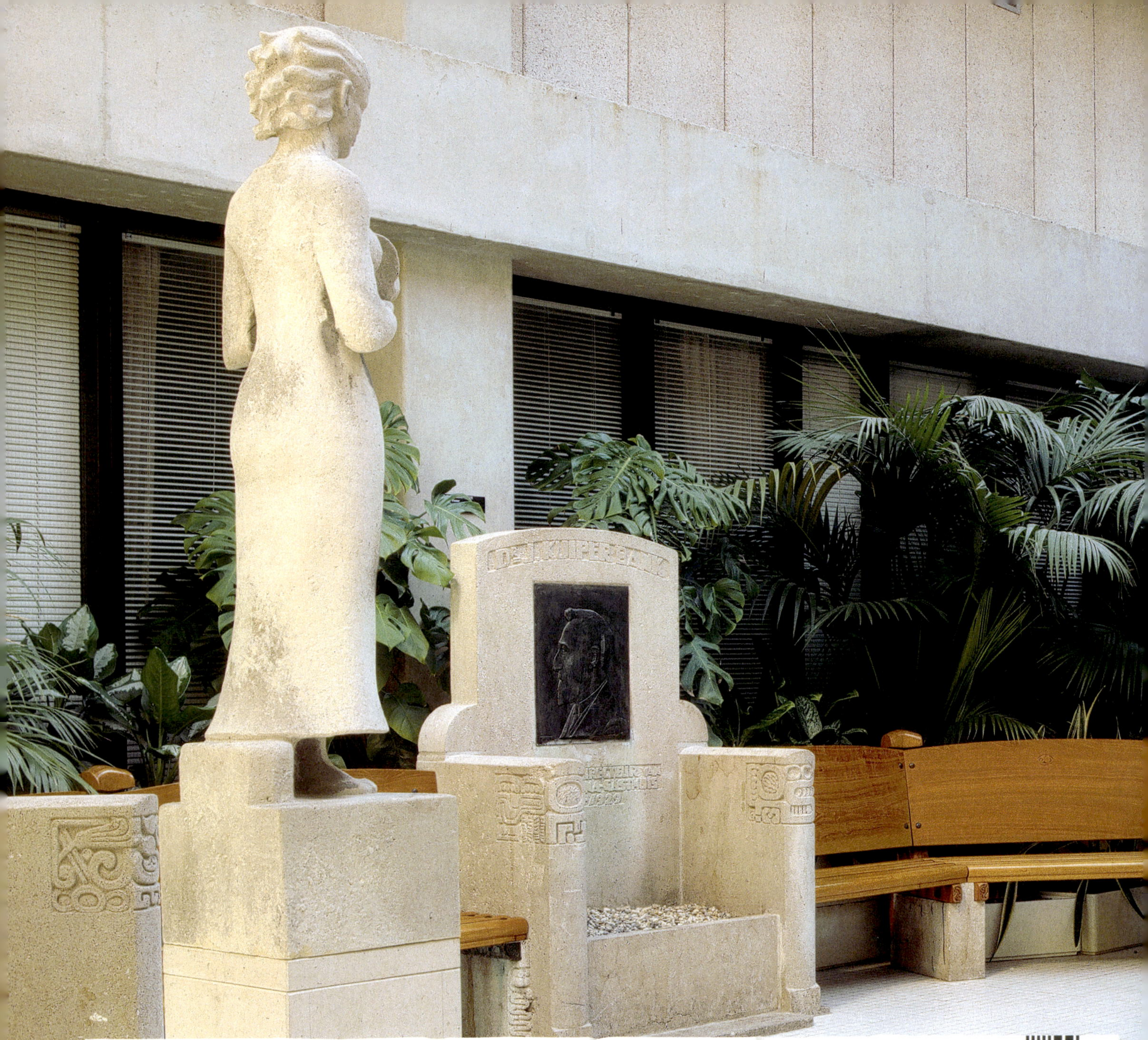

EUGÈNE TERWINDT
1941

Binnenhof
Inner Courtyard
1983

Zes sculpturen en bank van marmer en zandsteen
Six sculptures and bench in marble and sandstone

Eugène Terwindt is verantwoordelijk voor de aankleding van de zes 'binnenhoven' in het AMC. Met deze lichthoven beoogden de bouwmeesters rustpunten te scheppen binnen de hectiek van het ziekenhuis. Architectonisch zijn ze identiek, maar Terwindt kwam op het idee ze in het kader van de éénprocentsregeling elk door een andere kunstenaar te laten inrichten.

Zelf nam hij ook zo'n hof onder zijn hoede. De inspiratie ervoor deed hij letterlijk op in de voorlopers van het AMC: het Wilhelmina Gasthuis en het Binnengasthuis. Tussen de puinhopen bij deze oude gebouwen trof hij een aantal verwaarloosde beelden aan uit de jaren dertig, vervaardigd door Hildo Krop, Frits Hall, Christiaan Hassoldt en Willem IJzerdraat. Ze waren bevuild, bekrast en beschadigd en leken gedoemd een roemloos einde te vinden. Eeuwig zonde, vond de kunstenaar. Hij koos er zes uit, liet ze schoonmaken, vervaardigde nieuwe sokkels en plaatste ze in de hof.

De verstilde beelden, de witte omgeving en de ronde belijning van deze tuin creëren samen een bijzondere harmonie. Dankzij de uit het Wilhelmina Gasthuis afkomstige, door Tjipke Visser vervaardigde 'Kuiper-bank' die Terwindt

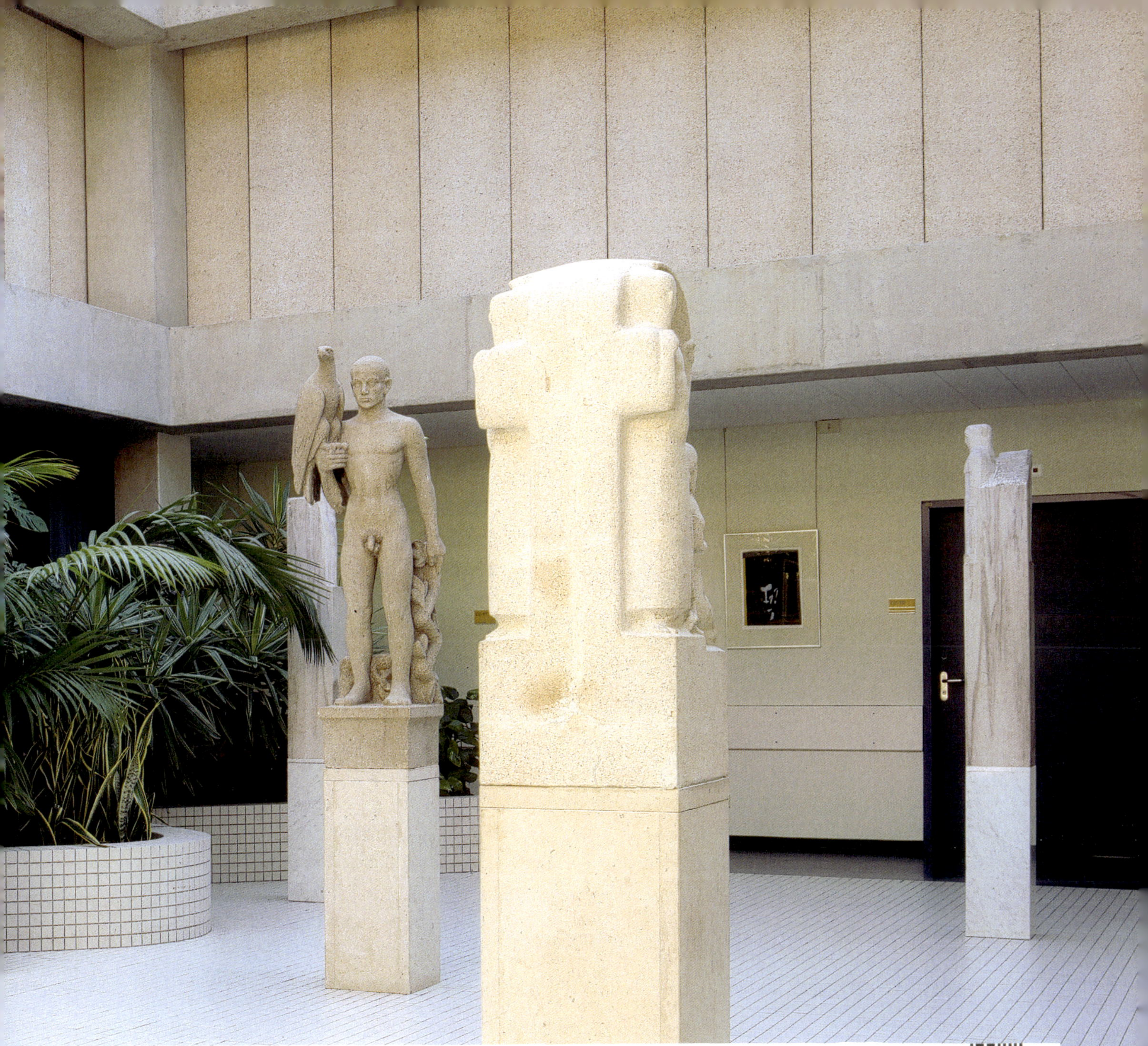

010812

hier eveneens heeft opgesteld, kunnen patiënten en bezoekers de serene atmosfeer rustig op zich laten inwerken.

Eugène Terwindt was put in charge of furnishing the six inner courtyards at the Academic Medical Center. The architects of the Center planned these six airy courtyards to be oases of tranquillity amid a turbulent sea of the hectic hospital life. They are identical from an architectural point of view, but Terwindt had the idea of asking a different artist to 'decorate' each one – as part of the government's Percentage ruling (see Glossary of Terms).

He himself undertook the furnishings of one of the courtyards. He found his ideas for this, literally, in the remains of the hospitals that preceded the AMC in Amsterdam, that is, the Wilhelmina Gasthuis and the city's old central hospital, Binnengasthuis. Among the rubbish and rubble of these old buildings he discovered some neglected statues dating from the 1930s and made by well-known sculptors such as Hildo Krop, Frits Hall, Christiaan Hassoldt and Willem IJzerdraat. They were in a filthy state, defaced and scrawled on, and looked as if they were doomed to meet an inglorious end. The artist thought this was a great waste. He selected six of them, had them cleaned, made new pedestals for them, and placed them in the courtyard.

These silent statues, the pale background and the circular outline of the garden combine to produce a remarkable sense of harmony. And thanks to the bench made by Tjipke Visser rescued from the Wilhelmina Hospital, which Terwindt has also placed here, patients and visitors to the AMC can sit quietly absorbing the peace and serenity.

010812

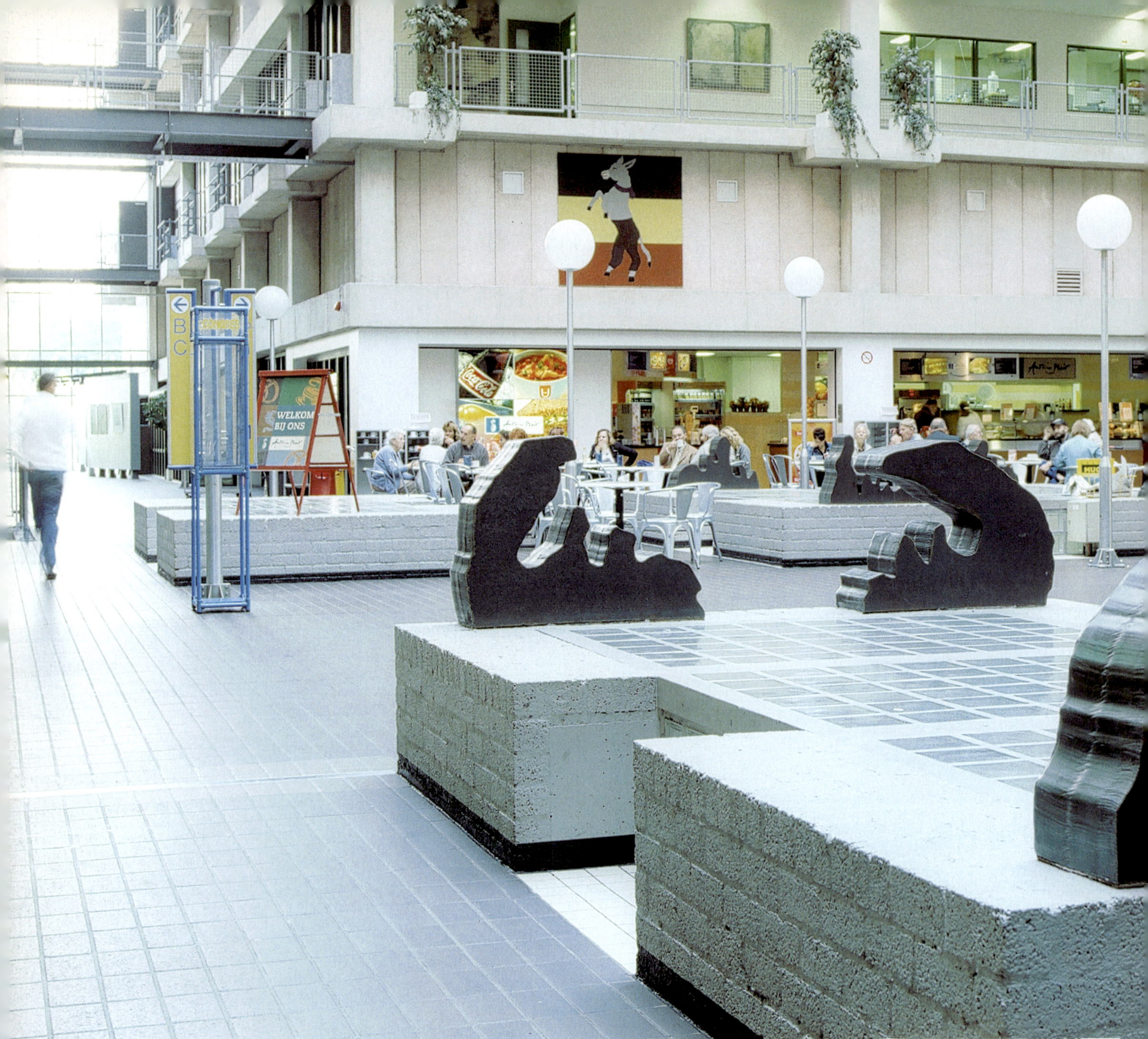

010633

CAREL VISSER
1928

Zonder titel
Untitled
1983

Staal
Steel
110 x 130 cm (12x)
12 delen, *12 pieces*

Carel Visser wordt gerekend tot de pioniers van de moderne beeldhouwkunst in Nederland. Al in het begin van zijn carrière ontwikkelt hij een abstracte stijl, waarin humor, intuïtie en liefde voor de natuur vertrouwde bestanddelen gaan vormen. In de jaren zestig begint hij te experimenteren met sculpturen in de vorm van een serie losse, iets van elkaar verschoven elementen. 'Ik ben geïnteresseerd in relaties en associaties. Hoe dingen op elkaar reageren, hoe ze elkaar beïnvloeden. Als je een zwart vlak in de buurt zet van een wit of rood vlak, verandert er van alles.'

Pas eind jaren zeventig introduceert Visser ook figuratieve elementen in zijn sculpturale werk, veelal in de vorm van organisch materiaal. Zo ontstaan bijvoorbeeld zijn 'plakbeelden': collages van uitgeknipte vissen, vogels en groentesoorten. De speelsheid van zijn collages kenmerkt ook zijn assemblages, waarin organische materialen worden gecombineerd met afgedankte autobanden, glazen platen en schroot.

Voor het bezoekersplein van het AMC vervaardigde hij in het kader van de éénprocentsregeling een massief stalen beeldengroep. In de aanvankelijke opstelling leken de twaalf

010633

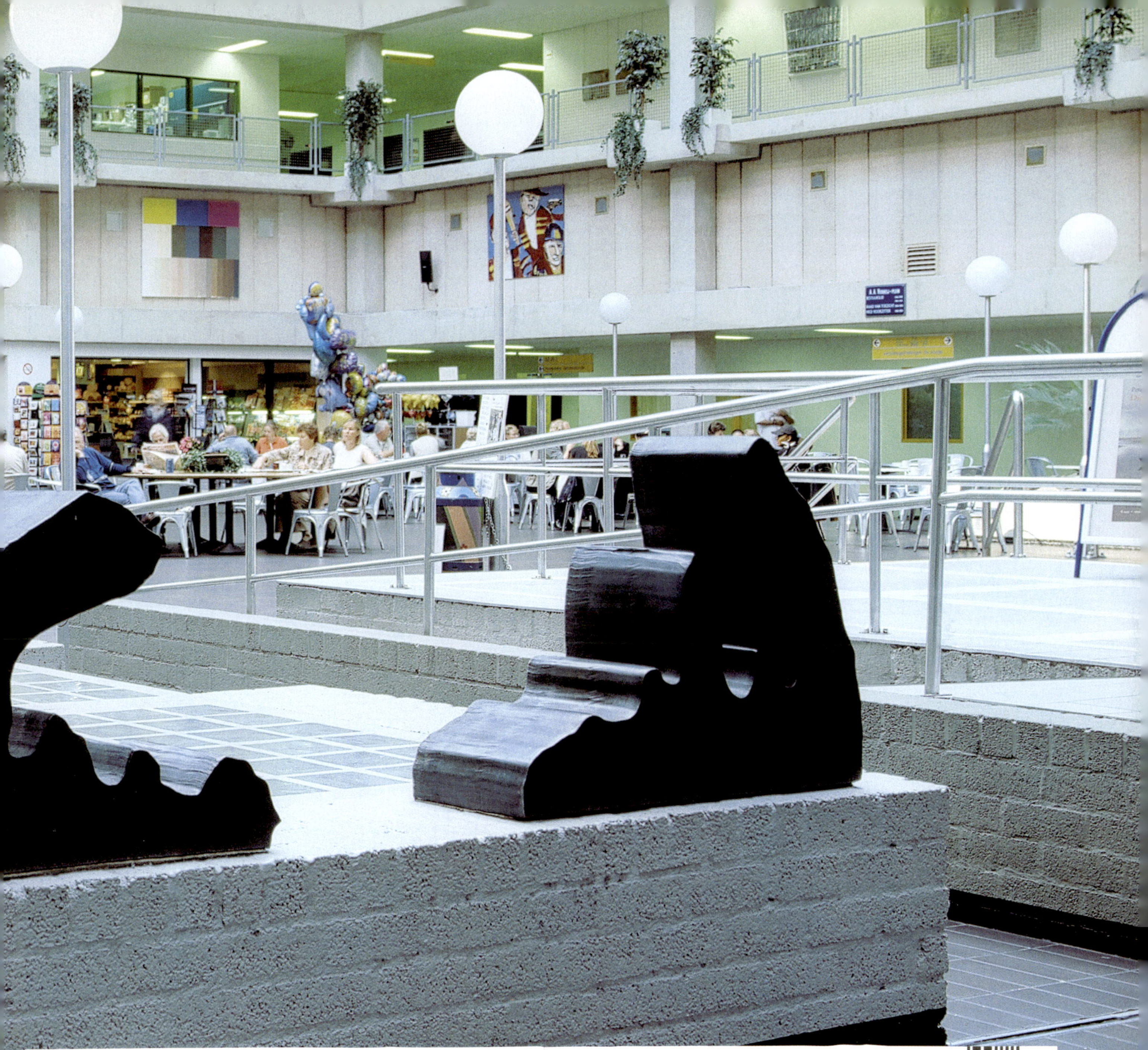

delen onder een bepaalde gezichtshoek als puzzelstukken in elkaar te vallen. Het officieel naamloze kunstwerk staat informeel bekend als 'Landschap in beweging'.

Carel Visser is numbered among the pioneers of modern Dutch sculpture. At the very beginning of his career he developed an abstract style in which humour, intuition and love of nature were to become familiar elements. In the 1960s he began to experiment with sculptures in the form of a series of disconnected elements shifted a slight distance away from one another. 'I am interested in relations and associations. How one thing reacts to another, how they influence each other. If you put a black surface near a white or red surface, everything changes.'

It took until the late 1970s before Visser also introduced figurative elements into his sculptural work, often in the shape of organic material. This was how his 'adhesive pictures' came into being: collages made of cut-out fish, birds and vegetables. The light-heartedness of his collages was characteristic of his assemblages, in which organic materials were combined with discarded car tyres, sheets of glass and scrap metal.

In front of the Academic Medical Center visitor's plaza he made a solid steel sculpture group (financed by the Dutch government's ruling that one percent of the costs of a new building be spent on art). In the original position, if looked at from a certain angle, the twelve pieces seem to fit together like a jigsaw. This officially untitled work of art is known informally as 'Landscape in motion'.

200003

ANDRÉ VOLTEN
1925–2002

Cube in Brass
Cube in Brass
1968 -1986

Granieten zitblokken en messing
Granite blocks and brass
220 x 220 x 310 cm

Tot de oprichters van de kunstenaarsvereniging Liga Nieuw Beelden, die halverwegde de jaren vijftig in het leven wordt geroepen, behoort beeldhouwer André Volten. Oogmerk van Nieuw Beelden is een vergaande samenwerking tussen architecten, kunstenaars en vormgevers. Ook nadat de Liga in 1968 is opgeheven zal Volten haar grondbeginselen niet verloochenen. Zo blijft hij ernaar streven zijn scheppingen zo veel mogelijk in hun omgeving te integreren.

Cube in Brass, de koperen kubus, vervaardigt hij in 1968. Achttien jaar later wordt het beeld in het faculteitsdeel van het AMC geplaatst, voor een groot vierkant raam naast de entree, zodat de glans van het koper bij daglicht goed tot zijn recht komt. De granieten blokken die hij eromheen ontwerpt, hebben een tweeledige functie. Ze verschaffen het beeld een afgebakende plaats en geven studenten en bezoekers gelegenheid om even rustig plaats te nemen.

Met zijn hoogte van ruim drie meter is *Cube in Brass* voor Voltens doen een klein werk. Veel groter zijn de talrijke imposante beelden van zijn hand in parken, langs wegen en op pleinen; beelden die velen vertrouwd zullen zijn zonder dat ze de naam van de maker kennen.

The sculptor André Volten was one of the founders of the Liga Nieuw Beelden *artists' association, which was established in the mid-1950s. The objective of Nieuw Beelden was a far-reaching collaboration between architects, artists and designers. Even after the Liga was discontinued in 1968, Volten still remained faithful to its basic principles. For example, he continued to integrate his creations into their surroundings as much as possible.*

He produced Cube in Brass *in 1968. This sculpture was placed in the faculty building of the Academic Medical Center eighteen years later. It is situated before a large square window next to the entrance so that the gleaming brass is seen to best advantage in daylight. The granite blocks he designed around it have a dual function: they define the position of the sculpture and afford students and visitors a place to sit.*

Though more than three metres high, Cube in Brass *is, in fact, a rather small work for Volten. His numerous imposing sculptures set in parks, along roads and in squares are much larger and are a familiar sight to many people – although they don't actually know the name of the artist who made them.*

200003

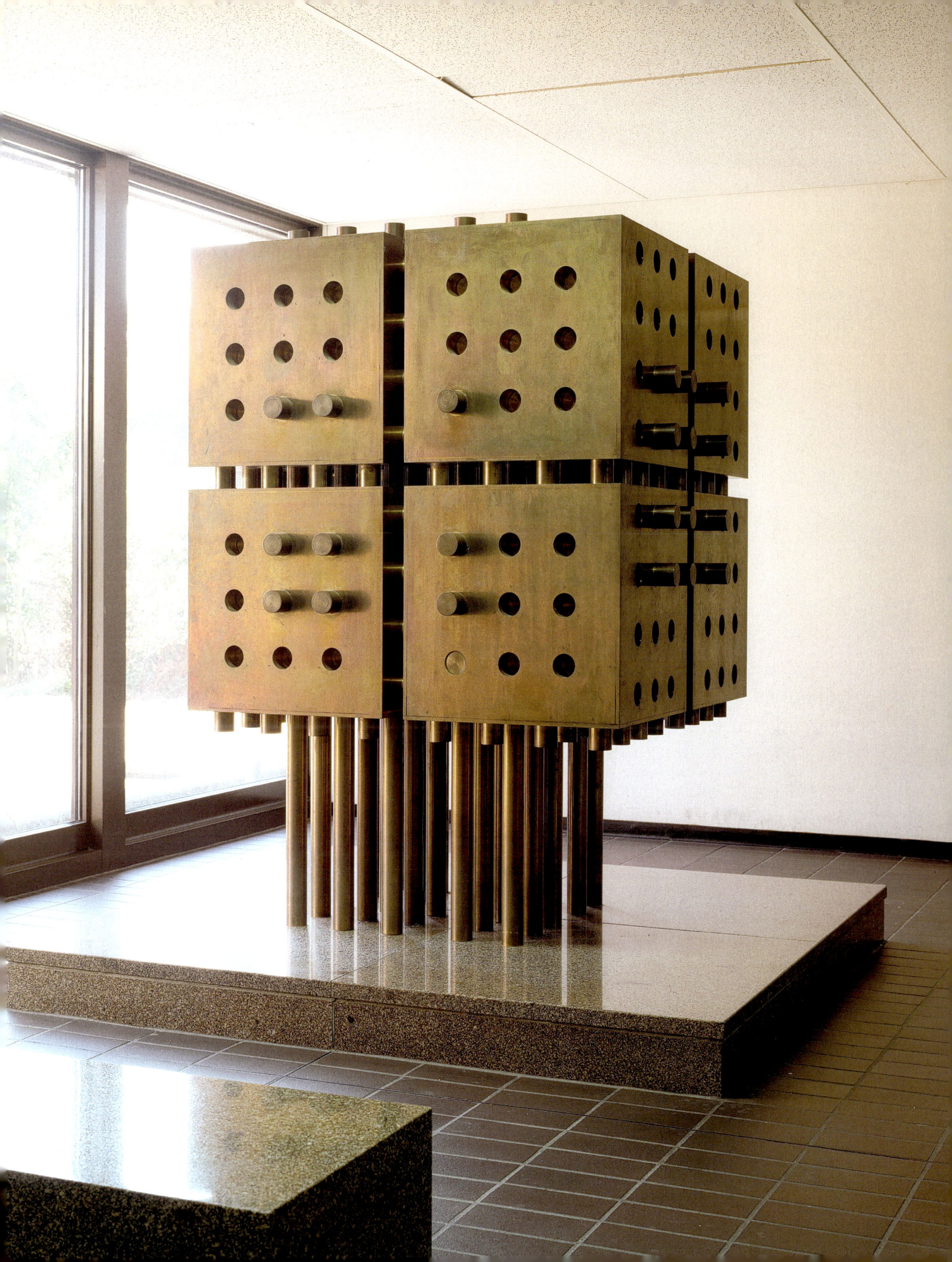

200002

PEER VENEMAN
1952

Zonder titel
Untitled
1986

Geverfd aluminium
Painted aluminium
510 x 420 x 420 cm

Aan het begin van zijn carrière zweert beeldhouwer Peer Veneman bij strenge, minimale vormen en gebruikt hij alleen roestig staal. Eind jaren zeventig begint hij meer te experimenteren. Zijn vormen worden vrijer, het kleurenpalet rijker en ook de materiaalkeuze laat een grotere variëteit zien.

Deze sculptuur uit 1986, vervaardigd in het kader van de éénprocentsregeling, toont een ongebruikelijke combinatie van organische en geometrische elementen. Ondanks de frivole kleuren en vormen behoudt het werk een zekere strakheid. Zijn spanning ontleent het aan de tegengestelde polen waartussen het balanceert: aan de ene kant rationele controle, aan de andere kant ongelimiteerde uitbundigheid. Een perfecte cirkel brengt de vloeiende, staande vormen samen.

De drie staande elementen komen we in Venemans oeuvre vaker tegen. Het zijn gestileerde vrouwenlichamen. Nu eens liggen ze als bevallige naakten op hun kant, dan weer gaan ze gebukt onder een zware last. In dit beeld ogen ze als drie fiere gratiën, bekroond met een gele nimbus.

When Peer Veneman began working as a sculptor he swore by strictly minimal forms and employed nothing but rusty steel. Towards the close of the 1970s his work became more experimental. His shapes became less constrained, his palette richer and his choice of materials more diverse.

This sculpture from 1986, made as part of the Dutch government's so-called 'Percentage ruling' (whereby one per cent of the cost of a new building is reserved for the purchase of art made by contemporary artists to adorn either the inside or the outside of the new building) reveals an unprecedented combination of organic and geometric elements. Yet despite the frivolous shapes and colours, the work retains a certain severity. It gains tension from the two opposites between which it balances: namely, rational control and unrestrained ebullience. A perfect circle unites the flowing, vertical forms.

We frequently encounter the three standing elements in Veneman's oeuvre. They are stylized female forms. Sometimes reclining, seductive nudes, at other times bowed beneath a heavy burden. Here they appear like three proud Graces crowned with a golden halo.

200002

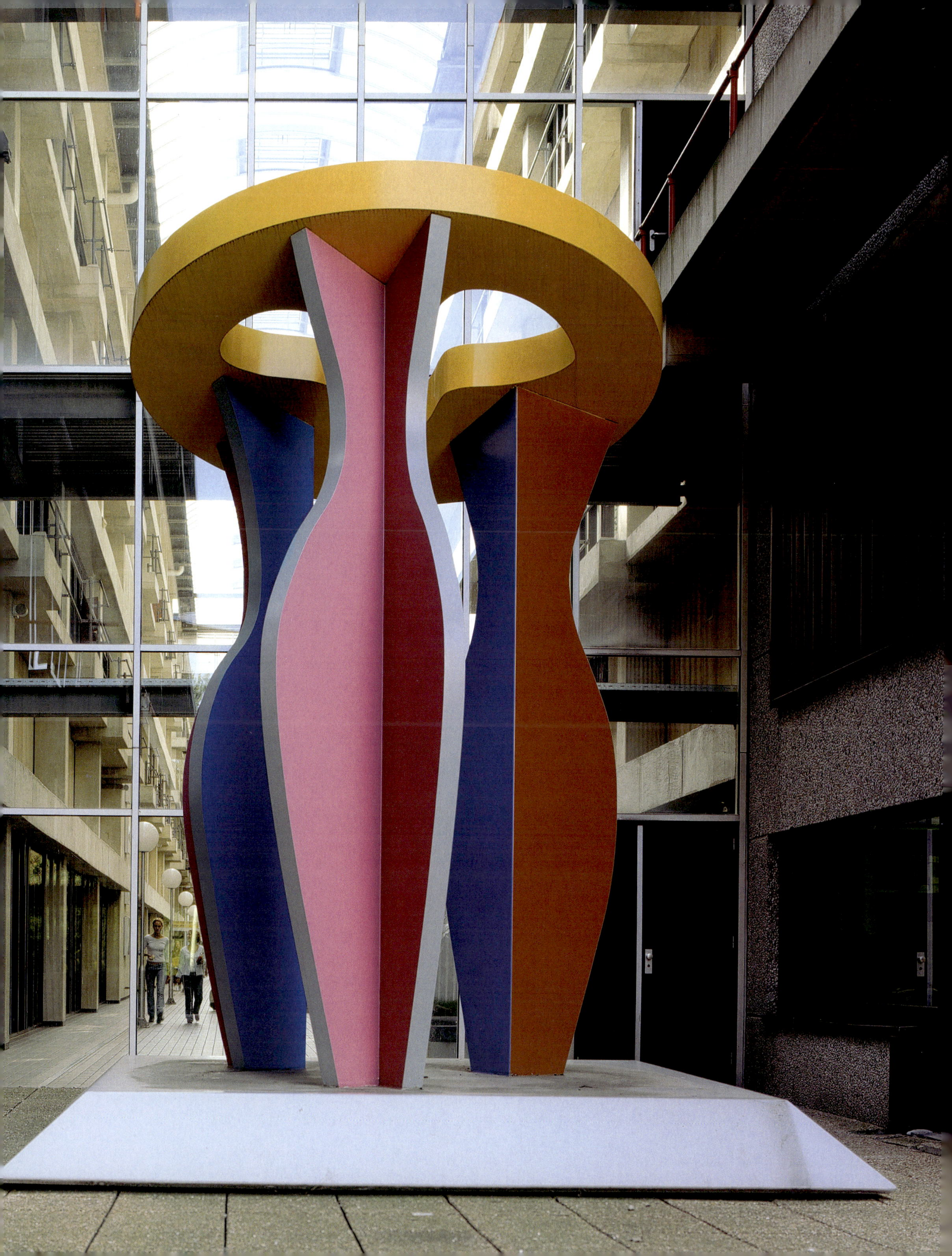

110693

GERARD POLHUIS
1952

Zonder titel
Untitled
1992

Installatie met neon en brons
Installation with neon and bronze

Gerard Polhuis is een schepper van fantasiewerelden. Een groot deel van zijn oeuvre wordt bevolkt door sprookjesfiguren in hun eigen sprookjesomgeving, tot leven gewekt door middel van vloeiende contouren en frisse kleurcontrasten. Voor veel van zijn schilderijen en beelden gebruikt hij het silhouet als uitgangspunt. Renaissance-reliëfs en interieurdecoraties van het Engelse Neoclassicisme inspireren hem tot een sterk ruimtelijke omgang met het (bijna) platte vlak.

Zijn voorstellingen balanceren op de rand van het verhalende, maar Polhuis simplificeert de figuratie door zijn silhouetten monochroom in te vullen en detaillering te vermijden. De hoge mate van vereenvoudiging, neigend naar het cartooneske, geeft de beschouwer veel vrijheid om zijn eigen fantasie te laten werken.

Deze installatie van neon en brons, via het kleinschalig opdrachtenbeleid van de gemeente Amsterdam permanent geïnstalleerd op de AMC-afdeling Huisartsgeneeskunde, zou je een eigentijdse interpretatie van Renaissance-reliëfs kunnen noemen. In vier gangen van de afdeling heeft de kunstenaar objecten aangebracht in metaal, brons en neon. Soms herkenbaar en verwijzend naar de medische wereld, soms abstracter, maar altijd in heldere kleuren. Samen vormen ze één sprookjesachtige wandelroute. Het werk is een mooi voorbeeld van de manier waarop Polhuis het platte vlak benadert als startpunt voor een flirt met driedimensionaliteit, en de bezoeker in staat stelt zijn fantasiewereld fysiek te betreden.

Gerard Polhuis creates fantasy worlds. A great deal of his oeuvre is populated by fairytale characters in their own fantasy kingdoms, called into being by means of flowing contours and lively colour contrasts. He uses the silhouette as a starting point for many of his paintings and sculptures. Renaissance reliefs and English neo-classical interior decorations inspire him to deal with an almost flat surface in an extremely spatial manner. His representations hover on the verge of the narrative, but Polhuis simplifies the figuration by filling in his silhouettes in monochrome and by avoiding detailed decoration. The high degree of simplification, verging on the cartoonesque, gives the onlooker a great deal of freedom to let his own imagination take over.

This installation of neon and bronze, permanently installed in the Academic Medical Center's Department of General Practice Medicine through the small-scale commissioning policy of Amsterdam Municipal Council, could be called a contemporary interpretation of Renaissance reliefs. The artist has placed metal, bronze and neon objects in four of the department's corridors, some identifiable and referring to the medical world, some more abstract, but always in bright colours. Together they form an enchanted walking route.

The work is a good example of the way in which Polhuis approaches the flat surface, namely as a starting-point for a flirtation with three-dimensionality, which results in the visitor being able to physically set foot in his fantasy world.

110693

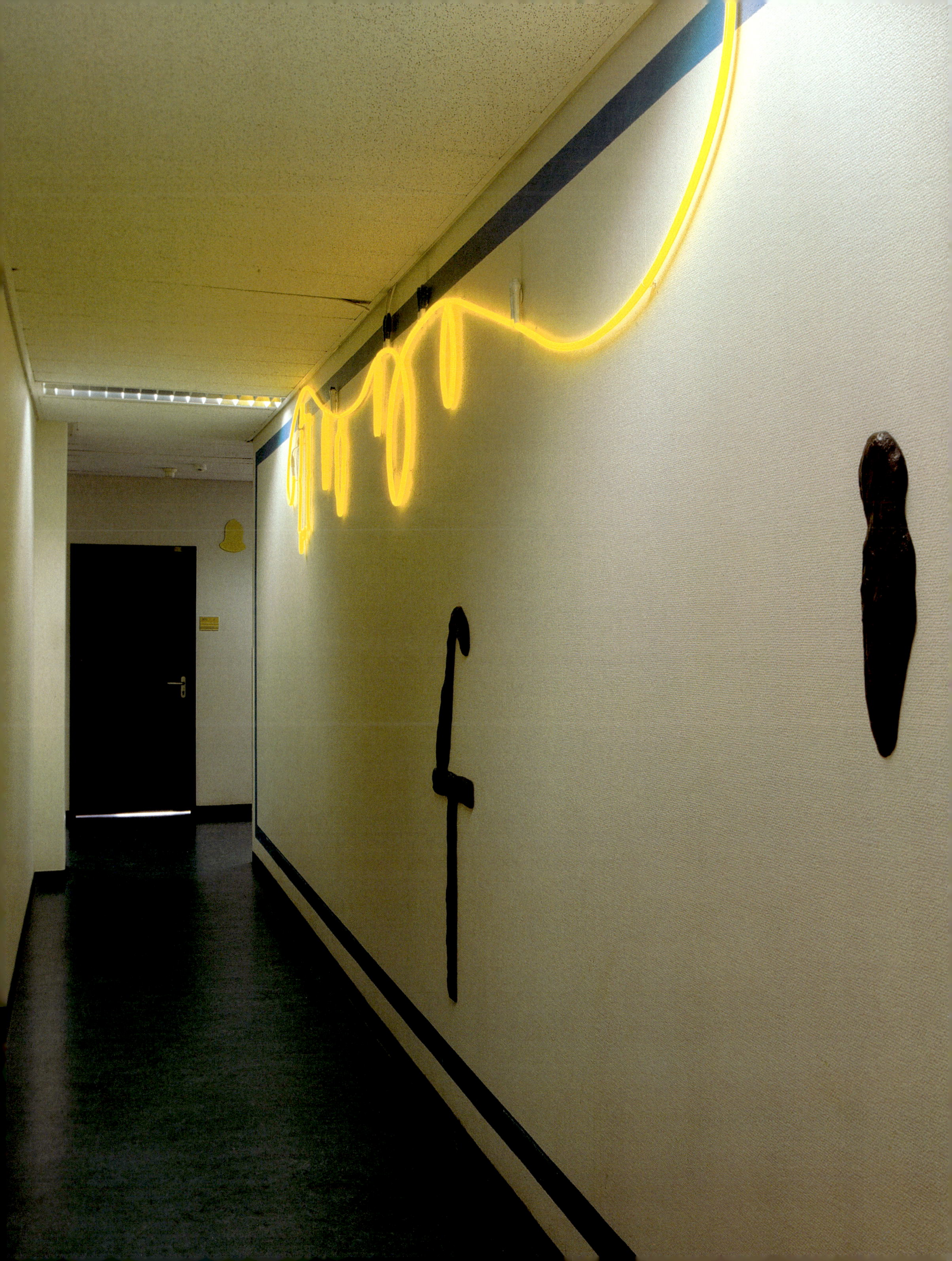

110588

HENK VISCH
1950

Uit de groep **De Onbeweeglijken**
From the group ***The Inert***
2000

Springend oog
Jumping eye
90 x 50 x 26 cm 2/4

Zwarte adem
Black breath
83 x 13 x 30 cm 2/4

Brandende bloem
Burning flower
76 x 41 x 22 cm 2/4

Brons
Bronze

De Onbeweeglijken doopte Henk Visch de beeldenserie die hij oorspronkelijk maakte voor de stad Hamburg. Uit deze zevendelige serie bezit het AMC drie figuren.

Onbeweeglijken? Nogal vanzelfsprekend voor bronzen sculpturen. Maar misschien moeten we eerder denken aan een gemoedstoestand. Wie in gedachten verzonken is, voelt zich even stilgezet, zoals je van een videofilm het beeld bevriest om beter te kunnen kijken. Hamburg was vroeger de plaats waar Duitse emigranten zich inscheepten voor een nieuwe toekomst overzee. Zo'n ingrijpende cesuur creëert in de tussenfase een psychisch vacuüm, een niemandsland. Vertrouwde sociale structuren verdwijnen uit het zicht en de meegenomen bagage wordt een vreemde last, een inerte materie tegenover een hoofd dat vol is van verandering.

Visch heeft al een carrière als tekenaar, etser en performer achter de rug als hij naam maakt met zijn oorspronkelijke sculpturen. Op de Biënnale in Venetië van 1988 baart hij opzien met constructies van een bijna sprookjesachtige transparantie. In de loop der jaren ontwikkelt hij een onmiskenbaar eigen stijl, gevoed door een rijke fantasie die ruimte laat voor ontroering en engagement.

The Inert *was the name given by Henk Visch to the sculptures originally commissioned by the city of Hamburg. From the series of seven sculptures the AMC owns three.*

Inert? For bronze sculptures that would appear to be stating the obvious; the name is more likely to be a reference to a state of mind. When a person is lost in thought he seems to be suspended motionless in time, just like the frozen frame of a video film that has been stopped to allow the viewer to study it in more detail. Hamburg used to be the port of departure for German immigrants embarking upon a new future overseas. Such a fundamental break creates a psychological vacuum during the voyage from one country to the other: a no-man's land. Familiar social structures disappear from view and the luggage that has been taken along becomes a strange burden, an inert mass, in sharp contrast to a head pre-occupied with thoughts full of change.

Visch had already had a mixed career as an artist, etcher and performer when he made a name for himself with his novel sculptures, causing quite a stir at the 1988 Venice Biennale with his constructions of an almost fairy-tale transparency. With the passage of time he has developed an unmistakeable style, nurtured by an unfettered imagination that still leaves space for emotion and commitment.

110588

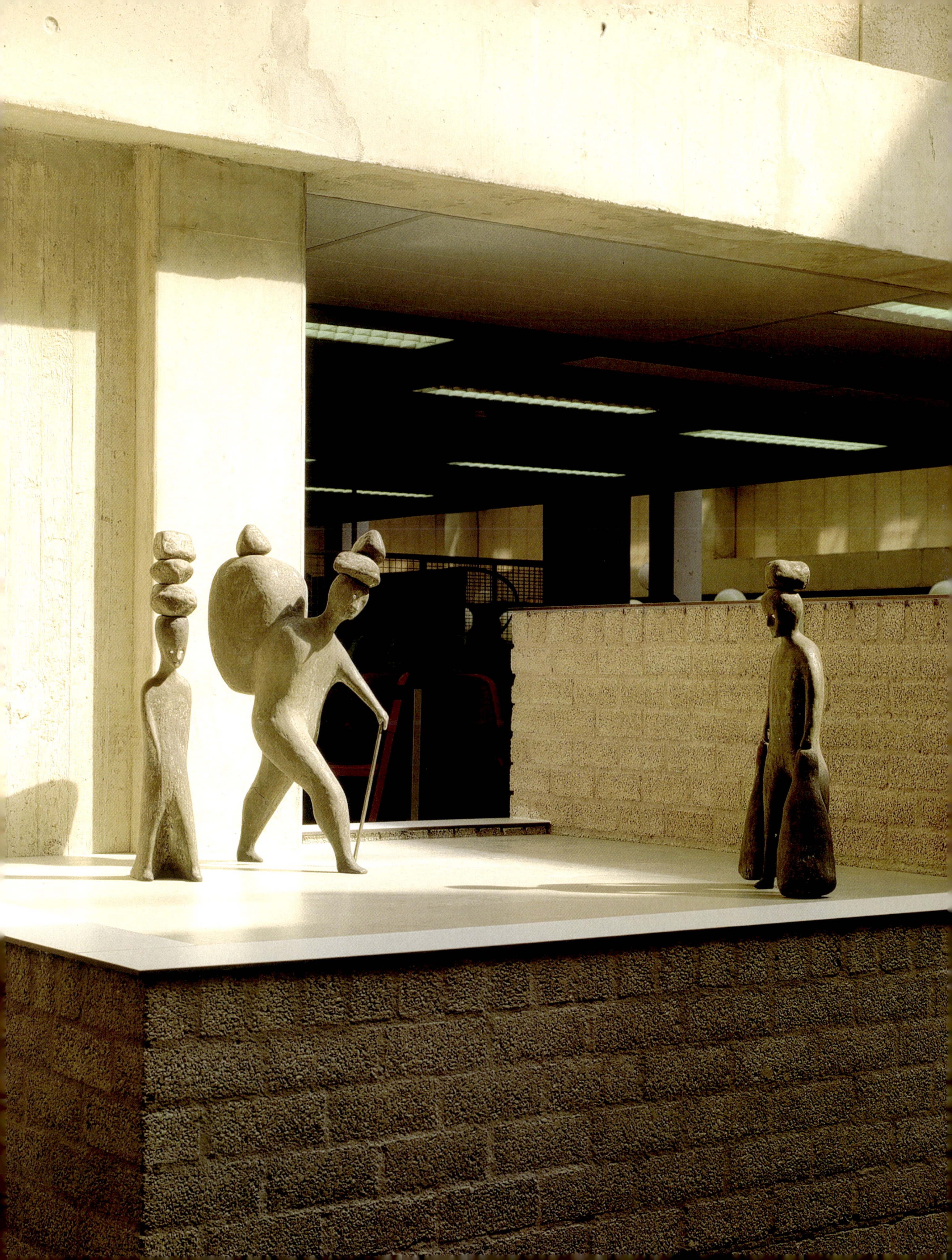

Abstract expressionisme

Abstract expressionisme is de van oorsprong Amerikaanse verzamelnaam voor een aantal vernieuwende ontwikkelingen in de kunst vanaf 1945. Abstract expressionistische kunstenaars bedienen zich van een abstracte beeldtaal met een hoge emotionele lading. De expressiviteit van hun werk is het resultaat van een spontane manier van verf opbrengen: een vastomlijnd plan onbreekt.

Assemblagekunst

De verzamelnaam assemblagekunst staat voor kunst waarbij materialen worden gebruikt die oorspronkelijk een andere bestemming hebben. Een lepel of pen bijvoorbeeld, of toevallig gevonden voorwerpen. Oorspronkelijk is de assemblagekunst geïnspireerd op de technieken van de collage.

CoBrA

De kunstenaarsgroep CoBrA werd op 8 november 1948 opgericht tijdens een groot internationaal kunstenaarscongres in Parijs. CoBrA stond voor Copenhague, Bruxelles en Amsterdam, de steden waaruit de leden afkomstig waren. De Cobra-kunstenaars zetten zich bewust af tegen de bestaande kunstregels. Ze wilden werk maken zonder vooropgezette ideeën, spontaan en fantasierijk. De Nederlandse groepsleden waren bij aanvang de schilders Constant, Corneille en Karel Appel. In 1951 werd de groep officieel opgeheven.

Conceptuele kunst

De conceptuele kunst is voortgekomen uit de Minimal Art. In de conceptuele kunst geldt het idee zelf als kunstwerk. Een tastbare uitvoering blijft vaak achterwege. Conceptuele kunst bestaat veelal uit geschreven ideeën en ontwerptekeningen; de taal is dus een cruciaal instrument. In de gedachten van de toeschouwer kunnen ideeën en ontwerpen zich verder ontwikkelen.

Constructivisme

Het Constructivisme ontstond rond 1913 in Rusland. Constructivistische kunstenaars beperkten zich tot het gebruik van puur geometrische vormen. In tegenstelling tot het Expressionisme was deze stroming niet op het individu gericht, maar op constructieve hervorming van de samenleving. De concepten van constructivistische kunstenaars worden daarom geacht nuttig te zijn voor de hele maatschappij.

Creatie

De kunstenaarsvereniging Creatie werd in 1950 opgericht door Willy Boers en Ger Gerrits. Vanwege hoog oplopende conflicten hadden de twee kunstenaars zich afgescheiden van de vereniging Vrij Beelden. Die was naar hun oordeel te diffuus geworden door het omarmen van zowel abstracte als figuratieve kunst. Creatie werd de eerste kunstenaarsvereniging die zich volledig inzette voor de abstractie. De verenigingsnaam werd dan ook aangevuld met 'Vereniging tot Bevordering van Absolute Kunst'. In navolging van Boers en Gerrits maakten diverse Vrij Beelden-kunstenaars de overstap naar de nieuwe vereniging.

Eénprocentsregeling

Tot 1987 door de Nederlandse overheid gehanteerd beleidsinstrument om het verstrekken van kunstopdrachten voor de openbare ruimte te stimuleren. De éénprocentsregeling behelsde de verplichting om één procent (bij scholen twee procent) van de 'kale' bouwkosten van nieuw te verrijzen, openbare gebouwen aan kunstuitingen te besteden. Via deze regeling zijn begin jaren tachtig diverse kunstwerken in en rond het AMC verworven.

Experimentele Groep

De Nederlandse Experimentele Groep was de Nederlandse tak van de Cobra-beweging. De betrokken Cobra-leden noemden zich 'experimentelen' omdat het experiment in hun werk voorop stond. Ze wilden spontaan te werk gaan en namen welbewust artistieke risico's. Ook 'mislukte' kunstwerken mochten in hun optiek geslaagd heten, mits al experimenterend tot stand gekomen.

Expressionisme

Rond 1905 ontstaat in Europa het Expressionisme, een stroming waarin het uitdrukken van de subjectieve emotie centraal staat. De waargenomen werkelijkheid wordt op een persoonlijke manier weergegeven: in plaats van die werkelijkheid natuurgetrouw te kopiëren, laten expressionistische kunstwerken de beleving van de kunstenaar zien. Het 'Romantisch Expressionisme' wordt gekenmerkt door figuratie. In tegenstelling tot het felle kleurenpalet van de expressionisten zijn de kleuren van deze stroming gewoonlijk zacht.

Fundamentele schilderkunst

De naam fundamentele schilderkunst is ontleend aan de gelijknamige thematentoonstelling die in 1975 in het Stedelijk Museum in Amsterdam te zien was. In Nederland wordt hij gebruikt voor een internationale stroming in de schilderkunst van rond 1970. De oorsprong van de fundamentele kunst ligt – net als die van de conceptuele kunst – in de Minimal Art. Het gaat de fundamentele kunstenaars vooral om het proces van het schilderen zelf en niet zozeer om het eindresultaat. In monochrome schilderijen worden de mogelijkheden en beperkingen onderzocht van schilderkunstige basiselementen zoals lijn, kleur, vorm en schaal.

Geometrisch abstracte kunst

Na de Tweede Wereldoorlog kwam in Nederland de Geometrisch abstracte kunst in zwang. De geometrisch abstracten grepen terug op de kunstopvattingen van De Stijl en zetten zich af tegen de gangbare traditionele figuratie. Geometrisch abstracte werken hebben geen voorstelling en de gehanteerde vormen zijn niet afgeleid van de tastbare werkelijkheid. Driehoeken, vierkanten, cirkels en rechthoeken en andere meetkundige figuren worden met afstandelijke en mathematische precisie op het doek gezet.

Kleinschalig Opdrachtenbeleid Gemeente Amsterdam

Het Amsterdams Fonds voor de Kunsten financiert kleinschalige beeldende kunstopdrachten die door kunstenaars en non-profit-organisaties worden aangedragen. Het kan gaan om zowel permanente als tijdelijke kunst. Het fonds stelt als voorwaarde dat de locatie openbaar is en toegankelijk voor het publiek.

Liga Nieuw Beelden

In 1955 wordt Liga Nieuw Beelden opgericht, een samenwerkingsverband tussen architecten en abstract werkende kunstenaars.

Het oude ideaal van De Stijl, de integratie van de verschillende kunstdisciplines, wordt hiermee nieuw leven ingeblazen. Ondertekenaars van het oprichtingsmanifest zijn de leden van Vrij Beelden, Creatie en de Experimentele Groep.

Materie(schilder)kunst
Rond 1950 doet de materiekunst (of materieschilderkunst) haar intrede, een vorm van Abstract expressionisme waarin de gebruikte materialen centraal staan. Materieschilders vermengen de verf met bijvoorbeeld zand en zaagsel. Zo creëren ze reliëf en speciale texturen. Sommige kunstenaars verwerken in hun schilderijen toevallig gevonden materialen, zoals de tanden en veren van dieren.

Minimal Art
Minimal Art is een rond 1960 tot ontwikkeling gekomen non-figuratieve kunststroming in de beeldhouw- en objectkunst, als reactie op het heersende Abstract expressionisme. In tegenstelling tot de abstract expressionisten willen de minimalisten geen associaties oproepen, hun kunstwerken verwijzen uitsluitend naar zichzelf. Minimalistische werken zijn doorgaans gemaakt van kant-en-klare industriële producten, zoals bakstenen, tl-buizen en koperplaten. De materialen behouden hun oorspronkelijke kleur of worden hoogstens in zwart, wit of grijs geverfd. Sokkels zijn uit den boze, de Minimal Art-objecten moeten zonder franje in hun omgeving worden geplaatst.

Nederlandse Informele Groep
Bram Bogart, Armando en Jaap Wagemaker waren de grondleggers van de stijl die werd voorgestaan door de Nederlandse Informele Groep. In de jaren vijftig van de twintigste eeuw braken ze met zowel de figuratieve als de abstracte kunst en zetten ze zich af tegen de voorstellingswereld van Cobra. De informelen streefden naar onpersoonlijk, 'objectief' werk. De term 'informeel' komt van het Franse *informel*, die in dit verband eerder als 'vormloos' dan als informeel moet worden begrepen. In 1959 bestond de Nederlandse Informele Groep uit Armando, Kees van Bohemen, Jan Hendrikse, Henk Peeters en Jan Schoonhoven.

Nieuwe Figuratie
Als reactie op de periode na de Tweede Wereldoorlog, als de abstractie hoogtij viert, keerde in de jaren zestig het herkenbare beeld in allerlei vormen terug. Kenmerkend voor de kunstenaars van de Nieuwe Figuratie is dat ze hun afbeeldingen een abstracte betekenis geven. In Nederland wordt deze kunststroming in de jaren zeventig vertegenwoordigd door onder meer Reinier Lucassen en Alphons Freijmuth. In België is Roger Raveel de belangrijkste vertegenwoordiger.

Nulgroep
In 1960 ontstond uit de Nederlandse Informele Groep de nog radicalere Nulgroep. Dat 'Nul' was niet negatief bedoeld, maar stond voor een nieuw begin. De Nulgroep betoonde zich wars van alles wat 'expressief', 'creatief', 'artistiek' of 'geïnspireerd' was en verhief de doodgewone werkelijkheid tot kunst. Elementen uit de dagelijkse omgeving werden geïsoleerd en in nieuwe contexten geplaatst.
In 1961 tekenden Nulkunstenaars Armando, Henk Peeters, Jan Schoonhoven en Jan Henderikse het 'Manifest tegen Niets'. Voornaamste stelling: 'Een schilderij is net zo veel waard als geen schilderij'.

De Onafhankelijken
In 1912 werd de kunstenaarsvereniging De Onafhankelijken opgericht. De aangesloten kunstenaars richtten zich op de organisatie van tentoonstellingen die onafhankelijk waren van enigerlei jurybeoordeling. Voor de Tweede Wereldoorlog was de vereniging het brandpunt van de avant-garde, maar na '45 raakten De Onafhankelijken wegens collaboratie uit de gratie.

Performancekunst
Hoewel performances pas in de jaren zeventig een belangrijke rol in de beeldende kunst gaan spelen, bestaan ze in feite al sinds het begin van de twintigste eeuw. Performancekunst is nauw verbonden met de conceptuele kunst: in beide staan de ideeën voorop. De performancekunstenaar gebruikt het menselijk lichaam om die ideeën vorm te geven. Veelgehanteerde technische hulpmiddelen zijn daarbij onder andere video, film en geluidstapes.
Performancekunstenaars spelen geen rol, zoals acteurs, en hun handelingen zijn evenmin van tevoren gerepeteerd.

Pop Art
Pop Art, afkorting van popular art, is een kunststroming die midden jaren vijftig ontstond in Engeland en de Verenigde Staten. Uitgangspunt is het gebruik van beelden uit de populaire cultuur. Beelden uit de reclame bijvoorbeeld, van de televisie, uit strips of uit de moderne consumptie-industrie (zoals soepblikken). Tot de meest spraakmakende Pop Art-kunstenaars behoorden Andy Warhol en Robert Rauschenberg.

De Stijl
In 1917 werd de kunstenaarsvereniging De Stijl opgericht. De verenigingsnaam zou het etiket worden van de belangrijkste Nederlandse artistieke stroming in het begin van de twintigste eeuw, zowel in de beeldende kunst als in de architectuur. Tot de belangrijkste representanten van De Stijl behoren Piet Mondriaan, Gerrit Rietveld en Theo van Doesburg. In hun abstract-geometrische werk streefden de Stijl-kunstenaars vóór alles naar harmonie en evenwicht. Naast zwart en wit gebruikten ze hoofdzakelijk primaire kleuren. Hun werken moesten op zichzelf kunnen staan, autonoom zijn, in tegenstelling tot de traditionele werken met hun meer illustratieve of verhalende karakter.

Vrij Beelden
De kunstenaarsvereniging Vrij Beelden werd in 1946 opgericht op initiatief van Willy Boers en Ger Gerrits. Vrij Beelden was een initiatief van twaalf schilders die in datzelfde jaar in het Stedelijk Museum in Amsterdam hadden geëxposeerd. Ze zetten zich af tegen de traditionele figuratieve kunst en pleitten voor abstracte en experimentele kunst, waarbij ze teruggrepen op de kunst van De Stijl uit de jaren twintig. Belangrijke vertegenwoordigers waren onder meer Frieda Hunziker, Piet Ouborg en Willem Hussem. In 1955 ging de groep over in Liga Nieuw Beelden.

Abstract Expressionism

Abstract Expressionism originated in America as a blanket term to denote various new developments in post-1945 art. Abstract Expressionist artists make use of an abstract visual language with a highly emotional content. The expressive nature of their work results from the spontaneous manner in which they apply their materials such as paint to the canvas or surface: they don't plan in advance!

Assemblage

The use of three-dimensional material which originally had another purpose, to create art objects. For instance, a spoon or a pen or found objects (objets trouvés). This technique derives originally from collage.

CoBrA

The artists' group CoBrA was founded in Paris in November 1948 during a large international artists' congress. It took its name from the capital cities where important members of the group were working: Copenhagen, Brussels and Amsterdam. The Cobra artists deliberately rejected existing art forms and disciplines. They wanted to create works that were spontaneous and richly imaginative. The original Dutch members included the painters Constant, Corneille and Karel Appel. The group was dissolved in 1951.

Conceptual Art, or Concept Art

Conceptual Art grew out of Minimal Art. Here, the art consists in the basic idea, which does not have to evolve around a physical form. In Conceptual Art language often becomes the basic material and the resulting work consists of written ideas or design drawings. Ideas and designs may further develop in the mind of the spectator.

Constructivism

Constructivism manifested itself in Russia in about 1913. The Constructivists restricted themselves to the use of geometric forms. In contrast to Expressionism, the movement was not concerned with the individual but aimed to influence and reform society. For instance, Constructivist ideas filtered through to clothing design and architecture, and were considered useful for the whole of society.

Creatie (Creation)

The Dutch artists' group Creatie was started in 1950 by Willy Boers and Ger Gerrits. The two had left the association Vrij Beelden because of increasing conflicts. They felt that this body had become too diffuse by striving to embrace both Abstract and Figurative Art. Creatie was the first Dutch artists' group to devote itself entirely to Abstract Art. To underscore this, the name was expanded to "Association for the promotion of Abstract Art." Several artists from the Free Images group also joined in the new association.

Experimental Group

The Dutch Experimentele Groep (Experimental Group) was the purely Dutch branch of Cobra. The Cobra members involved called themselves experimentalists because for them the major feature of their work was its experimental nature. They wanted their art to be spontaneous and consciously took artistic risks. In their view, works that were "failures" could also be termed a success provided they resulted from experimentation.

Expressionism

The term Expressionism began to be used in Europe around 1905 to refer to art in which the forms arise from subjective reactions to reality. Individual experience is presented in a personal manner and instead of copying in a realistic manner, Expressionist works present the artist's emotional experience. "Romantic Expressionism" makes use of figurative representation. Unlike the bold brilliant palette of the Expressionists, this stream tends to use softer pastel shades.

Fundamentele Schilderkunst (Fundamental Painting)

This Dutch title derives from an exhibition of the same name held in Amsterdam's Stedelijk Museum in 1975. The term is used in the Netherlands to apply to an international phenomenon in painting that developed in about 1970. Like Conceptual Art, Fundamental Art arose out of Minimal Art. Fundamental artists were interested chiefly in the actual process of painting, rather than the final result. Using monochrome tints, they explored the possibilities and limitations of painterly elements such as line, colour, shape and proportion.

Geometric Abstract Art

This movement became popular in the Netherlands after the Second World War. Artists looked back to the ideas of the De Stijl movement and rejected the current traditional figurative style. Geometric Abstract works of art do not represent anything and the shapes used are not derived from tangible reality. With cool, mathematical precision triangles, squares, circles, rectangles and other geometric figures are constructed on the canvas.

The Independents

In 1912 the Dutch artists' society called The Independents was founded. Members dedicated themselves to organizing exhibitions of art independent of any jury's decisions. The group was the spearhead of the avant-garde before the Second World War, but after 1945 fell into disrepute.

Informele Groep (Informal Group)

Bram Bogart, Armando and Jaap Wagemaker were the founders of a style that developed into the Dutch Informal Group. In the 1950s they rejected both figurative and abstract art and diverged from the conceptual world of Cobra. The Informals strove for impersonal, "objective" art. The word "informal" is cognate with the French informel, which in this context has the meaning of "without form". In 1959 the Dutch Informal Group consisted of the artists Armando, Kees van Bohemen, Jan Hendrikse, Henk Peeters and Jan Schoonhoven.

Liga Nieuw Beelden

The "Liga Nieuw Beelden" was set up in 1955. It was to form a link between architects and abstract artists. In many ways it was a reincarnation of the De Stijl ideal, the integration of different art disciplines. The manifesto of the League was signed by members of Vrij Beelden, Creatie and the Experimentele Groep.

'Materiekunst' (a variation of Mixed-media Art)
The Dutch materiekunst (also called materieschilderkunst or Material Art) appeared in about 1950. It was a type of Abstract Expressionism in which the main accent lies on the materials used. For instance, 'mixed-media artists' will mix the paint they use with sand or sawdust, thereby creating relief and texture. Some of these artists also make use of so-called objets trouvés, objects found by the artist, such as feathers, or animals' teeth.

Minimal Art
The term was coined in the 1960s to describe art which abandons all pretensions at either expressiveness or illusion. It developed in reaction to the then dominant Abstract Expressionism. Minimal Art is generally produced from 'ready-mades', that is, industrial products such as bricks, strip lighting or metal sheets. The materials retain their original colour or at most are sprayed black, white or grey. Pedestals are totally taboo – the minimal art objects are placed in a setting without frills.

New Figurative Art
In reaction to the postwar period of the late 1940s and 50s, which were dominated by abstract art, in the 1960s recognizable shapes began to reappear in artwork. Typical of the artists of the New Figurative movement is that they give their representations an abstract significance. In the 1970s in the Netherlands the movement included such artists as Reinier Lucassen and Alphons Freijmuth, while in Belgium its major protagonist is Roger Raveel.

Percentage regulation
Until 1987 the Dutch government had a ruling intended to stimulate the granting of commissions to artists. This so-called Percentage regulation stated that of the total building costs of new public buildings one percent should be spent on works of art made by living artists. Various artworks in and around the Amsterdam Medical Center have been acquired thanks to this regulation.

Performance Art
Although it wasn't until the 1970s that performances gained a significant role in the visual arts, in fact this medium existed from the beginning of the twentieth century. Performance Art is closely related to Conceptual Art: both focus on 'the idea', or concept. Performance artists use the human body to give shape to their ideas. Frequently used accessories include videos, film and recordings. Unlike actors, performance artists do not play a part and their actions are unrehearsed.

Pop Art
Pop Art (from popular art) began in the 1950s in England and the US with investigations into the nature of urban popular culture. It examines the use of imagery in mass culture, such as comic strips, TV advertising and the consumer industry (e.g. soup can labels). Among the most talked-about pop artists are Andy Warhol and Robert Rauschenberg.

Small-scale Commissions Policy of the Amsterdam municipality
The Amsterdam Fund for the Arts finances small-scale artwork commissions which are given to artists and NPOs. The artwork may be of a permanent or temporary nature. One condition is that the work be placed in a location open to the public.

De Stijl (literally: The Style)
The Dutch art group De Stijl was founded in 1917. It was to become the most important Dutch art movement of the twentieth century, influencing the visual arts as well as architecture. Among its most prominent members are Piet Mondriaan, Gerrit Rietveld and Theo van Doesburg. The aim of the movement was to evolve an Abstract Geometric art which would be the 'direct expression of the universal'. They used black and white, and chiefly bright red, yellow and blue, the three primary colours. According to their theories, the work, artefact or construction should be autonomous and need no explanation – unlike much traditional art which has a narrative or illustrative character.

Vrij Beelden
This Dutch artists' group was set up in 1946 at the instigation of Willy Boers and Ger Gerrits. Twelve painters who had exhibited that year in Amsterdam's Stedelijk Museum got together and formed the group. They rejected traditional figurative art and made a case for abstract and experimental art – harking back in their ideas to the theories of De Stijl from the 1920s. Among the important members of the group were Frieda Hunziker, Piet Ouborg and Willem Hussem. In 1955 the group evolved into the Liga Nieuw Beelden.

Zero Group
In 1960 the Dutch Informal Group evolved into the even more radical Dutch Zero Group. The 'zero' wasn't implied in a negative sense; rather, it represented a new beginning. The Zero Group rejected everything that was 'expressive', 'creative', 'artistic' or 'inspired' and elevated the ordinary and everyday, calling it 'art'. Elements from daily life were isolated from their context and placed in a new setting.
In 1961 the Zero artists Armando, Henk Peeters, Jan Schoonhoven and Jan Henderikse signed the 'Manifesto against Nothing'. The main proposition was: 'A painting is worth as much as no painting.'

GLOSSARY OF TERMS

ARTISTS WHOSE WORK IS ILLUSTRATED IN THIS BOOK

…NAARS MET EEN AFBEELDING IN HET BOEK

KUNSTENAARS OPGENOMEN IN DE AMC-COLLECTIE

ARTISTS IN THE AMC COLLECTION

Onderstaande lijst bevat de namen van alle kunstenaars van wie één of meer werken zijn opgenomen in de AMC-collectie, met inbegrip van BKR- en andere bruiklenen. Voor de spelling is gebruik gemaakt van de voorkeurspelling zoals gehanteerd door het Rijksbureau voor Kunsthistorische Documentatie.

The list below includes the names of all artists from whom one or more works are included in the AMC collection, including works on loan under the BKR ruling and other works on loan. The spelling used is that preferred by the Netherlands Institute for Art History.

A, Godfried van der Aa, Eddy van Aarem, Ko Aarts, E. van den Abeelen van Os, Antoon Addicks, Rolf Adel, Eddie Agelink, Juan J. Agius, Peter van den Akker, Josef Albers, Fred Aldenberg, Pierre Alechinsky, Menno Alkema, M. van Allft, Peter Alma, Jacques van Alphen, Woody van Amen, Jan van Amerongen, Fred André, Pat Andrea, Kees Andriessen, Mari Andriessen, Tiong Ang, Thomas Ankum, Ernest Annyas, Karel Appel, Masa Ariyoshi, Hans van Arkel, Armando, Hans Arons, Annelies Arp, Jovan Arsenovic, Gustave Asselbergs, Atelier ´t Gooi, G.G. Aukema, Marianne Aulman, **B**, Dora Baanders, Paul Baars, Antony de Baat, Joep Backhuys, Patsy Backx, Robbert de Bakker, Annet Bakker, Frits Bakker, Jits Bakker, P. Bakker, Sjoerd Bakker, Jeroen Bal, Joost Baljeu, Carel Balth, Hans van den Ban, Els Bannenberg, Joost Barbiers, Aart van Barneveld, Walter Barten, Sepke Bartlema, Cor Basart, Christiaan Bastiaans, Trevor Edward Batten, Jan Batterman, Erik Bauknecht, Hans Baumler, Edward Bawden, Enrico Bay, Hans Bayens, Lars Bech, Frederik Frans Beckmans, Setske Beek, Elsje van Beek, Erik Beenker, A.H.A. Beentjes, Freek Beerbaum, Theo Beerendonk, Dane Beerling, Jan Beerse, Beierman, Jules Bekker, Willem van Bemmel, Gerrit Benner, Rik van Bentum, Else Berg, Freek van den Berg, Henk van de Berg, Johan van den Berg, Nelly van den Berg, Roland van den Berg, Siep van den Berg, Birgitta ten Berge, Wout Berger, Jaap Berghuis, Rombout Berkelaar, Selma Berkelaar, Michaël Berkhemer, Aad Berlijn, Herman Berserik, Ferry Bertholet, Hans Bertrand, Joop Besemer, Carlos Beuken, Gerry Beuling, Jan de Beus, Inez van Beusekom, Jan Bezems, Jan de Bie, Ania Bien, Gertie Bierenbroodspot, Let Bijkersma, Han Bijl, Pieter Bijwaard, Wil Bink, Willy Bleys, Albert Blitz, Marion Bloem, Peter Blokhuis, Ansuya Blom, Theo Blom, Phil Bloom, Carel Blotkamp, Philip Boas, Félicien Bobeldijk, Bill Bodewes, Mirjam Boelaars, Frans de Boer Lichtveld, Marja de Boer Lichtveld, Rie de Boer, Eveline de Boer, Judith de Boer, Willy Boers, Hans van den Bogaard, Bram Bogart, Joost Bogerd, Kees van Bohemen, René Boin, Kees Bol, Gerrit Bolhuis, Frans van Bommel, Jens Bommezij, Saskia Bon, Bob Bonies, Carla Bonnet, Frans de Boo, Herman van den Boom, Frans Boon, Hans Boon, Klaas Boonstra, Henri Frédéric Boot, Elly Booy, Reyer van der Borden, Henk Bos, Henk de Bos, Karin Bos, Leo Bos, Adriaan Bosboom, Alexander van den Bosch, Wim Bosma, Jaques Bot, Felice Ant Botta, Hendrik van Bottenburg, August Charles Boucher, Bart Boumans, Daan Bout, Renée Bouws, Ingrid Bouws, Wim van Boven, Toon van Boxtel, Paul Boyer, Guus van der Braak, Sibille de Braak, Maaike Braat, Martin Bradle, Tonny van Bragt, Jan Brand, Robert Maxim Joseph Brandes, Eugène Brands, Edwin Brandt, Willem Brandt, Brecht, Lukie de Bree, Dirk Breed, Dolf Breedvelt, Kitty Bremer, Johan Breuker, Hetty Brink, Floris Brinkman, Kuno Brinks, Frank van den Broeck, Erik ten Broecke, Fennigjen Broek, René van den Broek, E. Broek, Hans Broek, Henk Broer, René Broné, Herman Brood, Adri Brouwer, Ruth Brouwer, Yolande Brouwers, Stanley Brouwn, Jacobus Franciscus Brugman, Jan de Bruin, Dick Bruna, Jacob Brunel, Alfons Brunott, Mark Brusse, Wim Brusse, Gerard Brussee, Lex de Bruyn, Carla Budding, Chris de Bueger, Max Bueno de Mesquita, Herman Buijtenhuijs, Sjoerd Buisman, Nico Bulder, Bob Bunck, Wim Burger, Flip van der Burg, Bob Buys, Jan Buys, Anton Buytendijk, **C**, Edith Cahn, Armando Cairo, Maria Julia Ibanez Calavia, Jan van Campen, Michel Cardena, Carin Carpay, Ulises Carrión, John Carrol, Nicole Carvajal, Carlito Carvalhosa, Dick Cassée, Rob Cerneüs, Roger Chailloux, Dominique Chan, Anja Chaudhun, Emile Circkens, Paul Citroen, Johan Claassen, Willem Claassen, Hugo de Clercq, Wien Cobbenhagen, Miriam Cobelens, Sylvie Cocoual, Gerard Coffeng, Francoise Cogniat, Einan Cohen, Leo Collard, Jan Commandeur, Wim Compier, Constant, G.M. Coppes, Corneille, Ruud Cornelisse, Johan Cornelissen, Hans Coumans, Marie-Antoinette Courtens, Lisa Couwenbergh, Rob Cox, Henricus Crama, Jan Cremer, Mimi Croockewit, Colette Curfs, Faith Cushing, Czar, **D**, Frank Daalder, Peter Daalderop, Kreel Daamen, Dadara, Marie Dagnelie, Jean Paul van Dalsum, Lucie van Dam van Isselt, Peter Dam, Vincent Dame, Paul Damsté, René Daniëls, Petra Dannenburg, Saskia Dannenburg, Van Dapper, Bart Davidse, Feddde de Jong, Heleen van der Deen, Jan van Deene, Herma Deenen, Pieter Defesche, George Degenhart, Robin Deirkauf, Karin Dekeukeleire, Don Dekker, Ad Dekkers, Ger Dekkers, Bertie van Delden, Conny Dénis, A. J. Deuling, Hans Deuss, Pieter Paul Devriese, Jan Dibbets, Jef Diederen, Elspeth Diederix, Piet Dieleman, Yvonne Dielen, Peter Diem, Coos Dieters, Netty Dietvorst, Wilhelmus J.F.M. van Dijk, Evert van Dijk, Geurt van Dijk, James van Dijk, Van Dijk, Ineke van Dijk-Hulzebosch, Cor Dik, Ingrid Dingemans, Nicolaas Dings, Wil van Dinther, Jan Anton van Dis, Jan van den Dobbelsteen, Onno Docters van Leeuwen, Ingeborg Doetsch, Eppo Doeve, Frits Doff, Bart Rens Dokter, Bart Domburg, César Domela, Eric Don, Maria Donker, Peter Donkersloot, Rob Doolaard, Leo Dooper, Randi Doorman, Tini van Doornik, Kornelius Hendrikus

Dorré, Siegfried Dorré, Maarten van Dreven, Wim Drion, Bart Drost, Sam Drukker, Suzan Drummen, Peter van Drumpt, Milly van Duivenbode, Ed Dukkers, Marlene Dumas, Eva Durlacher, Sonja Dwingers, **E**, Koen Ebeling Koning, Wolfgang Ebert, Nienke van Eck, Cornelis E. Eckhart, Alice Edeling, Gerda Edens, Gerard van den Eerenbeemt, Hilly van Eerten, Otto Egberts, Jaap Egmond, Anna Eickholt, Harry Eijsman, Theo Eissens, Andreas van Elburg, Fennanda Eleveld, Paul Elffers, Theo Elfrink, Etienne Elias, Ger van Elk, Maria van Elk, Robert van Elk, Babs van Elsdingen, Thomas Elshuis, Fenneke van der Elst, Jaap van den Ende, Tine Engelbart, Jan Engelman, Piet Engelman, Ernst Jan Engels, Simon Erb, Ferdinand Erfmann, Etta Maria Eringa, Henk van Es, Sonja van Es, Maurits Cornelis Escher, Bernard Eschman, Johan Eshuis, Bernard Essers, Gert Jan Evelo, Frans Everbag, Kees Evers, Winfred Evers, Frank Eweg, Jan van Eyk, Elga Eymer, **F**, Geert van Fastenhout, Trijntje Ferkranus, Fons Fermin, Bob Fernhout, Charlotte le Fèvre, Susanne Fiebelkorn, Herbert Fiedler, Bart Filet, Hendrikje Flinkert, Eduard Flor, Phocas Fokkens, Sytze Folkertsma, Cora Fontein, Hanneke Franken, Roelof Frankot, Jean Paul Franssens, Jacob Freecke, Jan Frenken, Oscar Henri Frey, Alphons Freymuth, Gijs Frieling, Hans Frisch, Fred Fritschy, **G**, Rieke van der Gaast, Jo Gaebler, Louis Gans, Hendrikus de Garde, Coenraad Matthias Garms, Co van Gasteren, Hans Geernaert, Hanna Geertsema, Rob Geesink, Chris van Geest, Thérèse van Gelder, Henk van Gemert, Haye Gemser, Aletta van Genderen, Joan van Gent, Harrie Gerritz, Leo Gestel, Mareike Geys, Michael Gibbs, Hans Giesen, Helen Gilbert, Robert Gipon, Antoinette Gispen, Eelco Glastra van Loon, J.G. Glaude, Walter Carl Gluck, Jan de Goede, Kees de Goede, Lex Goes, Joep Goeting, Ferenc Gögös, Gerard Gooiker, Andries van Gool, Marnix Goossens, Maya Gordon, Loes Gorlee, Paul Gorter, Willem Gorter, Willem Götze, Ali Goubitz, Madelon Gouman, Els van der Graaf, Johan de Graaf, Gerhard von Graevenitz, Frits Gramberg, Leonie Greefkens, Wijnand Greefkens, Anton Gregoritsch, Bert Griepin, Michael Griffin, Erik van der Grijn, Hans Gritter, Mitsy Groenendijk, Jan Groenestein, Sipke Groeneveld, Vincent Groot, Annemarie de Groot, Arie de Groot, David Groot, Martin de Groot, Tijmen van Grootheest, Maurice Grothausen, Bert Grotjohann, Klaas Gubbels, Kristjan Gudmundsson, Sigurdur Gudmundsson, Dirk van Gulik, Gustin, **H**, Fons Haagmans, Albert Jan de Haan, Jurjen de Haan, Wim de Haan, Bart ter Haar, Pieter de Haard, Henri van Haaren, Jo van Haaren, Astrid de Haas, Henk de Haas, Laetitia de Haas, H.H. van Haaster, Herman Habes, Espen Hagen, Herman Hagenaar, Mirjam Hagoort, Guus Hak, J. Hak, Diana van Hal, Jozef Halevi, Ferdinand Halewijn, Frits van Hall, Jurriaan van Hall, Niels Hamel, Vincent Hamel, Jan de Hamer, Bhaskar Handé, Hermann Handl, Otto Hanrath, Marcelle Hanselaar, Taeke Pier Hansma, Eleonora Maria van Haren, Ed Hart, Onno Hasebos, Jacqueline Hassink, Chris Hassoldt, Inge Hattinga Verschure, Cyril van Hattum, Jenny Hazenberg, Jan van Heel, Marianne Heemskerk, Chris Heeneman, Richard Hefti, Herman van der Heide, Anno van der Heide, Emma van der Heide, Rins Heidema, Cecile van der Heiden, Lau Heidendael, George Heidweiller, Peter van der Heijden, Marius Heijnes, Kees Heijnsius, Ben Heijst, Govert Heikoop, Cornelis M.C. Heiligers, Wim Heldens, Rudolf Helder, Benno Helders, Cora v/d Hemel, Jan van den Hemel, Frank van Hemert, Sedje Hémon, Jan Henderikse, Karel Hendrik, Berend Hendriks, Dini Hendriks, Guus Hendrix, Jeroen Henneman, Marjolein Herder, Pieter Hermanides, Jan Hermans, Caren van Herwaarden, Kaak Heskes, Henk Hesselius, Auke Hettema, Otto Hetterscheid, Theo van de Heuvel, Ans Hey, Maarten de Hey, Ans Heybloem, Anton Heyboer, J.C.J. van der Heyden, Gras Heyen, Hans Heyman, Margriet Heymans, Theodoor Heynes, Ewerdt Hilgemann, Jaap Hillenius, Vincent Himmelreich, Teun Hocks, Dirk ten Hoedt, Klaas Hoek, Thea Hoek-Spekman, Berend Hoekstra, Thom Hoffman, Solm W.G. Hofman, Leo Hofman, Willem Hofman, Jan Holleman, Pieter Holstein, Friso ten Holt, Riemko Holtrop, Elyh Holzhaus, Leone Holzhaus, Sebastiaan Holzhuber, Marianne van Hooff, Wim Hooft, Michel Hoogervorst, Ton Hoogervorst, Tjibbe Hooghiemstra, Francis Hoogland, Anne Hoogstra, Gerard Hoppen, Addie Horn, Henk van der Horst, Marijke van der Horst, Bart van der Horst, Els ter Horst, Toine Horvers, Aart Houtman, Gerardus Höweler, Chiyuki Hozumi, Hubeek, Paul Huf, Ma Hui, Henk Huig, Jozef Huikeshoven, Sipke Huismans, Anne Huitema, Bauke Huizinga, Frank Hulscher, Joop Hulskamp, Fabrice Hünd, Frieda Hunziker, F. du Hus, Pavel Husa, Harry Husman, Paul Husner, Willem Hussem, Harry Huysman, **I**,Rik van Iersel, Cees van IJsseldijk, Willem Bernardus IJzerdraat, Jan Gerrit Ikelaar, Ben Ikelaar, Robert Indiana, Bon Ingenhousz, Hans Ittmann, Daniël van Iwaarden, Gizan Izura, **J**,Wim Jacobs, Ies Jacobs, Galen van Jansen, Joop Jansen, Lies Jansens, Adam Jansma, Leon Janssen, Cor Jaring, Theo Jeuken, Jasper Johns, Vytautas Jomynas, Allen Jones, Clara de Jong Visser, Fred de Jong, Frans de Jong, Jacqueline de Jong, Thom de Jong, Vera Jongejan, Theo Jongeneel, Jan Jonges, H.J. Jongman, Marc Jonk, Nic Jonk, Asger Jorn, Jacobus Jungcurt, Carolus Junger, Remy Jungerman, Rob Jurrissen, **K**, Jan Kagie, Ismay Kaiser, Johan Antoni Kaldenbach, Paulus Kamp, Hillebrand van Kampen, Wassily Kandinsky, Peter Kantelberg, Rob Kaptein, Karman, Peter Kars, Dré Karthaus, Caroline Kasal, Mariska Kaspers, Henk Kastelijn, Otto de Kat, Edith ten Kate, Arie Kater, Jerry Keizer, Toon Kelder, Aart Kemink, René van Kempen, Bernardus Kempers, Mart Kempers, Frans Kennedy, P. Kenniphaas, Hans van de Kerckhove, Wim Kersten, Sudjana Kerton, Floor van Keulen, Kees Keus, Jacob Simon Hendrik Kever, Eva Kircz, S.R. Kiss, Hendrik Kist, Ewoud Klaasse, Wil Klaassen, Martin Klaaszen, Stan Klamer, Peter Klashorst, Diederick van Kleef, Luke Kleiman, Onno Klein, Mieke Kleinendorst, Judith Kleintjes, Fon Klement, Theo Kley, Albert Klijn, Marc de Klijn, Ellen Klijzing,

Klof, Jacobus Kloppenburg, Beatrice Kluivers, Arthur Knauf, Frieda Koch, Myriam Koch, Gerard Kodde, Cornelis Koekkoek, Robert Koekkoek, Job Koelewijn, Agatha Koers, Frans Köhler, Johan Kohler, Hanko Kolk, Mark Kolthoff, L.M. Konijn, A . de Koning, Edzard Koning, Nol de Koning, Rob van Koningsbruggen, Danielle Kooi, Willem de Kooning, Maarten Koopman, Ella Koopman-de Vries, Metten Koornstra, Shlomo Koren, Petrus Korteman, Jan Korthals, Cees Kortlang, Els Korver, Anna Koster, Gerard Koster, Masa Kostic, Gabriël Kousbroek, P.E. Kouthoof, Daphne Kouwenaar, Jaap Kouwenhoven, Helena van der Kraan-Mazlova, Mirko Krabbé, Jacob Kramer, Simon Kramer, Wim Kramer, Max von Kreijfelt, Max Kreijn, Gunhild Kristensen, Tonny Kristians, Theo Kroeze, Hildo Krop, Vincent de Kruijff, Otto Kruijsen, Harry van Kruiningen, Germaine Kruip, Baukje Kruit, Dirk Kruizinga, Nonni Krusmann, Jaap Kruyff, Robert Kruzdlo, Dick Kuijen, Jasper J. Kuijer, Jacob Kuijper, Theo Kuijpers, Wieke Kuilman, Piet Kuiper, Loek Kuipers, Mirjam Kuitenbrouwer, Piet Kuiters, Henk ter Kulve, Manuel Kurpershoek, Theo Kurpershoek, Pieter Kusters, Anneke Kuyper, Lucas Kuys, Harrie Kuyten, Anne-Brigitte Kwadijk, Steven Kwint, **L**, R.P.M.van Laerhoven, Flip Lambalk, Marjan Lambers, Peter Lammers, Susette van de Lande, Piet Landkroon, Cees Landsaat, Hans Landsaat, Jan van den Langenberg, Lazuli Lapiz, Ger Lataster, David Lavingto, Uwe Laysiepen, Guillaume Le Roy, Madeleine Leddy, Arie Leemhuis, Ton Leenarts, Annelee Leenders, Peter van Leersum, Peter de Leeuwe, Dé van Leeuwen, Frits van Leeuwen, W.van Leeuwen, Will Leewens, Bernd B. Lehmann, Deliana Helena Lekkerkerker, Daan Lemaire, Ton Lenaerts, Frans van Lent, Jan van Lent, Leon, Nes Lerpa, Ruven Levav, Walter Libuda, Roy Lichtenstein, Alexander Lichtveld, John Lie A Fo, John Liggins, Karel Lijbrink, Lego Lima, Rik Lina, Rupert van der Linden, Willem Lindhout, Gerda Link, Theo Linnemann, Tino Lintelo, Albert Linthout, John Lioni, Nel van Lith, Cyril Lixenberg, Guillaume Lo-A-Njoe, Rob Lodder, Frank Lodeizen, Lou Loeber, Bert Loerakker, Lohse, Monique Longuevergne, Bert van Loo, Martie van der Loo, Adriaan Loos, Margaretha Louwers, Frank Lubbers, Reinier Lucassen, Lucebert, Kristie Lukacs, Joop van Lunteren, Paul de Lussanet, Anton Lutgerink, Abraham Lüttger, Edward Luyken, Marli Luyten, **M**, Magadel, Bertus Majoor, Cornelis Makkink, Robert Malasch, Gertrude Mandelbaum, Fons Manders, Aleid Mansholt, Maarten Manson, Kees Marinus, Jon Marten, Cees Martens, Dominique-Pierrette Martin, Anton Martineau, Theo Massink, Albert Mastenbroek, Gabriel Cornelis Max, Bep van der Meer, Bas Meerman, Hans van Meerwijk, Ewa Mehl, Bertus de Meij, Dick Bastiaan van der Meijden, Jan Meijer, Arthur Meijer, Ger Meinema, Gustav Meist, Therese Menage Challa, Sanchez Menan, Richard Menken, Arno Mertens, Anna Mes, Han Mes, Gertie Mesker, Rob Metz, A. Metz, Lou Meulenberg, Ton Meulendijks, Anneke Meulensteen, Ellen Meuwese, Rik van der Mey, Karel Andries Meyers, Sam Middleton, Willem Migchelbrink, Alfons de Miranda, Toine Moerbeek, Lin de Mol, Charlotte Molenkamp, Nico Molenkamp, Lei Molin, Jan Mölling, Henk Mom, Erna van Mondfrans, Evert Jan Monroy, Bart Mont, Nelleke Montfoort, Jan Montijn, Pjotr van Moock, Paul Moody, Jan Jurriën Moolhuizen, Paco More, Jean Moreaux, Ernie Morison, Marc Morrel, Wim Mors, Frans Mossou, Carla Mulder, Marianne Mulder, Nanny Mulder, Marc Mulders, Herman Musaph, Charlotte Mutsaers, **N**, Edmee Naessens, Jan Naezer, Dirk Berend Nanninga, Jaap Nanninga, Catharina Naus, Maria Neefjes, Ursula Neubauer, Elie Neuburger, Juul Neumann, Herbert H. Newton, Margarita Nicolaas, Ranja Nicolic, Eric de Nie, Tiddo Nieboer, Theo Niermeijer, Arnaldo Nieuwendam, Jan Nieuwenhuijs, Ad van Nieuwenhuyzen, Jan Nijland, Mariette Nijsten, Nisi, Jan Nolte, Titus Nolte, Paul de Nooijer, Willempje Noordam, Tomas Noordhoek, Ronald Noorman, Jossine van Norden, Hans van Norden, **O**, Merapi Obermayer, Ingeborg Oderwald, Jeroen van Ogtrop, Ohz, Trushka Oldenbroek, Claes Thure Oldenburg, Erik Oldenhof, René Olgers, Faan Olgers, Nina d' Oliveyra, Pim Olivier, Gerard Olsthoorn, Hans Olsthoorn, Nico Onkenhout, Victor Onstein, Marijke Oomen, Geertjan van Oostende, Elma Oosterhoff, Aloys Oosterwijk, Semna van Ooy, Claire van Opstal, Fahrettin Gürkan Örenli, Floor Oskam, Ossip, Piet Ouborg, Johan Oude Hergelink, Sylvia Oudkerk, Floris Oudshoorn, Paul Overhaus, Rudolf Oxenaar, **P**, M. Paasman, Chi Pai-Shih, Désirée Palmen, Arnold Pander, Pier Pander, Helma Pantus, Edouardo Paolozzi, Sander Pappot, Armand Parden, Antoine van der Pas, Bart van de Pas, L.J. van de Pas, Boudewijn Payens, Luigi Pedron, Zoltin Peeter, Henk Peeters, Jan Peeters, Marcus Peeters, Died van der Peijl, Rinus Pelgrom, Froukje Pelle, Raymond Perridon, Kars Persoon, Jo Pessink, Bart Julius Peters, Liesbeth Peters, Ben Peters, Mira Peters, Ruudt Peters, Judith Pfaeltzer, Urs Pfannenmüller, Jens Pfeifer, Vanessa Jane Phaff, Adriaan Philipszoon, Jacques Philipszoon, Nicolaas Pieneman, Ad Pieters, Chiron Pieterson, Maximiliaan Pilawski, Henri Plaat, Henk Ples, Maarten Ploeg, Marian Plug, Mike Podulke, Katrijn Poelsma, Lovis Van Poeteren, Jan van der Pol, Pietro Poletti, Gerard Polhuis, Sam Politon, Vitor Pomar, Carley Ponse, Peter Pontiac, Co van Poorten, Rob Poortvliet, Lodewijk Post de Jong, Simon Posthuma, Hannes Postma, Teja Pot-banks, Jaap van Praag, Rob van Praag, Fine Prast, Peter Pratt, Gerard Prent, Erik Prins, Gerard Prins, John Prop, Pepijn Provily, Henk van Putten, J.van Putten, Emile Puttmann, **Q**, Marius Quee, **R**, Rob Raats, Willem Rädecker, Jessy Rahman, Tomas Rajlich, Jolene van Rappard, Roger Raveel, Jannie Raven, Jurjen Ravenhorst, Jos van Ravenstein, Annemarie van Ravenstein, Alex van Ravenswaay, Bas van Reek, Ricardo Regazzoni, Gerard Reijnders, Rob Reijnen, Nono Reinhold, Carl Theo Reisig, L.M. Rekers, Jörg Remé, Max Reneman, Ria Rettich, Cornelis de Reus, Frank Reyn, Herbert van Rheeden, Dirkjan Ribbeling, Aart Rietbroek, Nolda Rijkenberg, Henk Rijzinga, Elzelina

Grietje Roders, Jan Roeland, Joost Roelofsz, Vittorio Roerade, Cornelius Rogge, Hans Roijaards, Andreas Rolfes, Gerard Röling, Marte Röling, C.J. Romeijn, Edlef Romeny, Kees Romer, Marije Romme, José van ´t Rood, Arien Rood, Chris Roodvoets, Gerard van Rooij, Joop Rooijers, Erik Roos, Jan Roos, Ro de Roos, Arend Roosenschoon, Anton Rooskens, Jan Rooyaard, Tonny Ros, Babette Roschlau, Anny Rose, Bob Rosier, Jacqueline van Rosmalen, Ru van Rossum, Jan Rothuizen, Pietje Rovekamp, Anton Rovers, Lenneke Ruhaak, Anton Ruijtenbeek, Georg Ruijter, Mirjam Ruijter, Gerco de Ruijter, Tanya Rumpff, Marina Rupert, Marc Ruygrok, Marcus Ruygrok, **S**, Saraochim Salim, Laura Samson-Rous, J.M. Sanchez menan, Harriët Sanders, Har Sanders, Joop Sanders, Joost van Santen, Giuseppe Santomaso, Antonio Saura, Vic Savelkoul, Eileen van der Schaaf, Hans van der Schaaf, Louis Schaap, Theo Schabbing, Hans Schabracq, Robert van Schaik, Schakel, Geo Schartze, Eric Scheele, Hubertus Scheeres, Vera Scheerlink, Peter Schenk, Loes Schepens, Joseph Scherer, Hans van Schie, Michiel Schierbeek, Henk Schiffmacher, Henk Schilling, Maarten Willem Daam Schilt, Pim Schilt, Bart Schipper, Olga Schnitker, Theodor Schokker, Adri Scholte, Rob Scholte, Heinrich Schonfeld, N. Schoof, Bernadette Schoonebeek, Jan Schoonhoven, Jan Schoorel, Rob Schotman, Robert Willem Schotsman, Harold Schouten, Louis Marie Schoutens, Jet Schregardus, Liselotte Schut, Ronald J. Schuurman, Theo Schuurman, Frans Schuursma, Thérèse Schwartze, Mommie Schwarz, Arie van Selm, Mustafa Sanan, M.H.J. Sanny, Caroline Sartor, [illegible] Frits Sieger, Helen Sieger, Jan Sierhuis, Lode Sierhuis, Vick Sint, Horst Skiczuk, Huub Slabbers, Maus Slangen, Marianne Sligting, Josephine Sloet, John van ´t Slot, Anton Slothouwer, Ger Sluijter, Reijer Sluis, Sietse Smeding, Jan Willem Smeets, Richard Smeets, Roel Smelt, Bep Smid, Amp Smit, Robert Smit, Arie Smit, Hendrik Smit, Paul Smit, Willem Smit, James Smith Rodrigues, C.J. Smits, C.M Smits, Lukas Smits, Kees Smout, Margriet Smulders, Willem Snapper, Hans Snauw, Willem Snitker, Jan Snoek, Chavalit Soemprungsuk, Pierre van Soest, Horacio Sormani, John Soselisa, Leen Spaans, Tineke Spangen, Ferdinand Sparnaay, Ewald Spieker, Henriëtte Spiering, Piet Spijker, Marjolijn Spreeuwenberg, Arthur Spronken, Janneke van de Staaij, Frans van de Staak, Anton Staartjes, Fred Stakelbeek, J.W. Stakenburg, Herman Stammeshaus, Stansfield/Hooykaas, Guillaume Stassen, Eva van Steenbergen, Reinald van den Steene, Rob Steenhorst, Leo van Steensel, Robert Steensma, Peter Stegman, Jan Stekelenburg, Jaap Stellaart, Edmee Stenger, Piet Stenneberg, Bernadien Sternheim, Walter Stevens, Joop Stierhout, Martin Stoete, Joop Stolk, Pieter Stoop, Hein Stork, Bas van Stoutenburg, Johannes Streep, Wim Strijbosch, Elly Strik, Peter Struycken, Naomi Sultanik, Ton van Summeren, Joost Swarte, **T**, Fiona Tan, Antoni Tapies, Dick Tasma, Daniël Tavenier, Jan Tebben, Toon Teeken, Suzanne Tegelaers, Jan Quintus Telting, Bob Tenge, Constance van Terheijden, Ronald Terpstra, Eugène Terwindt, Teunn, Richard Texier, Louise Teylingen, Yvan Theys, Henk Thiele, Tom Thijsse, Angenelle Thijssen, Rob Thijssen, Hans Thomann, Cornelia Tilanus, Els Timmerman, Francine Timmers, Martin Tissing, Oey Tjeng Sit, Ronald Tolman, Dineke van Tongeren, Paul van der Toorn, Bep Toscani, Louis Trap, René Treumann, José van Tubergen, Dora Tuynman, **U**, Günther Uecker, Uker, Nikolaus Urban, Veron Urdárianu, G Uytenbogaart, Ger Uyting, **V**, Elisabeth de Vaal, Wilbert Vaessen, Herman van Valen, Inéz Vandeghinste, David Vandekop, Jan Vandenbrink, Frits Vanèn, Victor Vasarely, Marian van de Veen, Gerrit van der Veen, Martin van Veen, Joop Vegter, Albert in ´t Veld, Erika Veld, Bram van Velde, Geer van Velde, Aat Veldhoen, Poeka Veldman, Martin Veltman, Cornelis Dirk Ven, R.E.PH. van der Ven, Han Veneman, Peer Veneman, Verbeek, John Verberk, Jan Verburg, Lies Verdenius, Gerard Verdijk, E.S.M. Verdonk, Riet van Verheijke, Adriaan Verheule, Anne Verhoijsen, Aat Verhoog, Kees Verkade, Emo Verkerk, Cor Verkley, Ben Verlangen, Maria Verleg, Mariani Vermeend, Koen Vermeule, Alex Vermeulen, Rien Verschuur, M.J.J. Verschuur, Annetje van Verseveld, Paul Versteeg, William Verstraeten, René Vervuurt, Kees Verwey, Ramon Jan Vet, Ernst Vijlbrief, Vijting, Roy Villevoye, Henk Visch, Melia Visch, Carel Visser, G.D. Visser, Harry Visser, K.C. Visser, Margriet Visser, Sjoerd Visser, Tjipke Visser, Vittorio (Roerade), Sees Vlag, Willem Vleeschouwer, Kees Vlietman, Koos van Vlijmen, Chiel Vluggen, Piet van der Vlugt, Wilfred Voet, P.R. de Vogel, Anne-Claire Vogtschmidt, Marc Volger, Gerbrand Volger, André Volten, Henriëtte Irene Vonck, Wim Vonk, Yoka Voorbach, J Voorhaar, Darja Vos, Piet Vos, Jan Maarten Voskuil, Voss, Ernst Voss, Tonneke de Vré, Anton Vrede, Hans Vredegoor, Martin van Vreden, Charles Vreuls, Erwin de Vries, Herman de Vries, Auke de Vries, K.P. de Vries, Leo de Vries, Paul de Vries, Peter de Vries, Wijtse de Vries, Cornelia Vrolijk, Henk de Vroom, **W**, Gerrie Wachtmeester, Jaap Wagemaker, René Wagemakers, Koosje Wagenaar, Rolf Wagner, Willem Wagner, Maarten van der Wal, Fred van der Wal, Nel Waller-Zeper, Geeske Walsma, Josum Walstra, Matthijs Wansink, Hans Wap, Wape Wapema, Andy Warhol, Rob Webster, Theo ter Weeme, Erik de Weert, Ton Wegman, Peter Wehrens, Albert van der Weide, Edmond van de Weijer, Irene Werner, Paul Werner, Rini (Katharine) de Wert, Orna Wertman, Henk Wesseling, Riek Wesseling, Batavus Westerhuis, Co Westerik, Gerard van Westerloo, Peter Westerveld, Maria Westra, Rein van de Wetering, Aart Wevers, Tine van de Weyer, Noel White, Moira Whyte, Dirk Wiarda, Jan Wiegers, Feiko Wierstra, Johan Wiggers, Ronald Wigman, Jan van Wijland, Gert Wijmans, Nicolaas Wijnberg, Gerrit Wijngaarden, Piet van Wijngaardt, Leo Wijnhoven, Carl de Wil, M.E. Wilcke, Wout Wilgenburg, Caroline Willebrands, Willem, Doenja Willeman, Jo Willems, Joost Willems, Fred R. Willemse, Levien Willemse, M.G.F. Willemse, Henk

Willemse, Ruud Willemse, Carel Willink, Luuk Wilmering, Truus Wilmink, Bert Wils, Paul de Win, Windig en de Jong, Reinier v/d Wint, Fred Wissink, Carl de Wit, Peter de Wit, Anton Witsel, Regreta Witteveen, Jaap Witzenhausen, Henk van Woerden, Elsje Wolff, Irene Wolfferts, Kees Wolfrat, W. Woltens, Erna Wolters, Mon Wolters, Theo Wolvecamp, Hans Wolven, Wim Worm, Ans Wortel, John Wortel, Reinder van der Woude, Frits Woudstra, Dick van 't Wout, Wilm H.M. Wouters, Gonda Wulfse, Alfred Würth, **Y**, Vienne Yacco, Vivienne Yacco, Yahya Youssef, Irene Ypenburg, **Z**, Clemens Zalm, Robert Zandvliet, Marieke Zeeman, Jan Dik Zegel, Peter Zegveld, Kik Zeiler, Peter Zekveld, Krystyna Ziach, Robert Zielasco, Irene Zinsmeester, Paul van Zoelen, Maria Zoest, Godfried Zollner, Peter Zondervan, Hanneke Zuiderhoek, Marian Zult, Billha Zussman, Siet Zuyderland, Wladimir Zwaagstra, Arnold Zweerman, Dick Zwier, Helen van Zyl

Samenstelling en redactie / *Compiled and edited by*
Sabrina Kamstra
Simon Knepper
Johan Kortenray

Ontwerp / *Designed by*
Annelys de Vet

Opmaak / *Lay out*
Annelys de Vet
Marijke Cobbenhagen

Vertaling / *Translations (Dutch into English)*
Wendie Shaffer
Kate Williams
met / *with* Katy Kist

Drukwerk / *Printed by*
drukkerij Mart.Spruijt bv

Bindwerk / *Bound by*
Van Waarden boekbinderij

Data- en beeldonderzoek / *Image and data research*
Edith Overzet
Sandra Coumans (stagiaire / *trainee student*)

Fotografie / *Photographs*
Tom Haartsen

Paul Barbera (omslag / *cover*)
Hans van den Boogaard, p. 124
Elspeth Diederix, p. 11, 119
Harold Schouten, p. 175

Auteurs artikelen / *Texts by*
Rob Perrée, p. 130/135
Tineke Reijnders, p. 10/27
Domeniek Ruyters, p. 94/99
Cees Straus, p. 160/165
Marcella van der Weg, p. 64/69
Janneke Wesseling, p. 174/179

Auteurs begeleidende teksten / *Accompanying texts by*
Sabrina Kamstra, p. 58, 91, 110, 119, 127, 166
Xander Karskens, p. 51, 52, 54, 57, 59, 61, 75, 77, 100, 104, 107, 117, 122, 146, 151, 156, 182, 194
Simon Knepper, p. 112, 114, 116, 118, 123, 129
Tineke Reijnders, p. 90, 152
Christien Oele, p. 42, 49, 50, 89, 108, 109, 115, 145, 180, 186, 192
Hester Schölvinck, p. 30/35, 37/39, 43/45, 47, 48, 70/74, 76, 81, 84, 142, 144, 147, 150, 190

De overige begeleidende teksten zijn gebaseerd op artikelen die de afgelopen jaren verschenen in *AMC Magazine*, geschreven door
The other accompanying texts based on articles published over the past few years in the* AMC Magazine*, written by
Jan Bart Klaster, Marisa Melchers, Tineke Reijnders

Bruiklenen / *Lenders*
Prof.dr. P.A. Voûte, p. 54, 55
Stedelijk Museum Amsterdam, p. 34, 35, 37

COLOFON

Deze uitgave kwam tot stand met steun van Ernst & Young.
This publication was made possible through the financial support of Ernst & Young.

Amsterdam, November 2003
Kunstzaken AMC
Postbus 22660
1100 DD Amsterdam
kunstzaken@amc.uva.nl

ISBN 90 5356 623 6
NUR 640

ACKNOWLEDGEMENTS